U0284271

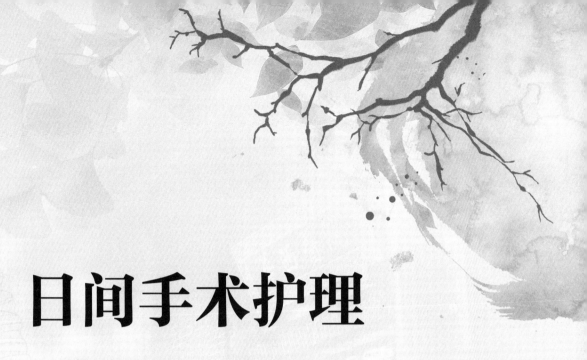

# 日间手术护理

**主　编**　戴　燕　马洪升

**副主编**　黄明君　张雨晨　朱道珺　王　瑾

**编　者**（以姓氏笔画为序）

干　琳　马洪升　王　立　王　辰　王　恒　王　煜　王　瑾
王彦霁　石玉兰　龙小清　兰　燕　朱　敏　朱道珺　刘　芳
刘　玲　刘　茜　安晶晶　杜姣姣　李诗涵　杨　茜　杨加彬
杨馨婷　肖　珊　邹世蓉　张　黎　张　鑫　张小燕　张世辉
张雨晨　张素清　张晓蓉　陈　维　奉　琴　罗　婷　罗艳丽
赵迪芳　赵晓燕　施　莉　骆洪梅　殷　宇　黄明君　曹　羽
曹晓翼　辜玉飞　覃　朗　温苏婷　谢　瑶　詹丽莉　蔡雨廷
戴　燕

**编写秘书**　谢　瑶

人民卫生出版社
·北京·

**版权所有，侵权必究！**

**图书在版编目（CIP）数据**

日间手术护理 / 戴燕，马洪升主编. —北京：人
民卫生出版社，2023.2
ISBN 978-7-117-34310-7

Ⅰ. ①日… Ⅱ. ①戴… ②马… Ⅲ. ①外科手术 – 护
理学 Ⅳ. ①R473.6

中国版本图书馆 CIP 数据核字（2022）第 250803 号

| | | |
|---|---|---|
| 人卫智网 | www.ipmph.com | 医学教育、学术、考试、健康， |
| | | 购书智慧智能综合服务平台 |
| 人卫官网 | www.pmph.com | 人卫官方资讯发布平台 |

日间手术护理
Rijian Shoushu Huli

主　　编：戴　燕　马洪升
出版发行：人民卫生出版社（中继线 010-59780011）
地　　址：北京市朝阳区潘家园南里 19 号
邮　　编：100021
E - mail：pmph @ pmph.com
购书热线：010-59787592　010-59787584　010-65264830
印　　刷：廊坊一二〇六印刷厂
经　　销：新华书店
开　　本：787×1092　1/16　印张：15
字　　数：328 千字
版　　次：2023 年 2 月第 1 版
印　　次：2023 年 2 月第 1 次印刷
标准书号：ISBN 978-7-117-34310-7
定　　价：79.00 元

打击盗版举报电话：010-59787491　E-mail：WQ @ pmph.com
质量问题联系电话：010-59787234　E-mail：zhiliang @ pmph.com
数字融合服务电话：4001118166　E-mail：zengzhi @ pmph.com

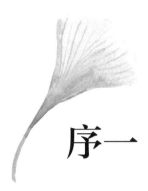

# 序一

在大众健康需求日益增长的现代社会，全世界医疗机构都面临着如何保证患者生存质量、提高医疗效率的问题。日间手术模式凭借其快捷方便、高效低耗、节源节支、临床安全的医疗优势，开始在国际上获得患者、社会、医疗机构的广泛认同和接受。

日间手术的概念最早可追溯到20世纪初，但到了20世纪80年代才真正得到重视和发展，这得益于外科微创技术从这一时期开始的迅猛发展，以及加速康复外科理念的不断优化和推广，使越来越多的手术通过日间手术途径得以实现。

我国少数医院从2001年开始尝试推行日间手术模式。初期探索阶段因缺乏相应政策支持，导致缺少统一标准规范；同时，由于医疗机构之间管理模式、管理理念的差异，让日间手术的发展和探索面临种种困难。从2015年起，国家相关部门陆续发布关于大力推进日间手术的文件，肯定了日间手术模式对公立医院综合改革的重要意义，日间手术驶入了蓬勃发展的快车道，并逐步纳入医保。目前，国家还提出将日间手术占择期手术比例纳入国家三级公立医院绩效考核指标，政策、制度的巨大引擎正助推日间手术达到一个全新的发展高度。

四川大学华西医院作为国内最早一批推行日间手术试点的医院之一，通过自身10多年的不断实践和发展，现已开展日间手术术式300余种，一直走在国内日间手术的发展前沿。四川大学华西医院日间手术的护理团队，拥有一批执着创新的优秀护理人才，长期致力于日间手术护理科研、护理模式、管理模式的探索和实践，在日间手术临床护理一线积攒了丰富的"华西经验"。

为了促进国内日间手术模式又好又快发展，为了加强国际国内护理同人融合交流，四川大学华西医院日间手术中心、麻醉手术中心护理团队共同编写了《日间手术护理》一书。本书对日间手术院前、院中、院后的护理管理要点，以及日间手术常见病种的护理等，进行了较为全面的讲解，理念前沿，经验实用，干货满满。虽然成书过程中已尽力避免疏漏与不当，但难免存在不足之处，敬请读者批评指正。同时，预祝并期待中国日间手术模式在不断改革和创新中，迎来更光明的未来！

蒋艳

2022年6月

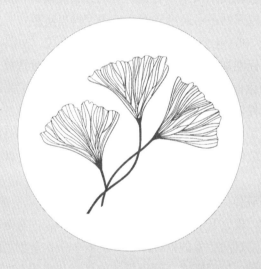

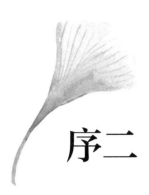

# 序二

日间手术是指通过改变管理模式和流程使过去需要住院几日的手术或操作在一日内完成入院、手术和出院全过程的手术管理模式。由于其自身的优势，加上国家政策层面的推动，近十几年日间手术在我国开展得如火如荼，它是一种使患者、医院和国家三方均受益的手术管理模式，因此成为当下我国医疗界最热门的话题之一。

日间手术模式在我国只有二十几年的历史，还是一个成长中的新生事物。日间手术实质上是一种管理模式的创新，依赖医、护、麻、管团队的合作与协同，管理者制定政策和规则，医师、护士和麻醉医师分工合作，既有细分又有整合，共同完成日间手术的整个流程。在日间手术的闭环管理中，护理工作贯穿始终，从入院前到出院后每个环节均有护理工作者的身影，在日间手术模式下充分体现了护理工作的前移和后延。护理人员既要完成日常护理，又要对患者进行科普教育；既要对患者进行心理辅导，又要将相应护理知识传授给患者及其家属以提高患者的自护能力；既要做好整体护理，又要做好个性化护理。因此，一个好的日间手术护理者必定是一个全能的护理战士，护理工作在日间手术模式中的作用是极其重要的、不可或缺的。

四川大学华西医院日间手术中心自 2009 年成立以来一直注重规范化管理，把医疗质量和医疗安全放在首位，至今已完成 20 多万台次日间手术，无死亡、无纠纷、无投诉。这些成绩与日间手术护理团队的工作是密不可分的。

本书主要由四川大学华西医院日间手术中心的一线护理工作者完成，她们将四川大学华西医院日间手术十几年的护理经验总结成文，既包括了日间手术整个流程的护理管理，又包括各种常见日间手术术式的个性化护理管理，目的就是与全国日间手术护理同人分享。"一花独放不是春，百花争艳春满园"，希望大家仔细品鉴，汲取其中适合你们医院的内容，结合你们医院的实际，制订适合你们医院的护理规范，共同为中国日间手术规范化、健康可持续发展贡献力量。

路漫漫其修远兮，我们唯有不断奋斗，才能将中国日间手术的护理工作做得更好。

马洪升

2022 年 6 月

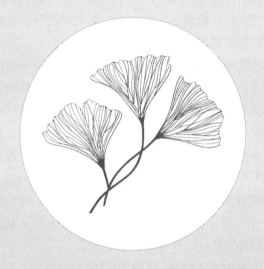

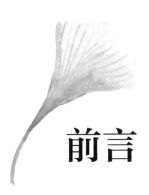

# 前言

日间手术从 2001 年引入中国后，以其快捷、高效、安全等优势使紧缺的优质医疗资源得到了更加合理的使用，获得医疗机构、患者、社会等多维效益。2015 年，国务院及国家卫生健康委员会相继出台多项政策大力发展日间手术。四川大学华西医院于 2009 年 10 月底启运日间手术中心，经过 13 年发展，共计完成日间手术 20 多万台次，覆盖全院 20 多个手术专科及部分内科科室，涉及 300 多种术式，三、四级手术占比 60% 以上，日归手术占 40% 左右，在医、教、研等方面皆取得较好成果，13 年来，实现了零投诉、零纠纷、零安全事故，重质量、保安全的四川大学华西医院日间手术管理模式正引领着日间手术的规范化发展。

护理工作在日间手术开展过程中起着非常重要的作用，日间手术护士只有将医疗护理措施、加速康复理念等各项措施准确落实到位，确保高水平手术有对应的高质量护理，才能更加有效地促进日间手术患者快速康复。四川大学华西医院护理团队不断探索求新，在传统住院护理基础上进行创新，构建日间手术诊疗护理模式：入院前护理—住院后围手术期护理—出院后护理随访，该模式的创立确保日间手术护理安全质量，在日间手术发展推进中起着重要的作用。日间手术迅速发展对开展日间手术医疗机构的护理工作具有一定的挑战，尤其三、四级手术增加，日归手术的不断推进，行业内更需要规范化、专业化、能具体操作化的日间手术护理指导书籍。四川大学华西医院日间手术经过 13 年发展，无论是护理管理理念，还是护理模式，都不同程度地积累了大量临床护理实践经验。为更多地分享四川大学华西医院日间手术护理模式与经验，我们组织医院开展日间手术的各专科护理专家与临床护理人员，对日间手术临床护理进行全方面临床护理经验汇集，内容涵盖手术入院前护理及管理、病房护理运行管理、手术室护理专科运行管理、出院后护理随访、单病种手术护理及管理、日间手术护理教学运行管理、日间手术护士专业化发展培养、患者健康宣教措施全程实施、加速康复护理实施等，为更多开展日间手术的医疗机构护理人员提供参考借鉴，促进日间手术护理质量提升。

感谢参与编写的各位编者，不足之处请同行及读者批评指正。

戴燕

2022 年 5 月

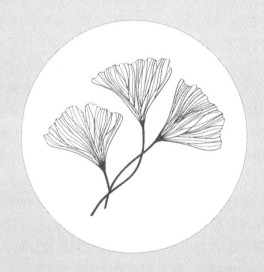

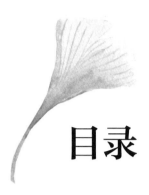

# 目录

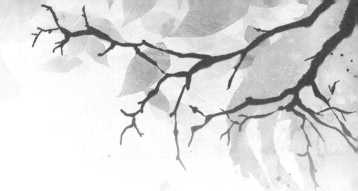

# 第一章

# 院前院后管理

## 第一节 手术预约与排程

日间手术是指患者入院、手术和出院在 1 个工作日（24 小时）中完成的手术，在医师诊所或医院开展的门诊手术除外。日间手术患者的院外护理与管理非常重要，涉及入院前护理及出院后的延伸护理。从门诊医师开具日间入院证时，日间手术护理工作就开始了，包括：患者的规范接待及健康宣教、多方的沟通协调、手术时间的初预约及初排程、患者住院前院外护理管理等。护士必须熟悉日间手术各项准入、标准、流程规范，以做好患者入院手术所需要的医疗护理准备，保障日间手术患者准时入院，顺利完成日间手术治疗护理，促进早日康复。日间手术院前高质量的护理工作是确保日间手术顺利开展的关键。

## 一、日间手术准入标准

为高效推进日间手术，患者入院前的充分准备非常重要，护士必须协助专科医师严格把控相关准入标准。

### （一）患者准入

**1. 美国麻醉医师协会（American Society of Anesthesiologists，ASA）评分** ASA 评分 Ⅰ、Ⅱ级的患者可行日间手术。对于 ASA 评分Ⅲ级、合并症稳定在 3 个月以上的患者，必须通过专科医师、麻醉医师审核，在保障患者安全情况下实施日间手术，如胆囊结石 / 息肉、成人疝无张力修补、下肢静脉曲张等手术，要求 ASA 评分 < Ⅲ级。

**2. 年龄** 日间手术对患者年龄的准入要求尚未形成统一标准，因不同式式而异，如小儿外科手术要求年龄 > 1 岁，胆囊结石 / 息肉手术要求年龄 < 60 岁，下肢静脉曲张手术要求年龄 < 70 岁，成人疝无张力修补手术要求年龄 < 70 岁。

**3. 身体质量指数（body mass index，BMI）** 超重或肥胖可增加日间手术的难度和术后并发症（如高血压、充血性心力衰竭和鼾症）的发生率。英国日间手术指南规定：BMI ≤ 35kg/m² 的患者可行日间手术，BMI > 40kg/m² 的患者则不考虑行日间手术。我国暂无指南规定日间手术患者的 BMI 标准，目前 BMI ≤ 35kg/m² 的患者可行日间手术。

**4. 合并症** 合并基础疾病的患者只要其基础疾病（如高血压、糖尿病、冠状动脉粥样硬化性心脏病）处于稳定状态，经麻醉医师与手术医师充分评估并达到手术要求后，可行日间手术。有严重的基础疾病，不符合日间手术准入标准，则不考虑行日间手术。

## （二）医师准入

日间手术医师须具备以下条件：①经医院日间手术管理委员会批准并授权的、具有主治医师以上职称的高年资医师；②具有独立手术的资格，娴熟的专科手术技术和丰富的临床经验；③具有相关专业一定例数的手术经验，如胆囊结石/息肉手术、成人疝无张力修补术、下肢大隐静脉曲张手术的日间手术医师须具有相应的 150 例住院患者的手术经验；④具有良好的医德和医患沟通能力，愿意致力于日间手术的推动和发展。

## （三）术式准入

并非所有手术均适合开展日间手术，病种的选择以住院部已经开展的、成熟的术式为主，这类术式应该是治疗该病种的标准手术，手术效果确切、流程安全、手术程序标准化，便于统一管理，一般遵循以下原则：①安全性高、手术时间短；②术中损伤轻、出血少；③术后气道损伤风险小；④能快速进饮进食；⑤术后疼痛可用口服药物缓解；⑥手术时间不超过 3 小时；⑦术后恢复快；⑧术后 24 小时内可离院；⑨有临床路径，数据显示手术负性指标（非计划再次手术、手术并发症）发生率较低。

目前日间手术开展术式的难度系数和复杂程度逐渐加大，术式种类已超过 700 余种，涵盖了 60% 的外科手术类型，且随着医疗技术的不断发展，会有新的术式不断被纳入日间手术。

# 二、预约护士工作职责

日间手术患者手术前的各项准备都需在入院前高质量完成，才能保障当天入院后手术顺利进行，因此其工作岗位的护士应具备丰富的临床工作经验、良好的沟通技能和认真负责的工作态度。日间手术中心须设置院前护理专职岗位，制订工作岗位职责、工作内容及相关要求，如：①树立主动服务意识，热情接待患者，根据日间手术准入标准，符合准入的患者进入预约流程；②按各病种定制宣教资料，通过幻灯片播放、短信、微信公众号、预约信息平台等多种方式为患者进行宣教，对于重要的内容进行强化教育，直至患者与家属掌握；③协助患者完成术前检查，核查患者检查结果，如遇异常情况及时与医师做好沟通工作，保证手术顺利预约；④做好相关信息数据的记录工作，定期上报。

## 三、手术预约流程及工作规范

日间手术预约工作的科学性和规范性显著影响日间手术的效率和成本效益。一旦预约工作出现失误、差错，将严重影响日间手术后续工作的开展，降低工作效率（如首台手术准时开台率、床位周转率、患者满意度等）。预约方式分为全信息化预约和人工预约。人工预约保留给那些使用智能信息系统有困难、文化水平低、理解能力差、有人工预约需求、年龄偏大（≥ 65 岁）的患者。

### （一）全信息化手术预约

门诊医师完成诊断，评估患者符合准入条件，医师在医院信息系统（hospital information system，HIS）进行预约后开具入院证、术前检查单，患者完成个人基本资料填写。日间手术预约系统与 HIS 系统同步后，自动分时段推送术前宣教及相应检查流程，并提示全身麻醉（简称"全麻"）手术患者术前到麻醉门诊行麻醉评估。预约护士根据患者的病种类型审核入院证、检查项目，告知患者检查注意事项，预约护士评估患者的既往史、药物过敏史、沟通能力等，介绍日间手术模式，指导患者完成术前相关流程。医护人员通过预约系统可追踪患者检查进度及直接审核患者检查报告。如检查有异常或检查未完成，督促患者及时完成，通过系统评估后标注审核意见，进行手术预约或暂停手术，并自动发送信息告知患者审核结果。若预约系统显示"审核未通过"，应提醒患者手术已经取消，须门诊再就诊。若"审核通过"，预约系统会短信通知患者，提醒患者手术时间、地点及专科术前宣教等，信息自动反馈到预约系统，显示"已评估"，进入规范预约程序，护士进行后续手术排程。手术预约流程见图 1-1-1。

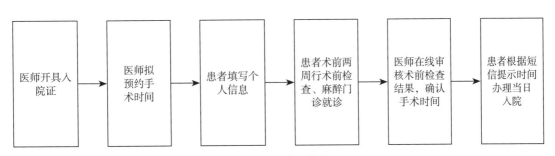

**图 1-1-1　手术预约流程**

### （二）人工手术预约

门诊医师完成诊断，评估患者符合准入条件，开具入院证、术前检查单。日间手术预约护士接待患者，根据患者的病种类型，审核入院证、检查项目，指导患者有序完成术前检查，并交代注意事项，待术前检查完成后，预约护士审核检查报告结果，符合要求后排程。首先，预约护士核对患者信息，包括姓名、性别、年龄、登记号、诊断、检查日期是否在有效期以内。其次，检查患者报告是否齐全，如检查报告未齐，可通过系统查阅方式帮助患者打印报告。最后，确定手术预约时间，指导患者正确服用药物，积极配合术前准备，介绍日间手术模式，行术前心理护理，讲解手术成功案例，缓解患者焦虑情绪，保证患者准时入院完成手术。如检查结果异常，联系手术医师，指导患者完成后续检查。待检查结果符合要求后，进入手术排程。

### （三）患者健康宣教

患者教育在日间手术开展过程中有着非常重要的作用，并且应贯穿于日间手术的全过程。患者教育的内容包括术前检查的重要性、手术类型介绍、手术方式、麻醉方式介绍、术前等待过程中的自我护理、全麻患者术前饮食教育、患者心理疏导、解答患者担忧和疑问等。预约护士可结合手术种类、麻醉方式、手术医师的专科要求等，采用多种宣教方式相结合，形成具有专科特色的多形式、多维度术前宣教。

**1. 信息推送** 手术预约成功后，通过文本方式，提前准确告知患者及家属预约手术时间、当天入院时间段及需要关注的注意事项，以及术前准备事项、健康宣教知识。如："您已成功预约（×年×月×日）入院，请带上所有检查报告（血常规、凝血功能、输血前传染病检测、肝肾功血糖血脂肌酶＋电解质全套、专科检查、心电图、胸部 X 线摄影、术前麻醉评估）结果与一名成年家属到日间手术病房办理入院，请根据宣教内容做好术前准备。如有疑问，请一定及时联系我们。请术前一日保持电话通畅，我们会再次与您确认手术。祝您早日康复！"

在日间手术宣教中体现专科特色，相关宣教内容如下。

（1）局部麻醉（简称"局麻"）手术：如彩色多普勒超声检查引导下乳腺微创切除术，术前可进食进饮，术前 7 天禁止服用活血化瘀的药物，避开月经期等。

（2）小儿全麻手术：术前 2 小时可饮清饮料，建议饮用糖水（如白砂糖加水等），按照 4～6ml/kg 计算，总量控制在 30ml。术前 4 小时可进食母乳，术前 6 小时可进食牛奶、配方奶。

（3）成人全麻手术如胸腔镜肺结节切除术：①术前禁食 6～8 小时。②功能锻炼，教会患者正确咳嗽（深吸气，关闭声门，打开声门，爆破性用力咳嗽）；使用呼吸训练器；防止深静脉血栓形成（股四头肌伸缩锻炼和踝关节旋转运动）；肩关节的旋后、旋前、外展，手臂的上举运动。③女性患者避开月经期。④戒烟 2 周以上。

**2. 智能语音系统及人工电话** 术前使用智能语音系统定时自动拨打患者电话，通过语音告知患者手术时间、地点、饮食要求及相关专科知识宣教。以彩色多普勒超声检查引导下乳腺微创切除术、胸腔镜肺结节切除术为例。

例一：您好！我们是四川大学华西医院日间手术中心，请问您是 ××× 吗？您已预约 ×年×月×日彩色多普勒超声检查引导下乳腺微创切除术，请您尽快完成相关术前检查，术前可进食进饮，术前 7 天禁止服用活血化瘀的药物，避开月经期。请于手术当日预定时间带上所有的检查报告到 ×× 住院大楼入院手术。有任何疑问及时联系日间手术预约中心。

例二：您好！我们是四川大学华西医院日间手术中心，请问您是 ××× 吗？您已预约 × 年 × 月 × 日胸腔镜肺结节切除术，请您尽快完成相关术前检查及麻醉评估。术前禁食 6～8 小时，在规范指导下正确咳嗽、使用呼吸训练器。戒烟 2 周以上，女性患者避开月经期。请于手术当日预定时间带上所有的检查报告到 ×× 住院大楼入院手术。有任何疑问及时联系日间手术预约中心。

**3. 视频宣教** 视频有助于患者和家属直观、充分地了解手术治疗的基本情况及全程积极配合治疗的重要性，减少患者对手术的恐惧感。预约护士可指导患者点击观看相关视频，患者及家属根据需求选择向患者和家属讲解疾病的病因、治疗方式、预后和注意事项等；通过播放手术的术前准备、手术过程及术后可能发生的并发症等的相关宣教视频，帮助患者和家属了解手术治疗相关情况。

**4. "互联网＋"自动推送** 随着移动医疗快速发展，新兴的"互联网＋"宣教对日间手术的预约管理具有巨大推动作用，常见形式包括微信公众号、微博及网络咨询等。"互联网＋"术前宣教可有效融合语音、视频、图像等多种形式数据，使医患间沟通不受时间、地点的限制，而且更为灵活、便捷。患者和家属在不了解疾病知识及预约流程时，通过观看在微信公众号或网络平台发布的相关指导视频，有助于他们提前了解疾病和手术相关知识，按要求做好术前准备，确保日间手术患者的医疗质量和安全。"互联网＋"宣教也有助于及时、准确地收集患者术前可能遇到的问题并进行统计分析，促进日间手术预约工作的持续质量改进。

## 四、手术排程

手术排程包括医护沟通、护患沟通、应急预案等，旨在确保日间首台手术能准时开台，是日间手术按照约定方式、约定时间、约定地点有序进行的有力保证。

### （一）首台手术

首台手术是指医院每个手术间当天择期手术的第 1 台手术，手术开始时间以外科医师切皮时间为准。首台手术准时开始是影响当天手术室利用率及日间手术工作效率的重要因素。首台手术延迟既可导致接台手术延迟，又会延长患者空腹时间，增加患者心理负担及术后并发症发生率，降低患者和家属满意度。

首台日间手术准时开台的影响因素复杂，涉及时间节点多、参与人数多、操作流程多。任何一个环节延误，均会影响患者切皮时间。影响首台日间手术准时开始的原因及相应对策如下。

**1. 医疗因素** 手术医师由于处理医嘱、大查房、抢救患者、医院应急事件等原因，未能按时赶到手术间。应加强协调手术医师时间，分时段手术，避免医师无法按时开始手术。

**2. 患者因素** ①患者检查报告不齐全：如患者出现"漏检查"或系统审核异常。应加强预约护士培训，设立检查报告参数标准，如有疑问及时与手术医师沟通，医师同意后方可预约手术。②患者到院时间拖延：患者可能由于时间观念不强、路途不可控等因素不能按时入院，影响手术开始时间。应提前评估患者的术前准备情况。

## （二）医护沟通

排程护士在排程当天联系手术医师，与医师确认手术信息无误后，联系手术调度护士，确认手术间及医师手术台次；根据手术台次拟定入院时间，保证医师准时开台，避免患者在病房等待，减少入院的聚集性排队。如在沟通过程中出现异常情况，排程护士须及时协调解决，避免手术停台与延时开台。

## （三）护患沟通

排程护士在术前须详细评估患者术前准备完备度，确保患者能按时到达病房进行手术。对于高龄及特殊患者，排程护士应对其家属进行强化沟通，做好术前准备。具体工作内容：①确认沟通对象是患者本人还是患者家属，以确保信息准确传达；②核对患者姓名、性别、年龄、诊断等；③确定患者手术日能否按时到达；④询问患者既往史及用药史；⑤再行术前宣教、告知患者拟采用的手术方式、麻醉方式及术前准备要求；⑥提供心理支持，缓解患者术前紧张情绪；⑦告知患者相关注意事项；⑧提醒患者住院期间需要一名年满18岁的家属陪伴。

## （四）应急预案

基于日间手术时间短、节奏快的特殊性，日间手术间的衔接显得十分重要。为了保障手术的顺利进行，笔者对手术前流程闭环中潜在或可能发生的突发事件（患者因各种原因无法顺利完成手术）进行分析，并按类别制订应急预案。建立"手术排程管群"，便于预约护士、排程护士、手术医师、手术调度护士、病房医师等及时了解手术安排情况，促进医护人员有效沟通。日间手术在排程的过程中会出现爽约的情况，其主要原因有医疗因素、患者因素及管理因素。

**1. 医疗因素** 影响手术排程的医疗因素包括疾病因素、手术器械故障。

（1）疾病因素：患者合并基础疾病控制不佳或 ASA 评分Ⅲ级及以上或麻醉医师建议患者住院1天以上，预约护士需通知手术医师，并指导患者至相应专科就诊。

（2）手术器械故障：排程护士在手术前一日与手术室调度护士沟通，通知手术室相关工作人员准备相关医疗器械。手术室对手术所用设备、器械等应派专人管理并在手术前一日进行检查，出现异常及时维修或更换。

**2. 患者因素**　影响手术排程的患者因素包括主动取消（如爽约、迟到、放弃或拒绝手术）、患者术前准备不充分（如检查缺项、身体状况差等）、术前检查异常。

（1）主动取消：短时间内患者需要接受大量的信息、面临心理的调整及角色的转换，极易出现焦虑抑郁的情绪。护士应主动介绍日间手术模式，讲解手术成功案例，缓解患者焦虑情绪。告知患者医疗资源的重要性，提醒患者合理安排时间，避免有取消或爽约情况的发生。

（2）患者术前准备不充分：患者检查不全（检查漏做、忘做），指导患者完善检查，调整手术台次。突发其他疾病如感冒发热影响手术，预约护士应与手术医师联系，更改手术时间。对于女性患者应提前询问生理周期，避免在月经期间进行手术。对于手术等待时间较长的患者做好咨询服务。

（3）术前发现患者检查结果异常或有传染病史时，排程护士应立即联系手术医师，待医师评估风险并同意手术后，方可手术排程。若医师不同意手术，排程护士须严格遵医嘱，再次指导患者进行专科检查、传染病确诊检查等，直至患者检查结果符合手术要求后，方可继续手术排程。若患者暂时无法完成检查，预约护士向患者及家属解释原因，经患者同意后，可将患者手术延期。

**3. 管理因素**　影响手术排程的管理原因包括患者资料不相符、预约重复等。须建立标准化、规范化的预约制度和手术排程制度，对护士开展专业化培训，加强核查，确保信息准确无误，并指导患者若有病情变化及时与护士联系。

（刘　茜　戴　燕）

## 参考文献

[1] 戴燕,李继平,刘素珍,等.华西医院日间手术服务模式的构建[J].四川医学,2013,34(7):1124-1126.

[2] 刘洋,张一敏,王小成,等.四川大学华西医院日间手术出院后管理规范[J].华西医学,2019,34(2):31-33.

[3] 马洪升,蒋丽莎,刘洋,等.快速康复外科理念在日间手术中的实践[J].中国普外基础与临床杂志,2015,22(11):1384-1385.

[4] 殷宇,张雨晨,戴燕.日间手术患者延续性护理服务需求调查及分析[J].中国卫生质量管理,2018,25(4):14-17.

[5] 戴燕,马洪升,张雨晨.华西日间手术护理管理制度规范构建与实践[J].华西医学,2017,32(4):497-499.

[6] 刘素珍,李继平,郭晶,等.日间手术患者延伸服务模式构建与实践[J].中国护理管理,2012,12(9):5-7.

[7] 戴燕,张雨晨,马洪升.四川大学华西医院日间手术护理规范[J].华西医学,2017,32(11):1693-1695.

[8] 蒋丽莎,谢晓兰,戴燕,等.四川大学华西医院日间手术入院前管理规范[J].华西医学,2019,34(2):133-136.

[9] 赖小琴,宋应寒,马洪升,等.日间手术医院-社区一体化服务模式改进效果分析[J].华西医学,2017,32(11):1689-1692.

# 第二节 日间手术患者入院床位管理规范

日间手术改变了传统的住院流程，传统手术是先入院，再行术前检查，然后做手术，而日间手术患者在门诊拟定手术时间、进行术前检查，确定手术排程，在手术当天到达医院办理住院手续，进行手术、观察、治疗，并在入院 24 小时内出院。日间手术患者住院时间短，病房床位周转率高，护士如何科学、合理地安排床位、制订患者收治计划，是确保日间手术按时、顺利进行的关键。

## 一、日间手术入院办理规范

### （一）入院办理流程

患者到达病房入院前等待区，入院办理护士根据当天手术排程情况依次安排患者前往入院办理处，测量生命体征，询问患者用药史及过敏史，办理入院并安排床位，由病房护士引导进入病房，并行术前准备及宣教（图 1-2-1）。

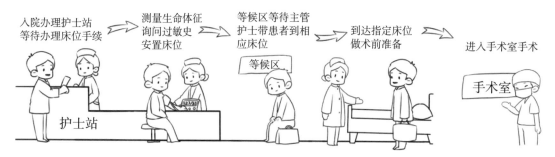

**图 1-2-1 日间手术入院办理流程**

### （二）入院接待环境设置

入院办理处护士站与病房护士站应分开设置，实行入院患者与出院患者分区管理。日间手术病区环境应温馨、舒适，配置绿植、饮水机等。在入院办理区域设有专门供患者休息的等待区，设立入院缴费处及社保咨询处，配备术前宣教视频滚动播放，入院办理处护士站放置健康宣教二维码，指导患者扫码关注、自主学习相关流程及健康宣教知识，充分体现以患者为中心的服务理念。

### （三）人员配备与工作职责

入院办理对护士的管理、协调能力要求较高，需由具备相应工作经验和较好沟通协调能力的高年资护士承担。每日高峰时段可适当增加人力，双人核对患者基本信息，审核检查报告，如有异常及时与手术医师及科室沟通，避免手术延误。

### （四）入院管理规范

**1. 首台手术患者入院管理规范**　由于首台手术患者必须在有限的时间内做好术前准备、术前宣教等，所以手术当日患者必须按照预定时间准时到达病房，护士会安排患者优先办理入院手续，引导患者前往首台等待区，再与病房护士交接患者及病历，由病房护士做术前准备。

**2. 日归手术患者入院管理规范**　日归手术患者分为上午或下午时间段到达，上午手术患者应于手术日晨 7:20 前到达病房，由入院办理处护士办理入院手续后，再由病房护士行相应术前准备；下午手术患者应于手术日 11:00 前到达病房，办理入院手续并行术前准备，最大限度地提高病房床位周转率。

### （五）患者突发情况处理规范

若患者在手术日出现咳嗽、咳痰、感冒、发热等异常情况，由入院办理处护士联系手术室当班麻醉医师行二次麻醉评估，手术医师根据麻醉评估意见，决定是否进行手术。入院办理处护士对符合继续手术适应证的患者安排入院，对于不符合手术适应证的患者联系手术预约处为患者更改手术时间，指导患者到相应专科就诊，待患者症状消失后到门诊再次预约麻醉评估，通过预约系统审核后方能安排手术。

## 二、日间手术床位管理规范

日间手术患者因入院时间不同，其出院时间存在差异。入院办理护士应通过晨交班准确了解出院患者的情况，做好床位安排计划，有序安排患者入院。

日间手术患者床位安排原则如下：根据预约病种、时间、年龄、有无基础疾病（如糖尿病、高血压等）安排入院及手术顺序。

入院办理护士会提前了解首台手术患者情况，安排患者优先办理入院手续，以确保手术准时开台；再按照计划依次办理后续患者，确保手术连续进行。同病种、手术科室、手术分级，类似年龄、文化背景的患者，尽量合理安排，既方便患者间相互交流，又便于医护人员集中进行治疗、护理及手术相关知识宣教。

如遇首台患者未缴纳手术费或有特殊情况（突发疾病、报告阳性体征、手术相关问题等）须请示医师，由入院办理护士负责与财务室及相关科室协调。预约护士提前通知手术当天其余患者分时段到达病房，促进患者有效分流，既能保证病房床位的高效使用，又能避免患者及家属过多造成病房环境嘈杂。

（王　煜）

## 参考文献

[1] 宋晨,陈泽,查晓丽,等.患者对分级诊疗的认知及分级诊疗推行情况调查与分析[J].中国卫生信息管理杂志,2017,14(5):731-736.

[2] 刘昊,孙英梅.患者对分级诊疗制度认知状况的调查与分析[J].中国医疗管理科学,2017,7(2):19-22.

[3] 蒋丽莎,谢晓兰,戴燕,等.四川大学华西医院日间手术入院前管理规范[J].华西医学,2019,34(2):133-136.

[4] 李诗涵,刘芳,杜姣姣,等.日间手术患者当日取消手术原因分析及改进建议[J].中国卫生质量管理,2019,26(4):45-47.

[5] 戴燕,马洪升,张雨晨.华西日间手术护理管理制度规范构建与实践[J].华西医学,2017,32(4):497-499.

[6] 李朝阳,刘燕丹,王志粉,等.精实管理在入出院流程改善中的应用[J].解放军医院管理杂志,2021,28(1):45-48.

[7] 廖伟锋,龚志成,吴碧红,等.大型综合性三级公立医院精细化病床统筹管理的实践与创新[J].现代医院,2020,20(5):647-649.

[8] 连志猛,陈长贤,金塔.三级医院入院流程的现状调查和对策研究[J].社区医学杂志,2017,15(1):17-21.

[9] 姜济勇.科室层面如何提高床位使用率[J].医学食疗与健康,2020,18(2):217-218.

[10] DAVID O,BHAKTI S O,DAVE W. Symbiotic simulation for the operational management of inpatient beds: model development and validation using Δ-method[J]. Health Care Management Science,2020,23(1):153-169.

[11] 叶小静.床位管理在医院管理中的应用[J].中医药管理杂志,2019,27(15):41-42.

[12] 徐道亮,居益君,车永茂,等.实行全预约诊疗服务模式改善医疗服务质量[J].中国卫生质量管理,2019,26(1):70-73.

# 第三节　日间手术术后随访规范

## 一、日间手术术后随访的意义

日间手术改变了传统的手术模式,将以往需要术后住院几天的患者,在一天内完成所有入院、手术、出院流程。为提供更为优质的术后护理服务,了解患者术后的康复情况,确保患者术后医疗与护理安全,须制订科学、规范、智能的随访制度,并配备专职随访人员。

目前,西方发达国家已建立较为完善的术后康复中心及社区服务机构,患者出院后可到这些机构接受康复指导和训练。国内的术后康复中心和社区服务机构建立还处于初级阶段，社区基层服务机构卫生人才相对不足，与大型医院的医疗水平差距较大，且医院和社区服务机构间的转诊机制尚未建立完善。

日间手术随访是指负责随访的医护人员通过与患者、家属进行有效沟通和交流，让患者在家就能享受到医院的优质医疗服务。患者出院后容易产生不同程度的焦虑，担心出现各种术后并发症或其他异常情况不能及时处理。术后随访既能解除部分患者的术后焦虑，又能预防和及时处理术后潜在并发症，提升患者满意度，保障患者术后的医疗与护理安全。

## 二、日间手术随访中心人员准入条件与工作职责

### （一）准入条件

日间手术随访中心工作人员的准入条件如下：①工作责任心强、工作认真负责；②临床工作经验丰富，熟悉日间手术病种的健康宣教及术后并发症处理；③具有良好的沟通协调能力；④具有良好的应急处理能力。

### （二）工作职责

日间手术随访中心定专人、定病种专职负责随访工作，不同病种由专人负责与患者和手术医师沟通。术后随访内容主要包括管道管理、伤口管理、疼痛管理、情绪管理等，根据病种和手术类型的不同，随访内容有所差异。术后随访中心工作人员应根据不同病种、不同手术类型要求，在患者术后第 2 天、第 3 天、第 28 天或术后第 2 天、第 7 天、第 28 天随访患者康复情况，如实填写随访记录。若患者病情变化则增加随访频次并及时处理，直至患者康复。紧急状况下，由当班护士在完成治疗、护理工作的同时负责接听应急电话，处理并做好记录，于第 2 天晨交班时与随访工作人员进行交接。随访工作人员每日参与晨交班，以便了解当日出院患者情况，准确记录在随访系统内，制订后续随访计划。

## 三、日间手术术后随访内容与方式

日间手术随访中心的工作人员应根据患者的病种和手术方式制订个性化的术后随访计划，具体包括随访内容、随访方式、随访频次等。由于日间手术病种较多，不同病种的随访内容及随访频次等存在差异。

### （一）术后随访内容

日间手术均按临床路径管理，且有严格的准入制度。日间手术术后并发症发生率排名前三位的是疼痛、恶心呕吐和出血。日间手术术后常规随访内容包括恶心呕吐、

头痛、头晕、伤口出血、感染等并发症以及术后饮食、活动、心理能力恢复情况等。除共性随访内容外，日间手术患者术后随访中心工作人员应针对不同病种和手术方式制订个体化随访内容，如胆囊切除术后患者须观察术后腹痛、发热、皮肤巩膜黄染及尿液颜色等；肠息肉切除术后患者须随访腹痛、便血、粪便颜色和性状等；乳腺癌根治术后患者须观察术后引流管的引流情况，引流液的颜色及引流量，伤口有无疼痛、红肿等。

## （二）术后随访方式

**1. 电话随访**　电话随访是目前较为常见的术后随访方式。日间手术随访中心人员通过电话直接与患者沟通，可为患者提供准确、有效的术后健康指导，早期发现术后并发症以便及时处理，确保患者出院后的医疗与护理安全。电话随访不仅可节约随访时间，还可节省患者到医院的就诊时间及节约就医成本。

**2. 门急诊随访**　电话随访不能准确判断患者的病情变化时，需要患者到医院门诊或急诊处理。门诊就诊流程：日间手术随访中心人员需提前联系手术医师，确定医师门诊时间，方便患者及时就诊。如遇医师没有门诊，可先与医师确定患者复诊时间，并提前告知患者。急诊就诊流程：如患者遇紧急情况，日间手术随访中心人员立即指导其前往急诊科就诊，同时联系手术医师及住院总医师，并请住院总医师前往急诊科会诊，以便及时开展救治工作。若患者无法前往急诊科，嘱患者就近医院就诊，随时与随访中心联系，必要时可联系手术医师线上诊疗服务。

**3. 社区随访及上门访视**　建立日间手术的医院、社区一体化服务模式，将社区的医务人员纳入日间手术术后随访体系，是保障患者术后医疗和护理质量安全的重要举措。社区全科医师和护士可为患者提供社区门诊或家庭上门访视服务，很好地避免了患者术后的安全隐患，同时也有效避免患者多次往返于家庭和医院之间，可显著提高患者就医的便利性和满意度。

**4. "互联网+"随访**　随着网络时代的到来，移动医疗快速发展，新兴的"互联网+"随访形式对日间手术患者出院后管理有巨大的推动作用。"互联网+"的随访模式是对传统术后随访方式的重要补充，常见随访方式主要包括手机软件、微信公众号、微博及网络咨询等。患者病情变化时，可实时上传图片或视频，如伤口感染、渗血等，以便医师及时处理。同时可及时、准确地收集随访数据，并行统计分析，有助于日间手术随访工作持续质量改进。

**5. 智能化日间随访系统的应用**

（1）随访表格自填：日间手术随访系统于患者出院后第2天将随访表格链接推送至患者手机端，患者在链接中自行勾选次日恢复情况。随访表单根据病种不同稍有差异，表单中设有备注栏，患者可自行填写或上传图片。随访表单在整个术后延续性护理中将会为患者推送3次，若患者存在异常情况且已超出常规随访次数，由随访工作人员发送专用链接至患者端，患者再次填写内容，必要时可拍照上传伤口图片。

（2）智能语音系统随访：智能语音系统自动拨打患者电话进行随访，通过患者表述自动识别患者异常情况，如果识别出异常情况，需要人工随访，在随访表单中标识清晰；通过持续机器学习，最终达到识别不同病种、不同并发症的智能随访。

医务人员端口设患者基本信息栏及医务人员备注栏。患者基本信息包括：姓名、性别、年龄、住院号、入院诊断、联系电话、手术医师等。备注栏内容包括：有问题、再入院、再就诊、转社区、转住院部等。备注栏可记录患者来电口述内容，以便医护人员了解患者出院后异常情况转归过程。

随访端口通过随访内容辨别患者有无异常情况，如该患者无异常情况，自动结束随访。如辨别患者有异常情况，随访表单首页有提示信号亮起，由随访人员点击该患者列表弹出随访表单查看内容，可在随访系统查看患者术前检查及手术记录，以便随访人员及时辨别术后异常情况是否与手术相关，处理更加高效。

### （三）术后随访注意事项

为提供更好的术后随访服务，增加患者满意度，日间手术随访中心人员在随访过程中需要注意以下方面。

1. 随访前做好充分准备，了解患者的病情、手术情况及基本信息，熟悉随访内容。只有充分了解患者的病情及手术方式等信息，才能与患者高效沟通。

2. 随访工作人员态度诚恳、语言亲切、具有亲和力，能耐心倾听患者讲述。

3. 随访须尽量避开用餐和休息时间，要充分考虑患者需求，注意随访技巧，提高随访成功率。

4. 随访工作人员根据患者病情及手术情况，提供针对性的健康宣教和居家康复指导。回答患者医疗问题时需谨慎，避免简单判断和随意指导。对于涉及医嘱的问题，须指导患者前往专科门诊就诊。

（王　煜　谢　瑶）

### 参考文献

[1] 马洪升, 戴燕. 日间手术治疗模式国内外发展简述 [J]. 中国医院管理 ,2012,32(1):47-48.

[2] 刘洋, 马洪升, 李志超, 等 .5520 例日间手术的安全和质量评价 [J]. 中国普外基础与临床杂志 ,2015,22(12):1477-1481.

[3] 马洪升, 程南生, 朱涛, 等 . 华西医院日间手术快速康复 (ERAS) 规范 [J]. 中国胸心血管外科临床杂志 ,2016,23(2):104-106.

[4] 王煜, 马洪升, 戴燕, 等 . 日间手术患者对围术期管理移动医疗手机应用软件需求的调查分析 [J]. 中

国护理管理 ,2020,20(8):1236-1241.

[5] CHUNG F,CHAN V W,ONG D.A post-anesthetic discharge scoring system for home readiness after ambulatory surgery[J].J Clin Anesth,1995,7(6):500-506.

[6] 刘洋 , 李志超 , 马洪升 . 四川大学华西医院日间手术患者延迟出院原因分析 [J]. 中国循证医学杂志 ,2016,16(4):383-386.

[7] 刘玲 , 戴燕 , 许瑞华 . 腹腔镜胆囊切除日间手术后患者延迟出院护理对策 [J]. 护理学杂志 , 2016,31(24):36-38.

[8] 张雨晨 , 戴燕 . 日间腹腔镜下胆囊切除术患者出院准备度与出院指导质量现状调查及相关性分析 [J]. 华西医学 ,2016,31(4):635-638.

[9] 王煜 , 刘洋 , 戴燕 , 等 . 以患者需求为导向构建围术期管理移动医疗手机应用软件 [J]. 护士进修杂志 ,2020,35(14):1261-1265.

[10] 刘洋 , 张一敏 , 王小成 , 等 . 四川大学华西医院日间手术出院后管理规范 [J]. 华西医学 ,2019,34(2):137-139.

[11] SINGH M, PONNIAH M, JACOB K S. A nested case–control study to determine the incidence and factors associated with unanticipated admissions following day care surgery[J]. Indian Journal of Anaesthesia, 2016,60(11):833-837.

[12] ODOM-FORREN J,REED D,RUSH C. Postoperative symptom distress of laparoscopic cholecystectomy ambulatory surgery patients[J].Journal of Perianesthesia Nursing,2015,30(4):e39-e39.

[13] MITCHELL M. Home recovery following day surgery: a patient perspective[J]. Journal of Clinical Nursing, 2014,24(3/4):415-427.

[14] 赖小琴 , 宋应寒 , 马洪升 , 等 . 日间手术医院 - 社区一体化服务模式改进效果分析 [J]. 华西医学 ,2017,32(11):1689-1692.

[15] 李诗涵 , 杜姣姣 , 戴燕 , 等 . 社区医院延续性护理对日间手术患者护理需求满足效果分析 [J]. 华西医学 ,2016,31(4):615-618.

[16] 戴燕 , 张雨晨 . 医院 - 社区一体化服务模式在日间手术出院患者延续护理中的应用 [J]. 中华现代护理杂志 ,2018,24(12):1369-1371.

[17] KUMAR C, PAGE R, SMITH I, et al. Day case and short stay surgery:2[J]. Anaesthesia,2011,66(5):417-434.

[18] 郭晶 , 刘素珍 , 李继平 , 等 . 日间手术医院社区一体化协作网的建立及管理 [J]. 中华护理杂志 ,2013,48(11):986-988.

[19] 刘洋 , 张一敏 , 王小成 , 等 . 四川大学华西医院日间手术出院后管理规范 [J]. 华西医学 ,2019,34(2):137-139.

[20] 戴燕 , 张雨晨 , 马洪升 . 四川大学华西医院日间手术护理规范 [J]. 华西医学 ,2017,32(11):1693-1695.

[21] 马洪升 , 蒋丽莎 , 刘洋 , 等 . 快速康复外科理念在日间手术中的实践 [J]. 中国普外基础与临床杂志 ,2015,22(11):1384-1385.

[22] 郭晶 , 刘素珍 . 日间手术患者对医院社区延续性服务的评价结果分析 [J]. 中国实用护理杂

志 ,2014,30(13):10-13.

[23] 刘素珍 , 李继平 , 郭晶 , 等 . 日间手术患者延伸服务模式构建与实践 [J]. 中国护理管理 ,2012,12(9):5-7.

[24] 殷宇 , 张雨晨 , 戴燕 . 日间手术患者延续性护理服务需求调查及分析 [J]. 中国卫生质量管理 ,2018,25(4):14-17.

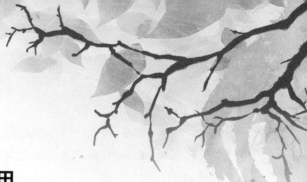

# 第二章

# 日间手术病房专项管理

## 第一节　日间手术病房环境管理规范

病房是患者住院后接受治疗、病情观察、护理，进行康复修养的场所。温馨、舒适、安静、安全的病房环境，不仅能缓解患者紧张、焦虑的情绪，还能使患者更好地接受治疗和护理，从而提升患者就医体验。

## 一、概述

### （一）定义

环境是人类生产和生活的重要场所，是人类生存和发展的基础，是影响生命和有机体发展的所有外界因素的总和。

### （二）日间手术中心功能布局形式

集中独立的日间手术中心，是将日间手术治疗相关的功能整合在一起，独立于医院的门急诊、医技科室和住院病房 3 大核心功能区外，形成相对独立的日间手术治疗功能区。独立的日间手术中心包括日间手术室、日间手术病房及与之配套的综合服务功能区。

## 二、日间手术中心选址

### （一）综合服务区

**1. 手术预约综合服务区**　此综合服务区包含日间预约窗口、入院缴费窗口、社保登记窗口。日间手术患者在门诊完成所有检查及麻醉评估之后，即可在日间手术预约窗口完成手术预约。预约处工作人员会根据患者的手术情况，进行相应的入院前健康宣教，指导患者完成缴费及社保登记。此综合服务区邻近门诊，位于独立的大楼内，便于患者及家属识别、到达。

**2. 日间病房综合服务区**　此综合服务区位于病房内，包括入院办理处护士站、出入院收费处、等候区。入院当天，患者及家属凭入院证及陪伴证进入病区，在该区域进行入院缴费、入院办理、床位等候。出院时，患者及家属可直接在病房收费处完成现金或医保结算。

## （二）日间手术区

与日间病房位于同一楼层，两者通过走廊相连，走廊两端均设立有手术室门禁。病区走廊尽头为手术室等候区，患者在病房护理人员及手术室工作人员陪伴下至此，再由手术室护理人员、麻醉医师共同核查后接入手术室，此处设有刷卡式门禁。进入手术室之前，相关人员在手术室外走廊穿戴好鞋套及手术帽。患者通过走廊处的感应式门禁进入手术准备室。日间手术室与日间手术病房相邻，节省了转运时间，保障患者转运途中的安全。

## （三）日间手术病房

日间手术病房人员流动频繁，且人流量相对普通病房大，因此宜选择在医院主要病区外的住院楼建立日间手术病房。选择较低的楼层，设计独立的出入口及路线，设置单独的门禁管理，标注明确的路标指引，既可缓解住院病房的交通压力，又保障了患者的安全，同时便于病房管理，使患者及家属容易到达。

# 三、日间手术病房总体布局

## （一）病房设备设施

**1. 床位配置** 日间病房床位总数不仅与开展的日间手术类别及工作量相关，同时应该与日间手术室的数量相匹配。根据科室整体情况，将病房设置为双人间及少量单人间，安静、舒适的病房环境，有利于患者术后康复。同时根据患者性别、年龄、手术类型、病情严重程度进行合理的床位安排。例如四级手术多集中在邻近护士站的病房；儿童患者尽量在同一病房，以便相互陪伴与玩耍；同种手术尽量在同一病房，便于患者之间相互交流。

**2. 基本设施** 为提高患者居住舒适性，每间病房除了配备有电视机、行李柜、饮水机等必需的设施外，还配备可调节体位的多功能病床，便于患者术后早期体位的调节。床头为多功能设备带，有中央供氧、中央吸引、呼叫器、床头照明灯等设备，保障患者术后安全。在病区走廊及卫生间均设有扶手，防止患者在活动过程中发生跌倒。除此之外，还为家属准备了可调节躺椅，方便家属休息，以便于更好地照护患者。

## （二）等候区设备设施

**1. 出入院等候区** 在等候区设置舒适的座椅，提供饮水机、摆放绿色植物，以便营造平和、亲切的气氛，从而尽可能减轻或舒缓患者焦虑不安的情绪。等候区的护士站可进行入院办理、资料审核、床位安排、问题咨询及术后随访。

**2. 首台等候区** 根据患者台次，分批次进入病房，办理入院。所有首台患者，均在此签署相关医疗文书，完成术前准备，等候手术。根据日间手术量和手术间的配比，在等候区设置相应数量的座椅、可移动输液杆、床头标识栏、可移动桌及家属陪伴区等。

**3. 手术等候区** 病区与手术室走廊连接处为手术等候区。此处设置有相应座椅、茶几及物品寄存柜，方便患者在此等候手术。

### （三）护士站设备设施

建议设置两个护士站，避免当日出入院的患者混淆。两个护士站分别对应不同的电梯出入口，便于护理人员了解患者出入情况，设置刷卡式门禁系统，保障病区安全。护士站均为半开放式，一个护士站背靠一治疗室及医师办公室，另一个护士站紧邻收费窗口。护士站设置有电话、电脑、打印机、收纳柜等，以方便护理人员工作。

### （四）安全设备设施

**1. 烟雾报警装置** 在病区不同位置，安装烟雾报警器。当发生火灾时，烟雾报警器将自动识别，进行喷水处置。

**2. 一键式报警装置** 在病区前后护士站，均安装一键报警器。当发生危害人员安全事件时，触动一键式报警器，将自动连接到医院安全保卫部。

**3. 消防栓装置** 病区走廊、电梯处、楼梯口及手术室入口处均设有消防栓装置，每年医院、科室均安排相应的消防应急演练，提高员工消防安全意识。

**4. 消防通道** 在病区前后电梯旁，均设置消防楼梯通道、防火卷帘门，当火灾发生时，此处门禁系统将自动失效，节省逃生时间。

### （五）辅助用房设置

辅助用房包括治疗室、医师办公室、医护人员值班室、卫生间、污洗间、库房等，辅助用房的设置均根据使用功能进行合理的布局。如污洗间设置在通风良好且相对隐蔽的地方；治疗室与护士站相邻，抢救车放置在治疗室进门处，便于及时取用；库房设置在方便取用手术相关物品之处。

## 四、日间手术病房环境管理

### （一）病房环境管理

**1. 舒适的环境设置** 适宜的病室温度、湿度和通风条件以及安静的病室环境对患者病情康复具有重要作用。如隔墙、门窗采用隔音材料降低噪声；在冬夏季采用中央空调调节室内温度；每天定时开窗通风。

**2. 良好的视线设计** 患者术后大多时间均在病床上度过，为方便患者观察户外大自然变化，所有病房采用大面积窗户，以提高患者视觉体验。

**3. 个人领域空间** 为满足患者私密性要求，每个患者配备有各自的床头柜、行李柜，床位之间安置围帘，为患者提供个人空间。

**4. 病房物品摆放** 统一规范床单位及床旁物品放置，严格按照要求规范暂空床、麻醉床、备用床；快速手消毒液统一放置于患者床位右侧；未使用的输液杆悬挂在床头；床旁桌上只能放置水杯、纸巾，若桌上放置心电监护仪，水杯则放置在可移动餐桌上；床帘白天不用时，固定于床头处；保持床单位、床旁桌、储物柜等整洁。

### （二）公共活动区域环境管理

公共活动空间设置：出入院等候区、首台等候区、手术等候区、走廊均为公共活动区域，在公共活动区域摆放桌椅、饮水机、书报杂志及绿植等，有利于营造平和、亲切的氛围，从而缓解患者及家属紧张、焦虑情绪。病区走廊张贴有常见疾病科普壁报，有利于患者及家属了解相应疾病知识。

### （三）护士站环境管理

1. 为方便观察患者病情变化，护士站设立在病区中央。通风采光良好，护士站柜台内有足够空间，能够满足足够数量护理人员的工作需要。

**2. 护士站的环境管理** 护士站的所有办公物品均放置在指定位置，并规范张贴标识，方便取用及管理。梳理护士站的各种电源线路；电脑主机采用可移动隔板放置，方便清洁与管理。

### （四）辅助用房环境管理

**1. 治疗室环境管理** 一治疗室为清洁区，主要存放基数药品、无菌物品、冰箱、治疗车及抢救车。所有物品、药品进行分类定位，规范标识，及时补充。治疗车、冰箱及抢救车均放置在指定区域，抢救车由专人进行管理。二治疗室为半污染区，主要存放仪器设备等清洁物品和须统一回收消毒物品。如患者使用后的微量泵、心电监护仪，在此分类整理、擦拭消毒处理后，放入物品柜保存；使用后的压脉带、输液网兜、氧气湿化瓶，统一放置在二治疗室相应区域，由医院消毒供应中心统一回收消毒。一、二治疗室均设置有空气消毒机，每天定时进行空气消毒。

**2. 医护办公室环境管理** 医护办公室设有相应电脑、打印机等办公用品及病历陈列柜。出院患者病历，按张贴标识进行分类存放，统一管理。所有办公用品均定点放置，保持办公室整洁、美观。

**3. 医护值班室环境管理** 为营造整洁、舒适的氛围，值班室设有休息床位、衣柜、鞋柜、衣物挂钩等，针对不同物品，进行分类放置、统一管理。

**4. 污物间的环境管理** 污物间主要是处理患者用物的地方。根据用物分类不同，明确标识，进行分类处理。

**5. 库房环境管理** 库房是存放科室消耗物品的场所，应做好防尘、防湿管理。根据物品种类，分类存放，定期盘点，做好相应标识。

### （五）病区整体环境管理

科室管理小组成员，对科室物品放置进行统一规范，张贴标识，便于取用和管理。医院环境管理小组，将定期对各科室环境进行检查，针对不同情况进行相应指导。

## 五、日间病房陪伴管理

### （一）陪伴人员选择

每位患者需有一位家属（年满18周岁成年人）陪护至医院，一方面增加患者安全感，满足患者正常需求；另一方面保证医务工作者能随时与家属进行有效沟通。

### （二）陪伴管理

1. 平时所有患者住院期间均需家属陪护，允许探视。在新冠病毒感染疫情期间取消探视，尽可能不留陪护，因病情确需陪护者，应做到"一患一陪一证"，陪护人员固定。

2. 进入病房的陪护人员，须知晓病房的相关规定与要求，做到自觉遵守规定，维护病房良好环境，在护理人员指导下，较快熟悉病房环境、病区内相关功能区域。陪护人员为患者提供情感支持，消除患者紧张、焦虑情绪，协助照顾患者生活。新冠病毒感染疫情期间，陪护人员须正确佩戴口罩，配合医务人员监测体温，不在病房间走动；三餐由膳食中心统一配送。

3. 陪护人员须离开病房时，应告知医务人员，并按指引要求及时返回病房。

4. 积极参加培训。责任护士会根据不同时机，采用口头讲解、书面介绍、培训指导等多种方式进行相关健康宣教，确保患者及家属能有效掌握，出院之后能够自我照护。

（肖　珊　黄明君）

---

**参考文献**

[1] 李小寒,尚少梅,王春梅,等.基础护理学 [M].6版.北京：人民卫生出版社,2018:9-10.

[2] 马洪升,叶辉,朱涛,等.日间手术 [M].北京：人民卫生出版社,2016.

# 第二节　日间手术病房人力资源管理

## 一、人力架构及配比安排

### （一）护理人力组织架构

人力组织架构从管理范畴来说，包括直线型、职能型、直线职能型、委员会组织型等结构类型。对于日间手术病房来说，清晰明确的组织架构、岗位设置便于开展工作。日间手术病房采用直线型结构，是最简单的组织类型，即科护士长—护士长—护理组长—责任护士。

护士长在科护士长领导下，对护理人员进行管理。同时，根据日间手术收治疾病种类，科室承担临床、教学、科研等多项工作，科室设立专项护士，包括疾病专项类、科研管理类和临床专科类（表 2-2-1）。配置岗位说明书，明确各岗位职责、准入要求等，有效促进各项护理工作有序完成。除此之外，根据病房床位设置 1 名工人和 2 名保洁，协助清洁消毒、患者配餐等工作。

表 2-2-1　科室专项护士设置

| 专项护士（疾病专项） | 专项护士（科研管理） | 专项护士（临床专科） |
| --- | --- | --- |
| 甲状腺癌专项护士 | 质控护士 | 静脉治疗专科护士 |
| 肺癌专项护士 | 医院感染护士 | 血糖专科护士 |
| 乳腺癌专项护士 | 教学护士（规培教学、进修教学、实习教学） | 静脉血栓栓塞（VTE）防治护士 |
| 肠癌专项护士 | 科研护士 | 管道管理护士 |
| 血管疾病专项护士 | 阳光护士（心理） | 加速康复外科（ERAS）营养护士 |
| 儿童外科疾病专项护士 | | 疼痛管理护士 |

### （二）护理人力配比

日间手术病房护士人力配比参考国家要求的普通病房人力配置，即床护比为 1 ：（0.4 ~ 0.6）。同时应根据日间手术级别变化和病种类型设置进行调配。若手术难度系数增加，如四川大学华西医院开展了肺癌、乳腺癌、结肠癌、甲状腺癌等日间手术，围手术期增加了更多的术前用药、管道护理、各类型的评估、康复锻炼和营养护理等护理工作，应适当提高护士配比。根据开展经验，若四级手术占比 20% 以上，可考虑提高床护比，持续进行进一步人力资源的探索。

日间手术还包括预约、延续护理等重要环节，应根据患者数量、病种类型、信息化程度，设置相应的院外护理管理团队（预约、延续护理）。

### （三）排班

日间手术病房排班既要考虑手术种类和数量，又要考虑日间周转的情况，根据手术科室特征应将人力配置重点放在工作日。若手术复杂度和手术数量增加，造成手术时间延长，可在夜班适当增加人力配置，保证工作量与人力搭配均衡，确保在各时段的患者护理质量。

## 二、各层级护理人员的岗位培训与考核

日间手术患者住院时间在 24 小时内完成，随着日归手术的开展，周转加快、住院时间继续缩短，对传统护理工作带来了一定的挑战。同时《日间手术推荐目录（2022 年版）》中的术式已达 700 余种，涉及病种繁多，且随着技术进步及流程管理优化，逐渐开展四级手术日间手术模式，如纳入肺癌、肠癌、乳腺癌、甲状腺癌等病种。这就对护理人员的核心能力有了更高的要求。《全国护理事业发展规划（2016—2020 年）》提出，发展专科护士队伍，加大专科护士培训力度，提高专科护理水平，其能力最根本体现在核心能力的掌握。提升护士的专科胜任力，可有效提高护理服务的质量，在降低医疗费用和保障患者安全等方面有着积极的作用。日间手术的护理人员除须具备注册护士基本的核心能力外，还需要具有日间手术涉及的相应专科胜任力。根据 Benner 理论模式，在护理部的整体培训方针指导下，将护理人员分为 N1~N5 层级，并根据每个层级制订了准入标准、理论培训与操作培训及考核要求，具体内容如表 2-2-2 所示。

表 2-2-2　各层级护理人员培训与考核要求

| 层级 | 准入标准 | 理论培训与考核要求 | 操作培训与考核要求 |
|---|---|---|---|
| N1 | 规范化培训护士、1~2 年资护士 | 以护理学基础理论为主，兼顾日间手术相关理论、单病种围手术期相关知识。掌握医院感染知识，掌握护士礼仪与行为规范，熟悉护理程序及责任制整体护理，熟悉护理质量与安全，熟悉危重患者的抢救及护理，熟悉人际沟通交流技巧，了解医疗纠纷的防范，了解护士心理与情绪调整。考核方式为理论考试。每年须完成至少 1 次理论考核 | 以基础护理操作技术为重点。完成各项基本护理技能操作训练。每月至少考核 1 次 |

| 层级 | 准入标准 | 理论培训与考核要求 | 操作培训与考核要求 |
|---|---|---|---|
| N2 | 3～5年资护士 | 以专科护理、理论知识为主,兼顾日间护理相关的新业务、新技术、新知识。掌握护理程序及责任制整体护理,掌握护理质量与安全,掌握危重患者的抢救及护理,掌握人际沟通交流技巧,熟悉医疗纠纷的防范,了解护士心理与情绪调整,了解护理教学、科研及管理知识,了解快速康复、疼痛管理、康复、心理护理、营养、新媒体运用等与护理相关的知识。考核方式为理论考试。每年须完成至少1次理论考核;参加10次院内继续教育项目 | 根据护士完成常见护理技术操作中表现出的薄弱环节、科室常见操作、科室罕见操作按优先次序进行选择性考核,每季度至少考核1次 |
| N3 | 6～9年资护士,10年资以上未能晋升中级职称 | 以巩固日间专科护理理论知识为主,兼顾护理教学、护理科研及护理相关的新业务、新技术、新知识的培训与考核。进一步熟悉护理教学、科研及管理知识,熟悉快速康复、疼痛管理、康复、心理护理、营养、延续护理、新媒体运用等护理相关知识。考核方式为理论考试。每年须完成至少1次理论考核;参加10次院内继续教育项目 | 以专科护理技术操作为重点。巩固各项专科护理技术操作,重点为新业务、新技术。能根据单病种开展围手术期的全程护理工作。每半年至少考核1次 |
| N4 | 10年以上且具有中级职称 | 熟练掌握专科护理理论及最新进展,以护理科研、教学培训为主。熟练掌握护理教学、科研、管理知识,护理专项管理、日间延续性护理、新媒体运用等护理相关知识,掌握医疗纠纷的处理方式。考核为理论考试每年至少1次;进行专题讲座、组织疑难病例讨论或完成管理/教学查房至少1次;参加10次院内继续教育项目;完成1篇统计源期刊论文发表 | 以专科护理操作技术为重点的培训与考核,熟练掌握专科护理技术操作并能完成操作示教。每年至少考核1次 |
| N5 | 10年以上且具有高级职称 | 精通日间专科理论知识;具有很强的教学、科研、护理管理能力及临床实践能力;具有很强的创新性思维能力和沟通协调能力;具有批判性思维能力、优良的心理素质和应变能力;能提前判断高危因素并能对突发事件进行有效处置。促进日间手术护理学科发展,承担学科学术带头人工作,并做好人才的培养。考核为理论考试每年至少1次;进行专题讲座或组织疑难病例讨论或完成管理/教学查房至少1次;每年发表统计源期刊1篇;任职期间承担院级以上科研课题不少于1项 | 以专科护理操作技术为重点的培训与考核,熟练掌握专科护理技术操作并能完成操作示教。每年至少考核1次 |

# 三、日间手术中心护理师资培训方案

综合性教学医院会承担实习护士、规范化培训护士、进修护士等各层次的教学。日间手术中心作为临床实习基地,同样承担相应的教学任务。

## （一）培训原则

**1. 针对性原则** 以科室及教师的实际需求与发展为出发点，多种途径、多种形式、多种模式开展培训，针对性地解决教学中现实的和未来的问题。

**2. 系统性原则** 以科室整体发展为本，注重培训的系统性，以达到提高师资整体水平的目的。

**3. 自主性原则** 科室在医院护理部的总体要求下，对师资开展培训与管理，临床教师自主学习、自主发展。

## （二）培训内容及形式

师资积极参加护理部、大科、病房层面的分层次培训，提高专业能力。按要求选派师资参加护理部层面的师资培训，提高其教学能力。选派师资参加高校教师资格培训，取得高校教师资格证。选派师资参加省专科护士培训，取得专科护士资格证。选派师资参加国内各类培训及学术会议，学术交流活动，提高业务与教学能力。

（黄明君　戴　燕　张雨晨）

参考文献

[1] 车国卫.加速康复外科：肺癌手术日间化现状与策略[J].中国肺癌杂志2020,23(1):1-4.

[2] 蒋丽莎,詹丽莉,沈诚,等.日间手术模式下胸腔镜手术治疗肺结节的安全性分析[J].华西医学,2020,35(2):152-155.

[3] 蔡雨廷,宋应寒,龙小清,等.甲状腺疾病日间手术应用效果临床初探[J].肿瘤预防与治疗,2019,32(3):248-252.

[4] 罗艳.呼吸专科护士核心能力评价指标体系的构建[D].重庆：重庆医科大学,2019:7-8.

[5] 国家卫生健康委员会.关于促进护理服务业改革与发展的指导意见[J].中国护理管理,2018,18(7):865-867.

[6] 余华英.分层次多元化培训模式在护理人员临床护理培训中应用效果[J].中华现代护理杂志,2020,26(6):832-835.

# 第三节　日间手术病房质量安全管理

我国目前重视并大力发展日间手术模式，随着日间手术的不断成熟，三、四级手术的不断纳入，给护理质量管理带来了较大的挑战。日间手术的蓬勃发展离不开规范的医疗护理管理流程，只有在保障患者安全的前提下，才能保障患者的医疗护理质量，从而促进日间手术的高效率、高质量发展。

## 一、护理质量管理的定义

护理质量管理是按照医疗护理规律和有关法律规范要求，按照科学的管理理念或模式，采用计划、组织、协调和控制的方式对构成护理质量的各要素进行管理，以保证护理服务达到规定标准和满足需要的活动过程。简而言之，护理质量管理是对提供护理技术和专业服务的效果和程度的判断。

## 二、日间手术病房质量安全管理的意义

有学者指出日间手术在中国本土化过程中应构建医疗质量和安全保障系统，日间手术的性质是快速周转，近年来国内日间手术的覆盖病种和服务范畴不断扩大，从原来的一级、二级手术为主，逐步过渡到三级、四级手术为主，手术难度也逐渐提升，增加了更多的术前用药、管道护理、各类型评估、术后康复锻炼和营养护理等工作。安全不仅是患者的基本需要之一，也是护理质量管理和监控的核心目标。

## 三、日间手术病房质量安全管理的方法

日间手术管理人员必须正视一个事实，时间（快速）并不是目的而只是一项指标，要达到这一指标，则需要通过对流程、围手术期、手术操作等进行周密的管理，以确保患者在 24 小时内安全出院。

### （一）标准化制度 / 规范

"不以规矩，不能成方圆。"质量安全管理则更需要规矩的指导和约束，建立、使用日间手术相关规范和标准，正是保障日间手术安全、高质量推广的基石。依据患者十大安全目标、《三级医院评审评价实施细则》《优质护理服务实施评价标准》等，再根据日间手术的工作特点和性质，建立相关制度和规范，促进护理工作的标准化、规范化，提升护理质量。

1. **日间手术相关制度** 身份识别和查对制度，结合手术台次和难度的弹性排班制度，预约排程制度，专业的随访制度，以及结合医院运营管理的绩效考核制度等。

以查对制度为例。除了核心制度要求的进行各项护理活动的"三查八对"外，还需要进行全流程的工作审视和查对。传统的病房护理节点是从入院开始，而日间手术病房护理节点早于传统护理，包括预约、手术排程等，之后才是入院手术和治疗护理，出院后还有术后随访，因此严格的查对需要贯穿日间手术患者全流程各环节。全流程

的查对从患者在预约处开始，包括对检查报告、手术信息的审核，术前准备的知晓；入住病房后，须查对手术患者是否按照手术要求进行禁饮禁食、术前肠道准备、有无感冒症状，女性患者是否处于生理期等；手术交接时严格遵守身份识别制度、手术交接规范、查对制度，对检查结果、手术部位、医疗文书签署进行核实，确保患者手术安全。

**2. 日间手术相关规范**　包括医护一体交接班规范、查房规范、日间护理文书书写规范、全流程多模式健康宣教规范、日间手术护理常规、医护一体临床路径护理管理规范、围手术期疼痛管理规范等。

日间手术的运行需要手术医师、病房医师、麻醉医师以及护理人员等参与，因此交接班需要多学科一体交接，便于对患者围手术期、随访问题的发现、讨论。护理人员在任何情况下发现患者症状体征异常、检查结果异常、术后引流管异常、疼痛等，须尽快与病房医师进行交接报告，及时解决。夜班护士需要对患者夜间病情变化、治疗护理的完成情况、患者现有状况进行交接和床旁交接。同时，护理人员须参加医师的床旁查房，熟悉患者手术情况、术后观察要点、随访复查注意事项等。对于特殊情况交接班，须从医护角度进行描述和讨论，医师指导护士有针对性地对患者进行治疗护理，决定后续治疗工作。从而保证医护间的有效沟通和无缝合作，为患者提供连续性的最优医疗服务。

**3. 应急预案**　包括在院期间和离院后的应急预案。在院期间应急预案有各类疾病并发症发生的应急预案（如术后出血/窒息、术后肺栓塞等处置），以及过敏性休克处置、用药差错、职业暴露等应急预案；离院后尤其注意对并发症的观察和处理，如肢端肿胀、伤口出血、中重度疼痛[视觉模拟评分（VAS）≥ 4 分]、严重恶心呕吐等，患者发生病情变化应有日间手术处理的绿色通道，保证患者能及时返回医院接受医疗处理。

**4. 诊疗护理路径化**　日间手术计划性强，包括从预约、入院到随访各环节，须制订标准化日间手术临床路径和护理路径单，明确各阶段的护理工作内容和岗位职责，确保最佳医疗护理方案。诊疗护理路径如图 2-3-1。

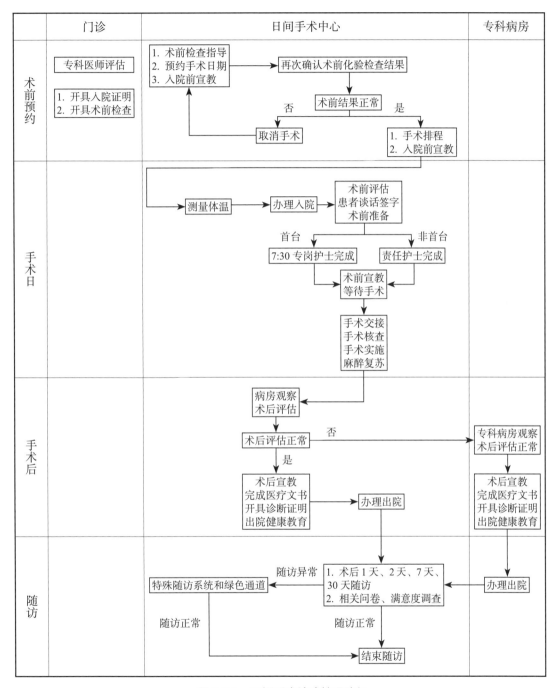

**图 2-3-1　日间手术诊疗护理路径**

## （二）护理质量管理团队和管理指标

1. **质量管理团队**　病房护理质量管理小组包括护士长、责任组长、办公室护士、质控护士等，由护士长管理，相互协作分工完成月/季度/年度护理质量管理工作。质量管理小组按照国家和医院要求进行病房质量方案实施，对病房人员定期集中业务培训和个体化指导，并对指标进行监督和评价反馈。

质控护士和责任组长需要对临床工作存在的问题进行及时反馈和改进，办公室护士主要负责对日间手术交接文书、每日护理病历的核对，护士长对质量关键环节和核心制度进行监控，护士长在每月、每季度、每年度定期进行病房质量考核结果分析，组织质量管理小组或全科护理人员进行项目汇报与讨论分析，进行持续质量改进。

**2. 质量核查指标**　以笔者医院日间手术病房的年度护理质量管理指标核查为例，包括基础考核内容、专项考核内容。基础考核内容为：优质护理暨责任制整体护理、护理操作、护理文件书写、护理满意度；专项考核内容包括：身份识别和查对制度、手术/转科交接、毒麻药品和无菌物品管理、安全（不良）事件管理、交接班管理等；其中日间手术专项管理内容包括：爽约率、当日停手术率、首台准备延迟率、健康宣教落实率等。核查频次中，抢救车、无菌物品、毒麻药品管理需每月进行质量评价，其他则根据科室情况，一年不少于 3 次即可；若发生不良事件（跌倒、非计划拔除），适当增加质量管理频次。护理管理者需根据日间专科特色，设置质量指标内容和评价时间点，以提升护理质量管理效果。

（黄明君　戴　燕）

## 参考文献

[1] 中华人民共和国国家卫生和计划生育委员会 . 医疗质量管理办法 [EB/OL]. (2016-09-25).http://www. gov.cn/gongbao/content/2017/content_5225870.htm.

[2] 庄华，李竞玮，姜秋红，等 .ISO9001 质量管理体系与三级综合医院评审标准相结合在护理管理中的应用 [J]. 中国实用护理杂志 ,2015,31(35):2719-2721.

[3] 严喆，张要雄，朱建萍，等 . 日间手术中心护理质量评价指标体系的构建 [J]. 中国实用护理杂志 ,2019,35(32):2509-2513.

[4] 任宝珠，张文光 . 眼科日间手术中心护理安全管理评价指标体系的初步构建 [J]. 护理研究 ,2019,33(16):2849-2853.

[5] 税章林，石应康，马洪升，等 . 日间手术诊疗模式的实践与本土化的思考 [J]. 中国医院 ,2012,16(4):38-40.

[6] 胡芳 . 基于 JCI 标准构建日间手术管理体系的实践与探讨 [J]. 现代医院 ,2019,19(5):643-648.

[7] 常健，沈慧丽，盛怡，等 . 基于快速康复的日间手术护理质量探索 [J]. 中国卫生质量管理 ,2018,25(4):22-24.

[8] 车国卫 . 加速康复外科：肺癌手术日间化现状与策略 [J]. 中国肺癌杂志 ,2020,23(1):1-4.

[9] 蒋丽莎，詹丽莉，沈诚，等 . 日间手术模式下胸腔镜手术治疗肺结节的安全性分析 [J]. 华西医学 ,2020,35(2):152-155.

[10] 蔡雨廷，宋应寒，龙小清，等. 甲状腺疾病日间手术应用效果临床初探 [J]. 肿瘤预防与治疗，2019,32(3):248-252.

[11] 宁艳阳. 日间手术时间背后的质量角逐 [J]. 中国卫生，2019(12):86-88.

[12] 戴燕，马洪升，张雨晨. 华西日间手术护理管理制度规范构建与实践 [J]. 华西医学，2017,32(4):497-499.

[13] 陆晔峰，林靖怡，冯佳琪，等. 日间手术护理管理的研究进展 [J]. 护理研究，2018,32(10):1499-1503.

[14] 胡晓，刘倩，黄晓萱，等. 日间手术病房的精益管理策略 [J]. 华西医学，2019,34(2):159-163.

# 第四节　日间手术疼痛管理

加速康复外科（enhanced recovery after surgery，ERAS）是随着各项医疗技术的发展并于 20 世纪 90 年代初出现，目的是促使患者快速康复同时降低患者就医成本。日间手术的开展便是 ERAS 模式具体体现之一，其成功实施的必要条件之一是充分的术后镇痛。术后镇痛应在患者意识清醒、可随意行走及营养良好情况下达到无痛，以早期出院。

## 一、概述

### （一）定义

1. **疼痛**　是一种与组织损伤或潜在组织损伤相关的感觉、情感、认知和社会维度的痛苦体验。

2. **术后急性疼痛（acute postoperative pain，APP）**　是手术后即刻发生的疼痛（通常连续不超过 7 天），其性质为急性伤害性疼痛，常与手术创伤、组织损伤或某些基本状态有关，是日间手术中最常见和最需紧急处理的急性疼痛。

3. **术后慢性疼痛**　术后疼痛如果不能在初始状态下被充分控制，可能发展为术后慢性疼痛（chronic postoperative pain，CPP），持续 3 个月以上，其性质也可能转变为神经病理性疼痛或混合型疼痛。

4. **术后疼痛管理**　指对术后疼痛控制的全过程进行组织、计划、协调和控制，以达到术后疼痛治疗最佳效率和效果的目的。

### （二）疼痛的不利影响

1. **术后疼痛的短期不利影响**　短期内围手术期疼痛控制不良的生理效应包括影响呼吸（肺活量下降导致用力咳嗽困难、低氧血症、分泌物潴留和肺不张），心血管效应（心动过速、心肌耗氧量增加、心肌缺血、由于恐惧和疼痛导致活动受限引发的深静脉血栓形成等），胃肠道反应（恶心、呕吐、胃排空障碍），泌尿系统（排尿困难）和代谢的影响（增加新陈代谢及氧耗、增加应激反应）等。

**2. 术后疼痛的长期不利影响** 术后疼痛控制不佳是发展为慢性疼痛的危险因素，术后疼痛如果不能在初始状态下被充分控制，可能发展为慢性疼痛，从而影响患者的心理、行为方式及生活质量。

**3. 术后疼痛对日间手术质量的影响** 急性术后疼痛是外科手术后的正常反应，未经治疗的急性疼痛会导致患者满意度降低，处理不当可能会导致患者呼吸及心血管并发症风险增加、伤口感染和持续的术后疼痛等。从而导致患者延迟出院，影响日间手术的周转，进一步影响日间手术的质量与安全。因此有效的疼痛管理是促进患者尽早康复的重要措施。

### （三）日间手术疼痛现状

日间手术后疼痛程度随出院后逐日递减，但疼痛的发生率依然达到 15%～80%，这些患者中 40%～70% 出现中度至重度的术后疼痛，而且以术后第 1 个 24 小时内疼痛发生为最多。有学者认为，手术后最初 24 小时若疼痛未得到有效控制可导致出院后重度疼痛，故需要积极处理术后早期疼痛。据文献报道，日间手术后伤口疼痛率为 39.95%（2205/5520），术后恶心呕吐发生率为 0.51%（28/5520）。由此可见，日间手术术后发生疼痛的患者比例较高，因此日间手术围手术期的疼痛控制很有必要。

## 二、日间手术疼痛控制方法

### （一）预防性镇痛

根据手术类型、患者年龄和性别，可在术前进行术后疼痛的强度及持续时间等方面的评估，并依此制订疼痛处理的方法。预防性镇痛不等同于超前镇痛，不仅指在疼痛发生前（切皮前）采取镇痛措施，而是包括整个围手术期采取综合干预措施来缓解疼痛。

### （二）镇痛药物

没有单一的技术和药物既能达到满意的效果又能体现个体化需要，因此必须采用多种药物联合镇痛。镇痛药物一般分为以下几类：①作用于中枢神经系统的阿片类药物，如芬太尼、舒芬太尼、瑞芬太尼等；②作用外周神经的镇痛药，如非甾体抗炎药与选择性环氧化酶 -2 抑制剂等，均为日间手术围手术期常用的基础镇痛药，可作为阿片类药物的辅助用药用于多模式镇痛，代表性药物有布洛芬、塞来昔布、帕瑞昔布等；③局部麻醉药，由不同剂型和给药途径实施镇痛，如罗哌卡因；④其他辅助用药，如糖皮质激素（地塞米松）可延长罗哌卡因阻滞时间，$\alpha_2$- 肾上腺素受体激动药（右美托咪定）可减少阿片类药物用量等。

### （三）多途径麻醉镇痛

镇痛原则上以口服、局部镇痛为主，局部镇痛联合使用非甾体抗炎药，必要时辅助小剂量的阿片类药物。全身麻醉是日间手术应用最广泛的麻醉方法。

同时采用局部浸润和外周神经阻滞麻醉，既满足手术需要，又可减少全麻术后常见的不良反应（如恶心、呕吐、眩晕、乏力等）。用稀释的局麻药在手术部位局部浸润是减少术中阿片类镇痛药剂量和减轻术后疼痛最简便、安全的方法。由于近年来超声检查技术的进步，采用超声引导下的外周神经阻滞联合口服镇痛药已成为日间手术后的主要镇痛方法。

### （四）多学科合作镇痛

手术外科医师、麻醉医师、日间手术病房医护团队共同协作制订并实施日间手术各术种疼痛控制方案，如腹腔镜胆囊切除术疼痛控制方案、胸腔镜下肺癌根治术疼痛控制方案、腹腔镜肠癌根治术疼痛控制方案等。

## 三、日间手术疼痛管理

### （一）预约排程

护理人员指导患者关注公众号，学习疼痛管理的相关知识，促使患者及家属了解常见术后疼痛管理知识。

### （二）手术前

1. 护理人员向患者讲解疼痛的发生机制、处理方式、围手术期的疼痛管理及配合要点，告知患者术后疼痛的可能程度和持续时间，使患者及家属有充分的心理准备。

2. **术前筛选恶心呕吐高危人群（Apfel 简易评分法）** ①女性；②有术后恶心呕吐史或晕动病史；③非吸烟患者；④预计使用阿片类镇痛药。4 个因素中有 2 个及以上因素属于中高危人群，在病历上做标注。

3. **患者主动参与** 教会患者正确使用疼痛量表，并评估疼痛阈值。

4. **预防术后恶心呕吐（PONV）** 告知患者术前咀嚼口香糖（无糖）1 ~ 2 次，每次 10 ~ 15 分钟；术前 2 小时患者可进食少量清流质饮料。

5. **预防性镇痛** 进手术室前帕瑞昔布 40mg 静脉注射，磺胺类药过敏者改用氟比洛芬注射液 50mg 静脉注射。

### （三）手术后

1. 患者返回病房后定时使用静脉镇痛药。

2. **术后 VAS 评分 ≥ 4 分补救治疗** 以华西医院为例，采用地佐辛 5mg 静脉或肌内注射，半小时后再次评估疼痛分数并处理；VAS 评分 ≥ 7 分请麻醉科会诊处理。

### （四）出院后

1. 指导患者术后 3 天内定时定量口服镇痛药，如疼痛仍不能缓解及时联系日间手术中心医护人员进行处理。

2. 随访护士术后 1 天、2 天、28 天追踪患者出院后疼痛情况，发生疼痛或其他并发症及时反馈。

## 四、疼痛的机制和疼痛评估

### （一）发生机制

疼痛是由一定的伤害性刺激作用于外周感受器，通过换能后转变为神经冲动，并遵循相应的感觉通路（伤害性传入通路）进入中枢神经系统，经脊髓、脑干、间脑直到大脑边缘系统和大脑皮质，最后通过各级中枢整合后产生疼痛感觉和疼痛反应。其中痛觉的调节机制由多种化学和细胞因子参与，如促炎性细胞因子、抗炎性细胞因子、前列腺素、环氧化酶、辣椒素受体、嘌呤受体、内源性大麻素受体、谷氨酸受体、5- 羟色胺和核因子等，这些分子机制之间通过协同、抑制等关系构成了复杂的疼痛关系网，需要进一步深入研究。

### （二）疼痛评估

1. **评估时机**　采用定时评估的方法，分别于术后 6 小时及出院前评估患者静息时、活动时的疼痛分数。必要时增加疼痛评估的次数。

2. **评估方法**

（1）数字等级评定量表（numerical rating scale，NRS）：采用 0～10 数字的刻度标示出不同程度的疼痛强度等级，0 分为无痛，10 分为最剧烈疼痛，4 分以下为轻度疼痛（疼痛不影响睡眠），4～6 分为中度疼痛（疼痛影响睡眠但仍可入睡），7 分和 7 分以上为重度疼痛（疼痛导致不能睡眠或从睡眠中痛醒）。

（2）语言等级评定量表（verbal rating scale，VRS）：将描绘疼痛强度的词汇通过口述表达为无痛、轻度疼痛、中度疼痛、重度疼痛。

（3）Wong-Baker 面部表情量表：由 6 张从微笑或幸福直至流泪的不同表情的面部图组成，适用于交流困难、意识不清或不能用言语准确表达的老年及儿童患者。

3. **评估记录**　每次疼痛评估后均应填写护理记录，包括疼痛发生时间、疼痛分数、疼痛部位、疼痛性质、如何处理及处理后结果的复评、患者主诉等，并填写住院患者疼痛评估表。

## 五、日间手术中疼痛管理的策略

疼痛已被列为医院等级评审指标之一，我国《三级综合医院评审标准（2011年版）》要求：①实施疼痛治疗的医院与医师须具备卫生行政部门规定的诊疗科目及医师资质，医院规定疼痛治疗服务的范围；②建立疼痛评估程序与疼痛追踪，用临床路径指导疼痛的诊疗活动，规范评估疗效和书写医疗文件；③为患者提供疼痛知识教育；④建立疼痛治疗常见并发症的预防规范与风险防范程序，组织相关培训教育；⑤科主任、护士长与具备资质的质量控制人员组成的质量与安全管理团队，加强疼痛诊疗质量全程监控管理，定期评价质量，促进持续改进。日间手术中心严格按照评审标准执行，同时做到以下几点。

### （一）合作化

疼痛管理并非一人之事，而是以患者的快速安全康复为目标，由与患者围手术期相关的全体医护人员合作完成。

### （二）标准化

据临床路径修订各术种临床疼痛管理方案，包括术前、术中、术后疼痛控制，构建统一且有效的疼痛管理模式。

### （三）个性化

考虑患者个体差异，在制订标准疼痛管理方案的同时，也应制订疼痛管理补充方案，如患者出现药物过敏、术后中重度疼痛等情况的处置。

### （四）多模式化

基于安全、有效的镇痛原则，日间手术的镇痛更适合采用局部麻醉、外周神经阻滞、全身镇痛（口服药/静脉给药）等相结合的多模式镇痛方法，以实现最优的镇痛效果。

## 六、结论

日间手术疼痛管理的目标是最大程度镇痛、最少不良反应、最佳功能、最优质的生活质量和最优的患者满意度。这不仅需要患者与医护人员的全力配合，而且须考虑不同个体在疼痛管理中的不同需求，使疼痛管理更为人性化。通过多模式围手术期镇痛方法，同时做好疼痛宣教工作和有效沟通，有利于患者舒适、安全地康复。

（陈 维 王 瑾）

## 参考文献

[1] WILLIAMS A C ,CRAIG K D .Updating the definition of pain [J].Pain,2016,157(11):2420-2423.

[2] 林建华 . 日间手术患者出院后的镇痛策略 [J]. 麻醉安全与质控 ,2017,1(1):45-49.

[3] 刘洋，李志超 , 马洪升 . 四川大学华西医院日间手术患者延迟出院原因分析 [J]. 中国循证医学杂志 ,2016,16(4):383-386.

[4] 刘洋，马洪升 , 李志超 , 等 .5520 例日间手术的安全和质量评价 [J]. 中国普外基础与临床杂志 ,2015,22(12):1477-1481.

[5] ZHU W, HUANG M, DAI Y, et al. Influencing factors for delayed discharge following day surgery: A retrospective case-control study[J]. Int J Nurs Pract,2021,28(2):e12951.

[6] 祝胜美 , 刘甫民 . 日间手术患者术后镇痛管理 [J]. 现代实用医学 ,2019,31(2):141-144.

[7] 中华医学会麻醉学分会 . 日间手术麻醉专家共识 [J]. 临床麻醉学杂志 ,2016,32(10):1017-1022.

[8] 逯欣宇 , 苗壮 . 疼痛的概述 [J]. 中国实用乡村医师杂志 ,2020,27(1):2-3.

[9] WONG D L,BAKER C M.Pain in children: comparison of assessment scales[J].PediatrNurs,1988,14(1):9-17.

[10] 徐建国 , 吴新民 , 罗爱伦 , 等 . 成人术后疼痛处理专家共识 [J]. 临床麻醉学杂志 ,2010,26(3):190-196.

# 第五节　日间手术患者术后恶心呕吐护理管理

## 一、定义

术后恶心呕吐（postoperative nausea and vomiting，PONV）是指术后 24 小时内发生的恶心、呕吐。

恶心（nausea）是一种主观不适感，与（或不与）呕吐同时发生，其确切机制尚不明确。

呕吐（vomit）是一种防御性反射，指上消化道内容物经口腔有力排出的动作，是一个复杂的反射过程。

## 二、意义

术后恶心呕吐是仅次于术后疼痛的第二大术后并发症。严重的术后恶心呕吐将影响患者进食、伤口愈合，甚至延迟出院。据统计，PONV 在手术患者中发生率为 20% ～ 80%，在高风险患者中，其发生率可达 70% ～ 80%。PONV 给患者带来不同程度的不适，轻者仅出现轻微的胃肠道反应，严重者甚至导致水电解质紊乱、伤口裂开、出血、颅内压升高及吸入性肺炎等并发症，阻碍舒适护理和加速康复外科的发展。

## 三、易感因素

术后恶心呕吐的影响因素很多，目前认为，患者自身相关的因素中女性、术后使用阿片类镇痛药者、非吸烟者、有 PONV 史或晕动病史、年龄（成人 < 50 岁）是主要的危险因素。

### （一）患者因素

1. **性别** 女性 PONV 发生率是男性的 2 ~ 3 倍，月经期发生率最高，可能与女性激素水平相关。

2. **年龄** 有研究发现对于成人而言，患者每年长 10 岁，PONV 发生率将下降 13%，这可能与老年人的反射程度下降有关。

3. **吸烟** 非吸烟者发生 PONV 几乎是吸烟者的 2 倍，可能是由于长期吸烟者对恶心呕吐反射产生耐受的原因。

4. **PONV 史或晕动病史** PONV 史或晕动病史是 PONV 的独立危险因素，原因是此类患者对致吐刺激的易感性增加。

5. **其他自身因素** 美国麻醉医师协会分级、月经周期、肥胖、饱胃等是否为危险因素，目前仍存在争议。

### （二）麻醉因素

1. **麻醉方式** 全身麻醉患者的恶心呕吐发生率高于椎管内麻醉，吸入麻醉的恶心呕吐发生率高于静脉麻醉。

2. **麻醉药物** ①吸入麻醉药：氧化亚氮应用与恶心呕吐关系密切，主要是作用于中枢性阿片受体，改变中耳压力，兴奋交感神经，扩张胃肠道。此外，吸入麻醉药（如恩氟烷、异氟烷）使用后恶心呕吐发生率比静脉麻醉药高，吸入后使血液中儿茶酚胺浓度升高从而导致 PONV 发生。②阿片类药物：致吐作用呈剂量相关，随着手术和麻醉时间的延长，阿片类药物用量增加，恶心呕吐的风险也相应增加。

### （三）手术因素

1. **手术类型** 不同手术部位 PONV 的发生率不同，胃肠手术因涉及迷走神经，患者术后 PONV 发生率增加，如腹腔镜胆囊切除术、腹腔镜肠癌根治手术等，均是发生恶心呕吐的高风险术式。

2. **手术时间** 手术时间每延长 30 分钟，恶心呕吐发生率将上升 60%，这可能与患者长时间接触麻醉药物以及手术创伤刺激产生大量的 5- 羟色胺有关。

### （四）术后相关因素

**1. 术后疼痛** 特别是内脏疼痛刺激可能诱发内脏传入纤维激动，而引发呕吐反射；而术后镇痛药的使用，尤其阿片类镇痛药，其副作用之一便是导致恶心和呕吐，故使用此类镇痛药患者恶心呕吐发生率增加。

**2. 术后体位** 术后体位的大幅变化会导致血压波动，也会增加恶心呕吐风险。但腹腔镜手术患者术后半卧位有利于二氧化碳气体排出，在一定程度上可降低恶心呕吐发生风险。

**3. 其他因素** 其他非药物因素如噪声、强烈的光线、缺氧、低容量、鼻导管刺激和气管插管拔管的刺激等均与恶心呕吐发生有一定关系。

## 四、发生机制及临床表现

### （一）发生机制

**1. PONV 神经传导通路** 呕吐中枢位于延髓外侧网状结构的背外侧缘，术后各种刺激传入呕吐中枢，呕吐中枢发出冲动经迷走神经作用于呕吐效应器就会出现典型的呕吐。

**2. PONV 相关的神经递质、受体** 多种神经递质和受体可能参与了 PONV 的发生，包括 5- 羟色胺、多巴胺、组胺、胆碱和神经激肽等。恶心呕吐的信号传递主要通过多种神经递质受体系统介导完成。预防和治疗恶心呕吐的药物，就是通过阻断一个或多个受体起作用的。

### （二）临床表现

PONV 主要包括 3 个临床表现，即恶心、干呕和呕吐，干呕与呕吐的区别在于干呕只有呕吐动作但无胃内容物流出。

## 五、管理方法

### （一）术前干预

**1. PONV 评估工具** 目前采用临床中使用最多的 Apfel 评分。Apfel 风险简易评分方法包括 4 个危险因素：女性、术后使用阿片类镇痛药、非吸烟、有 PONV 史或晕动病史。每个因素为 1 分，评分为 0 分、1 分、2 分、3 分、4 分，其发生 PONV 的风险分别为10%、21%、39%、61%、79%。患者发生 PONV 的风险分为低、中、高 3 组：低风险组，危险因素 0 ~ 1 个；中风险组，危险因素 2 个；高风险组，危险因素 ≥ 3 个。

**2. PONV 严重程度采用恶心程度语言描述评分**（nausea verbal descriptive scale，NVDS） 0 为无恶心呕吐发生；1 为仅有恶心；2 为有呕吐。

**3.** 对于有发生 PONV 低风险的患者，给予观察；对于有发生 PONV 中风险的患者，应采用 1～2 种干预措施进行预防；对于高风险患者，采用联合治疗（≥ 2 种干预措施）和 / 或多形式治疗预防。预防措施：①术前指导患者咀嚼无糖口香糖，促进胃肠蠕动；②术前 2 小时指导患者进食少量清流质饮料，为患者供给能量，缩短术前禁饮禁食时间。

### （二）术中控制

**1. PONV 中高风险的患者** ①全程静脉麻醉，避免吸入麻醉，术中尽可能采用区域麻醉，减少全身麻醉的影响；②优先应用丙泊酚诱导及维持麻醉，尽量减少吸入麻醉药的使用；③避免应用氧化亚氮；④术中和术后阿片类药物剂量最小化；⑤给予患者补充足够液体；⑥诱导后静脉输注地塞米松 5mg，术毕结束前给予 5-HT₃ 受体拮抗剂（如昂丹司琼）预防恶心呕吐。

**2. 术中疼痛控制** 疼痛与呕吐常常相互伴随，有研究显示行脐上切口局部浸润麻醉较脐上切口、右侧腹部切口局部浸润麻醉的患者术后恶心呕吐的发生率更低。脐上切口局部浸润麻醉能降低患者术后恶心呕吐发生率的机制可能为：肝脏和脐通过肝圆韧带相连，术中二氧化碳气腹及手术牵拉肝圆韧带导致迷走神经丰富的脐周腹膜受牵拉，这些机械及化学刺激导致脐周迷走神经传入冲动增加诱发恶心呕吐。脐周的局部浸润阻滞能够减轻这一反应，使患者恶心呕吐发生率降低。

### （三）术后管理

**1. 口香糖疗法** 患者清醒后开始咀嚼口香糖，术后 3 次，每次 10～15 分钟，尽量在进食营养液及下床活动之前咀嚼口香糖。临床观察咀嚼运动促进胃肠功能恢复的机制，可能与激活迷走反射通路有关：在咀嚼的过程中，口香糖可刺激口、咽、喉等处的感受器并经由第 Ⅴ、Ⅶ、Ⅸ、Ⅹ 对脑神经引起条件反射。因其传出神经为迷走神经，故可直接或间接促进胃肠激素分泌及胃肠蠕动。无糖口香糖中的己糖醇等活性成分可能对胃肠道功能恢复有促进作用。另有研究显示，妇科腹腔镜手术后使用咀嚼口香糖疗法有效率达到 59%，与 4mg 的昂丹司琼效果相当，提示咀嚼口香糖是治疗恶心呕吐非常有效的方法之一，且口香糖治疗方法简单易行，患者及家属接受度高，具备自我管理等优点。但由于个别患者术后会有嗜睡现象，因此口香糖疗法需要护理人员积极参与术后指导。

**2.** 对于未接受预防性药物治疗或者预防性治疗失败的 PONV 患者，应给予止吐药治疗。常用药物有 5-HT₃ 受体拮抗剂（昂丹司琼、多拉司琼、格拉司琼、托烷司琼、帕洛诺司琼），神经激肽 -1 受体拮抗剂（阿瑞匹坦），皮质激素类（地塞米松、甲泼尼龙），吩噻嗪类抗组胺药（氯丙嗪、异丙嗪），丁酰苯类（氟哌利多、氟哌啶醇），苯甲酰胺类（甲氧氯普胺），抗胆碱类（东莨菪碱透皮贴），乙醇胺类抗组胺药（苯海拉明），小剂量纳洛酮等。其中 5-HT₃ 受体拮抗剂是防治 PONV 的一线药物。

（陈　维　王　瑾）

## 参考文献

[1] KRANKE P, DIEMUNSCH P. The 2014 consensus guidelines for the management of postoperative nausea and vomiting: a leapfrog towards a postoperative nausea and vomiting-free hospital[J]. Eur J Anaesthesiol,2014,31(12):651-653.

[2] THUNE A,APPELGREN L,HAGLIND E. Prevention of postoperative nausea and vomiting after laparoscopic cholecystectomy[J]. Eur J Surg,1995,16(4):265-268.

[3] KONVALINK P A. Relationship of the menstrual cycle to postoperative incidence of emesis after laparoscopic cholecystectomy[J]. Clin Excell Nurse Pract,1999,3(6):353-358.

[4] LEE Y Z, LEE R Q, THINN K K, et al. How patients fare after anaesthesia for elective surgery: a survey of postoperative nausea and vomiting, pain and confusion[J]. Singapore Med J,2015,56(1):40-46.

[5] 刘克猛, 陈志强, 李大喜, 等. 穴位贴敷法防治腹腔镜全身麻醉术后恶心呕吐的临床效果分析 [J]. 山西医药杂志,2017,46(8):869-871.

[6] WATCHA M F, WHITE P F. Postoperative nausea and vomiting. Its etiology, treatment, and prevention[J]. Anesthesiology,1992,77(1):162-184.

[7] SON J S, OH J Y, KO S. Effects of hypercapnia on postoperative nausea and vomiting after laparoscopic surgery: a double-blind randomized controlled study[J]. Surg Endosc,2017,31(11):4576-4582.

[8] CAO X, WHITE P F, MA H. An update on the management of postoperative nausea and vomiting[J]. J Anesth,2017,31(4):617-626.

[9] FORTIER J, CHUNF F, SU J. Unanticipated admission after ambulatory surgery--a prospective study[J]. Can J Anaesth,1998,45(7):612-619.

[10] GOLD B S, KITZ D S, LECKY J H, et al. Unanticipated admission to the hospital following ambulatory surgery[J]. JAMA,1989,262(21):3008-3010.

[11] MOON Y E. Postoperative nausea and vomiting[J]. Korean J Anesthesiol,2014,67(3):164.

[12] 刘雨睿,唐霓,范馨,等.腹腔镜胆囊切除术3个切口疼痛程度及切口镇痛与恶心呕吐发生率的研究 [J]. 中国内镜杂志,2017,23(11):35-40.

[13] 林渲果, 林媛, 辜晶荣, 等. 咀嚼口香糖联合加速康复外科对胃癌患者术后肠功能恢复的影响 [J]. 当代护士,2020,27(6):75-77.

[14] 王瑞莲,杨昕丽,阮艳超,等. 咀嚼口香糖对妇科腹腔镜术后恶心呕吐的影响 [J]. 山西医药杂志,2018,47(11):1288-1290.

[15] 于洋,孙建良.术后恶心呕吐(PONV)的机制及其防治研究进展[J].麻醉安全与质控,2018,2(2):113-118.

# 第六节　日间手术患者静脉血栓栓塞管理

## 一、概述

静脉血栓栓塞（venous thromboembolism，VTE）是指深静脉血栓（deep vein thrombosis，DVT）形成和肺栓塞（pulmonary embolism，PE）在内的一组疾病，是医院内非预期死亡及围手术期死亡的重要原因之一。国内外文献研究提示，无论是外科手术还是内科住院患者，40%～60% 的患者存在 VTE 风险。随着日间手术的病种范围扩大，手术级别增高，早期识别高危患者并及时预防，可以明显降低日间手术病房 VTE 的发生率，保障患者围手术期安全。

### （一）VTE 风险评估

**1. 评估对象**　根据临床护理质量安全要求，对所有入院患者都应进行静脉血栓风险评估，结合日间手术病种特点，目前主要针对以下术种进行 VTE 风险评估：结肠癌、直肠癌术后肠造瘘、甲状腺癌、肺癌、数字减影血管造影、胆囊结石 / 息肉、下肢静脉曲张、乳腺癌、手足多汗、声带息肉。

**2. 评估工具**　静脉血栓风险评估工具包括 Autar 量表、Wells 量表、Padua 量表、Caprini 量表。其中，Caprini 风险评估量表使用广泛，本节对其进行详细介绍。

（1）Caprini 量表是一个极具个体化的量表，该表主要用于内科和外科住院患者 VTE 的风险评估。Caprini 包括 4 个分区，涵盖了 45 项（3 项针对女性）住院患者所有可能发生静脉血栓的危险因素，根据不同的分值采取相应的措施。

（2）风险结果及判定：根据区域选项分别赋值 1～5 分，最后根据累计分数分为极低危（0 分）、低危（2 分）、中危（3～4 分）、高危（≥5 分）4 个等级。

（3）预防措施：所有 VTE 风险评估对象均应进行健康宣教，按照不同的风险给予相应的预防措施，并按照规范进行标识和护理记录，在高危患者腕带、床头上进行风险标识，建议在 HIS 系统床位图上标记"栓"字，以提示护理人员关注和重视，并及时签署 VTE 风险护患沟通单，做好记录，动态评估，风险级别升高时，须再次签署护患沟通单并记录。

（4）评估时间：术后返回病房时即刻评估，并根据病情进行动态评估。

### （二）临床表现

**1. 患肢肿胀**　下肢深静脉血栓最常见的症状就是下肢突发肿胀，急性期患肢可见皮肤发红、皮肤温度升高，严重者皮肤可呈青紫色，部分可出现水疱。

**2. 疼痛** 患肢出现疼痛和压痛是下肢深静脉血栓最典型的症状，主要是由于静脉内的血栓引起的炎性反应所致。

**3. 股青肿和股白肿** 是深静脉血栓最严重的并发症，主要是由于患肢高度肿胀，同时伴有动脉痉挛，肢体供血不足，导致皮肤呈青紫色。如果股青肿进一步加重，下肢张力继续升高，即下肢会继发出现发凉、苍白、动脉搏动消失等症状，继而出现股白肿。

**4. 肺栓塞** 主要表现为胸痛、呼吸困难、咯血等，也被称为肺栓塞三联征。

# 二、围手术期静脉血栓预防与指导

## （一）环境护理

保证病房的舒适性，温湿度需保持在适宜范围，温度可设置在 20 ~ 22℃，湿度可设置在 50% ~ 60%。针对手术时间较长的患者，术中做好保暖措施避免受寒冷刺激。对刚出手术室患者给予加被保暖，但忌直接用热水袋或热水给患者加温以防烫伤。

## （二）病情观察

对患者病情变化情况进行密切观察。若发现患者下肢有肿痛感，皮肤发绀且温度较低，皮下静脉明显扩张且有皮下瘀点的症状，应及时通知医师并采取相应的措施。对日间手术常规使用止血药的患者应做好用药后观察，防止深静脉血栓的形成。

## （三）营养补充

以低脂、低盐清淡饮食为主，且应保证多食用富含膳食纤维的食物，补充足够的蛋白质。低盐饮食可对血管壁通透性有改善效果，缓解组织水肿情况；低脂饮食则可降低血液黏稠度。清淡饮食可改善术后运动量少引起的消化不良，禁食患者遵医嘱给予静脉营养支持。

## （四）术前预防

1. 戒烟，控制原发疾病，控制血压。
2. 准确评估穿刺部位，避免在同一静脉进行多次穿刺。
3. 尽量避免下肢输液。
4. 尽量避免静脉注射对血管有刺激性的药物。
5. 穿刺部位如出现炎症反应立即重新建立静脉通道。
6. 减少扎止血带时间。
7. 推广普及留置针套管。
8. 避免无适应证应用止血药。

## （五）术后体位与活动

**1. 体位** 术后生命体征平稳者可取半卧位，根据病情可进行呼吸、咳嗽训练，不仅可预防术后肺部并发症的发生，还有利于静脉回流，减轻下腔静脉的压力。对于因病情不允许勤翻身的患者，给予肢体的按摩及关节的活动，防止肢体长时间受压导致局部血液循环受到障碍而引发并发症。

**2. 活动**（表 2-6-1）。

表 2-6-1 日间手术病房术后 VTE 预防措施（按术种分类）

| 术种 | 预防措施 |
| --- | --- |
| 结肠癌、甲状腺癌、肺癌、数字减影血管造影、胆囊结石/息肉、下肢静脉曲张、乳腺癌、手足多汗、声带息肉 | 1. 患者手术清醒后,指导其进行主动足底踝泵运动,足底踝泵运动可有效预防下肢深静脉血栓的形成,其运动主要分为环绕和屈伸两大动作<br>(1)绕环动作:患者平躺或坐于床上,下肢伸展,以踝关节为中心,脚部做 360° 环绕动作,以逆时针和顺时针各绕一次为一组<br>(2)屈伸动作:患者平卧或坐于床上,下肢伸展,肌肉放松,然后缓慢地、尽最大角度地向上勾起脚尖,让脚尖朝向自己维持 10 秒左右后放松;之后以最大角度让脚尖向下,保持 10 秒左右后再放松,以此循环为一组。患者可根据自身的耐受程度增减练习的时间和组数<br><br>2. 按时给予帕瑞昔布镇痛(如对磺胺过敏改用氟比洛芬),病情变化时可追加镇痛药<br><br>3. 下床时遵循起床三部曲:坐起 1 分钟,双足下垂床沿坐 1 分钟,床边站 1 分钟。术后 6 小时及以上患者可离床活动,在病房内行走,以无疲劳感为宜,活动时注意防跌倒/坠床 |
| 肺癌 | 1. 激励式肺量计训练 术后每 2 小时重复一组,每次 6 ~ 10 组,以不引起患者疲劳为宜。具体方法:患者取放松坐位,一手握住吸气训练器,先行一次深呼吸,充分吐气,用嘴含住吸气训练器咬嘴并确保密闭不漏气,然后进行深慢的吸气,将浮标吸升至预设的目标值,然后移开咬嘴屏气约 5 秒,再呼气<br><br>2. 气道廓清训练 术后协同呼吸训练器的使用,每 2 小时一次,每次 3 ~ 5 分钟,以患者无疲劳感为宜<br>(1)处于放松舒适体位,床头摇高至斜坡卧位,床尾稍摇起至膝关节 15° ~ 30° 屈曲<br>(2)做 3 ~ 5 个腹式呼吸(用鼻缓慢深吸气使腹部鼓起屏气 1 ~ 2 秒,用嘴慢呼气)<br>(3)做 3 ~ 5 个深呼吸(双手平放胸前,鼻子缓慢深吸气,同时感觉胸部扩张将双手顶起,在吸气末屏气 1 ~ 2 秒,然后嘴充分呼气),此步骤重复 3 ~ 5 次<br>(4)再行腹式呼吸至感觉呼吸放松。若感觉可以耐受,再次重复步骤 2 ~ 4 次<br>(5)用力呵气 3 次<br>(6)咳嗽 1 ~ 2 次(深吸气、屏气、关闭声门,腹部收缩用力,开放声门咳嗽)<br><br>3. 上肢运动 包括上肢各关节的屈伸、旋转、上举、后伸、外展、内收、内旋、外旋,以上举和外展为主<br>(1)屈伸运动:患者使用患侧手刷牙、洗脸、持碗等<br>(2)梳头运动:颈部不要倾斜,肘部抬高、保持自然位置<br>(3)上臂运动:用健侧手拖住肘部,做上肢上举过头运动<br>(4)上肢的外展:双上肢伸展平放于胸前,分别向两侧展开;10 个/组,1 ~ 2 组/次 |

续表

| 术种 | 预防措施 |
|---|---|
| 肺癌 | 4. 下肢运动<br>(1)屈髋屈膝:10 个 / 组,2 组 / 次<br>(2)踝泵运动(同 VTE 预防) |
| | 5. 术后早期床旁活动　坐在床边、在床移动、下床、站立和转移到椅子、在椅子上运动、床旁的原地踏步 |
| 结肠癌 | 1. 鼓励患者术后早期有效咳嗽、咳痰,第 2 天即可下床活动 |
| | 2. 患者出院后逐步恢复适度的运动,对恢复体力及食欲有帮助,一般可在出院后 1 ~ 3 个月恢复工作(非重体力劳动),半年内应避免剧烈运动及重体力劳动(如装卸、搬运重物;心率超过 120 次 /min 的运动;大部分无氧运动都属于剧烈运动,如跑步、踢足球、打篮球、大运动量器械健身等);通常术后 2 ~ 3 个月以后可逐步恢复正常生活 |
| 甲状腺癌 | 1. 术后颈部制动　可用手按摩松弛颈部肌肉缓解颈部不适,变换体位时保护颈部(保持头颈躯干在同一直线)。术后第 2 天下床活动应循序渐进,防跌倒。2 周后开始颈部"米"字活动(做点头、仰头和左右旋转颈部活动),预防颈部功能受限 |
| | 2. 补液结束后及时拔除下肢静脉留置针<br>(1)术后第 1 ~ 2 天,练习握拳、伸指、屈腕<br>(2)术后第 3 ~ 4 天,前臂伸屈、旋转运动<br>(3)术后第 2 周,患侧手摸对侧肩、同侧耳(可用健肢托患肢)<br>(4)术后第 3 周,逐渐从摸同侧耳朵至头顶<br>(5)拆线后,肩关节进行爬墙及器械锻炼 |
| | 3. 每周进行 2 次渐进式阻力训练,8 ~ 12 次为 1 组,练习 3 组。以哑铃等重物为阻力,重量由轻到重,根据患者承受能力逐渐增加,但最终不宜超过 5kg |
| 下肢静脉曲张 | 1. 术后 3 天抬高患肢 30°卧床,如厕可下床,3 天后白天穿着弹力袜,晚上脱下,穿着时间 3 ~ 6 个月,避免久坐、久站以及穿高跟鞋 |
| | 2. 抬高患肢 30°睡觉 1 ~ 2 个月,直至肿胀消退 |
| 数字减影血管造影 | 1. 术后当天卧床休息,穿刺肢体制动,可指导踝泵运动,术后第 2 天即可下床活动 |
| | 2. 鼓励患者术后大量饮水,除了能排出体内造影剂外也可降低血液黏稠度 |

## 三、应急预案

1. 肺栓塞急性期患者应绝对卧床休息,避免血栓脱落,持续心电监护及吸氧。重点观察患者有无呼吸困难、胸痛等症状。

2. 遵医嘱进行溶栓药物或抗凝血药的使用,做好凝血功能的检测及出血症状的观察。做好心理护理,增加患者治愈信心,缓解其恐惧感。

3. 一旦疑诊为急性肺栓塞的患者应立即通知上级医师。对于出现急性大面积 PE 并伴有呼吸心搏骤停、休克或低血压的患者,应立即做好抢救准备,必要时完善外科手术或内科介入治疗术前准备,并做好抢救记录。

## 四、静脉血栓风险的持续质量管理

1. 各级护理管理人员应定期、不定期对静脉血栓风险评估以及落实情况进行监控，对发现的问题及时整改。

2. 护士应切实做好物理及药物预防的宣教工作，向患者及家属宣教预防相关注意事项。用药过程中，护士应严密观察药物不良反应，以减少并发症的发生。

3. 根据日间手术病房静脉血栓发生情况进行专项检查，不断改进，形成具有专科特色的静脉血栓处置流程、操作规范及健康宣教资料，以降低静脉血栓/肺栓塞的发生率，促进患者早日康复。

4. 科室通过医院 HIS 系统信息平台及时向管理部门上报院内发生的 VTE 事件，分析总结事件发生的原因，总结经验教训，制订改进措施。医院 VTE 防治专项护理管理小组对上报的特殊案例、警示案例进行讨论、指导，对 VTE 防治工作进行全面评价和持续质量改进。

5. 医院将住院患者 VTE 预防作为科室医疗质量评价的重要内容，对院内 VTE 整体防治情况定期进行分析、评价、考核、及时反馈。质量监管环节包括过程评价、预防措施评价、预防效果评价、质控关键指标管理。

## 五、术后随访

### （一）随访频次

根据不同日间手术病种，术后有不同随访频次，日间手术术后患者 1 个月内常规随访 3~5 次，特殊情况下患者病情变化则增加随访频次。

### （二）随访内容

常规随访内容见第一章第三节。除共性随访内容外，针对 VTE 高危患者制订个体化随访内容，如询问下肢是否有肿胀及疼痛症状，特别是四级手术以及下肢静脉曲张的患者。

（刘　芳）

参考文献

[1] 李俊,陈涛.静脉血栓栓塞症综合预防措施在腹腔镜直肠癌根治术后加速康复中的应用 [J]. 中华普通外科杂志,2020,35(4):329-330.

[2] 李兰,屈静.普外科手术后下肢深静脉血栓形成的预防和护理 [J].实用临床护理学电子杂

志 ,2020,5(19):55.

[3] 中华医学会呼吸病学分会肺栓塞与肺血管病学组 ,中国医师协会呼吸医师分会肺栓塞与肺血管病工作委员会 ,全国肺栓塞与肺血管病防治协作组 .肺血栓栓塞症诊治与预防指南 [J].中华医学杂志 ,2018,98(14):1060-1087.

[4] 陈亚红 ,王华芬 ,金爱东 ,等 .VTE 防范护理管理团队的构建与运行成效 [J].中华急诊医学杂志 ,2018,27(6):705-708.

# 第七节　日间手术患者血糖管理

近年来日间手术在国内得到大力推广，随着日间手术技术革新、围手术期全流程管理的完善，已有部分特殊人群进行了日间手术如糖尿病患者。术前禁食可导致低血糖，影响患者手术。患者术前血糖未得到正确诊断与有效控制，围手术期血糖异常（包括高血糖、低血糖和血糖波动）增加手术患者的病死率，增加感染、伤口不愈合等并发症发生率，延长患者住院时间，影响手术预后。而且日间手术患者在院时间较短，血糖异常波动可导致手术取消，极大浪费了医疗资源，对人力、财力都造成了一定的损失，同时也影响患者身心健康和日常生活工作。合理的血糖控制目标、血糖监测和处理方案是日间手术围手术期管理的重要组成部分，有效的血糖管理对促进患者术后康复尤为重要。所以，日间手术中心针对血糖异常患者制订了一系列的临床护理管理规范，以保证手术的高质量开展。

## 一、高血糖管理

### （一）使用降糖药物患者

患者入院前，由预约中心人员确认患者是否患有糖尿病，如果是采用口服降糖药治疗的患者，则告知患者遵医嘱术前 24 小时停止服用二甲双胍，在术前当晚及手术当天应停用所有口服降糖药；对口服降糖药血糖控制不佳及接受大、中手术的患者，应及时改为胰岛素治疗，基础胰岛素联合餐时胰岛素可以有效改善血糖控制。入院时，根据医嘱，护士监测患者空腹、术后随机、睡前和次日空腹血糖，将患者所有路径中的葡萄糖溶液更换为其他不含糖或者葡萄糖溶液＋胰岛素静脉治疗。出院后血糖若有异常，建议其专科门诊复查就医。

### （二）未明确诊断 / 未使用降糖药物患者

较普通人群相比，合并糖尿病尤其是未发现、未治疗的糖尿病患者，血糖升高更加显著，围手术期病死率和并发症发生率更高，不利于患者的术后快速康复。各国指南均不推荐过于严格的术前血糖控制，根据《中国 2 型糖尿病防治指南（2017 版）》推荐，结合日间手术特点，对日间手术住院患者推荐血糖控制目标为 7.8 ～ 10.0mmol/L。

如果患者术前未明确诊断糖尿病或使用降糖药，预约护士和病房护士询问患者血糖监测情况和有无相关并发症状，根据术前生化检查报告中葡萄糖值决定是否监测血糖。若大于正常值则通知主管医师，根据患者血糖波动情况决定是否进行血糖监测以及监测次数，并根据患者血糖值决定是否用药以及用药方案。

对于仅需单纯饮食治疗或小剂量口服降糖药即可使血糖控制达标的 2 型糖尿病患者，在接受手术时，术中不需要使用胰岛素。在大中型手术术中，需静脉应用胰岛素，并加强血糖监测，血糖控制的目标为 7.8 ～ 10.0mmol/L。术中可输注 5% 葡萄糖液，输注速度 100 ～ 125ml/h，以防止低血糖。葡萄糖 - 胰岛素 - 钾联合输入是代替分别输入胰岛素和葡萄糖的简单方法，须根据血糖变化及时调整葡萄糖与胰岛素的比例。

### （三）围手术期血糖控制基本要求

进行日间手术的糖尿病患者，病房护士应详细询问糖尿病史，有无规范服药或使用胰岛素治疗、低血糖史、目前治疗方案，根据患者基本情况，术后可定制糖尿病饮食、联合营养科配置糖尿病专用营养制剂。病房护士应遵医嘱监测患者血糖变化，观察患者有无血糖波动引发的不适，及时向医师反馈。在患者恢复正常饮食以前仍予胰岛素静脉输液，恢复正常饮食后可予胰岛素皮下注射。对不能进食的患者可仅给予基础胰岛素，可正常进餐者推荐予基础胰岛素联合餐时胰岛素的治疗方案。手术后一般的血糖控制目标为空腹血糖 <7.8mmol/L，随机血糖 <10.0mmol/L。既往血糖控制良好的患者可考虑更严格的血糖控制，同样应注意防止低血糖的发生。

## 二、低血糖管理

由于患者术前禁食禁饮，术后进饮进食时间要求，可能会导致术后低血糖，引起患者不适甚至有生命危险，也是血糖达标的主要障碍，护士应注意观察患者有无乏力、出汗、面色苍白、头晕、心悸等不适。

### （一）低血糖的诊断标准

对非糖尿病患者来说，低血糖症的诊断标准为血糖 <2.8mmol/L。而接受药物治疗的糖尿病患者只要血糖水平 ≤ 3.9mmol/L 就属低血糖范畴。

### （二）低血糖的临床表现

与血糖水平以及血糖的下降速度有关，可表现为交感神经兴奋（如心悸、焦虑、出汗、饥饿感等）和中枢神经症状（如神志改变、认知障碍、抽搐和昏迷）。但老年患者发生低血糖时常可表现为行为异常或其他非典型症状。夜间低血糖常因难以发现而得不到及时处理。有些患者屡发低血糖后，可表现为无先兆症状的低血糖昏迷。

## （三）低血糖分层

**1. 血糖警惕值** 血糖≤3.9mmol/L，需要服用速效碳水化合物和调整降糖药方案剂量。

**2. 临床显著低血糖** 血糖<3.0mmol/L，提示有严重的、临床上有重要意义的低血糖。

**3. 严重低血糖** 没有特定血糖界限，伴有严重认知功能障碍且需要其他措施帮助恢复的低血糖。

## （四）低血糖预防及处理对策

日间手术中心针对患者术前等待时间长引发的低血糖采取：分时段预约入院、严格术前2小时禁饮方案；术后给予早期进饮进食，如胆囊患者术后2小时可饮水，若无不适可进食营养科配置的营养制剂；病房设置低血糖应急箱，包含15g葡萄糖粉、50%葡萄糖注射液、血糖监测工具等预防患者低血糖发生；对于未按时进食，或进食过少的患者应定时定量进餐，如果进餐量减少则相应减少降糖药剂量，有可能误餐时应提前做好准备；患者活动前应增加额外的碳水化合物摄入；酒精能直接导致低血糖，应避免酗酒和空腹饮酒；有严重低血糖或反复发生低血糖的患者，应调整糖尿病的治疗方案，并适当调整血糖控制目标；胰岛素或胰岛素促泌剂应从小剂量开始，剂量逐渐增加，须谨慎地调整剂量；使用胰岛素出现低血糖时，应积极寻找原因，精心调整胰岛素的治疗方案和用量；糖尿病患者应常规随身备用碳水化合物类食品，一旦发生低血糖，立即食用含糖食品。

# 三、日间手术病房血糖记录要求

日间手术住院患者的血糖记录均建议在HIS血糖专项记录中登记：定点测量（空腹、三餐前后、睡前、凌晨）的患者血糖值登记在"固定血糖"表格内，其他血糖值登记在"随机血糖"表格内。日间手术患者住院时间较短，如果住院期间临时测量血糖次数≤5次且间隔时间较长的患者，需在HIS进行登记并在护理病历内做好相应记录。

对于血糖检测结果报危急值的，应在护理记录上进行危急值的相应记录，并立即上报医师，及时处理，有特殊处理（如复测、静脉血糖、用药等）的应在护理记录中进行记录。

# 四、日间手术病房血糖仪器/药物管理

## （一）血糖监测仪器管理

血糖仪检测的血糖结果只能用于患者疗效的参考，而不能用于患者的诊断。当检测结果与临床表现不一致时，必须抽静脉血检测。

**1. 血糖试纸的存放与使用** 血糖试纸保存在1~40℃、干燥、避光的环境中，血糖仪上的号码（批号）与试纸号码（批号）一致，在有效期内使用。取出试纸时应避免手指直接接触测试区，取出后立即盖紧瓶盖，不能一次取出多条试纸或敞开瓶口存放。禁止切割、弯曲或以其他任何方式改变试纸。

**2. 血糖仪的存放与保养**　病房固定数量的血糖仪，按照说明书的要求存放，并有专人管理及交接，确保仪器处于良好工作状态。血糖仪的清洁应在关机状态进行。一般情况用干净的软布蘸蒸馏水清洁即可，若疑有血液污染，可用 75% 酒精擦拭消毒，但应避开血糖测试区。

**3. 血糖仪的质量控制**

（1）常规质控：每个检测日进行至少 1 次血糖仪科室内质控，由科室专门人员负责。血糖质控负责人不当班时应交由专门的人员负责。每台血糖仪均应有相应的质控记录，包括测试日期、时间、试纸条批号、有效期、仪器编号及质控结果等。如果质控结果超出范围，则不能进行血糖测定，同时应当找出失控原因并及时纠正，重新进行质控测定，直至获得正确结果，并做好相应记录。

（2）追加质控：血糖仪的第 1 次使用、血糖仪更换电池后、使用新一瓶试纸时、怀疑血糖仪或试纸出现问题时、血糖仪跌落等情况下都应当进行追加质控。使用已知浓度的质控液校准，质控液在开瓶后 3 个月内有效，不宜储存在温度 ≥ 30℃的环境下，也不宜冷藏或冷冻，同时须注明开瓶时间。

（3）每个月每台仪器一个质控表，管理人员每月将电子质控记录打印签名，按统一封面装订成册存档备查。

（4）每年抽取一台在使用的血糖仪送医院检验科进行生化比对，并将比对结果进行存档。

## （二）胰岛素放置 / 使用管理

**1. 胰岛素放置规范**　胰岛素应统一定点存放，定人管理，定时清点，高危标识清楚，班班交接；未开封胰岛素在 2 ~ 8℃冷藏保存，已开封的胰岛素可在 8 ~ 25℃常温下存放；避免日晒或冷冻，避免剧烈晃动。

**2. 胰岛素使用规范**　已开封的用于皮下注射的胰岛素应 1 人 1 支，标明床号、患者姓名和开瓶时间，开封后在有效期内可使用 28 天。静脉用胰岛素开封后标明开封时间，有效时间 24 小时。

随着生活水平的提高，糖尿病患者逐年增多，糖尿病患者进行日间手术的情况越来越常见，但手术风险比非糖尿病患者高很多；由于围手术期对饮食时间有一定要求，患者出现低血糖情况并不罕见，且日间手术周转较快，患者在院观察时间较短，医务人员需要迅速对患者血糖情况进行识别、及时处置。所以，日间手术中心应制订一系列严格的血糖管理方案，以保障患者安全，保证日间手术有序发展。

（杜姣姣　王　瑾）

参考文献

[1] ALBERTI K G, ZIMMET P Z. Definition, diagnosis and classification of diabetes mellitus and its complications. Part 1: diagnosis and classification of diabetes mellitus provisional report of a WHO consultation[J]. Diabet Med,1998,15(7):539-553.

[2] World Health Orgnization. Definition and diagnosis of diabetes mellitus and intermediate hyperglycemia: report of a WHO/IDF consultation, 2006[M]. Geneva: WHO Document Production Services,2006:1-46.

[3] World Health Organization. Use of glycated haemoglobin (HbA1c) in the diagnosis of diabetes mellitus. Abbreviated report of a WHO consultation, 2011[EB/OL].(2011-01-13)[2013-11-2].http://who.int/diabetes/publications/report-hbal c-2011. pdf.

[4] 中华医学会检验医学分会, 国家卫生和计划生育委员会临床检验中心. 便携式血糖仪临床操作和质量管理规范中国专家共识 [J]. 中华医学杂志 ,2016,96(36)：2864-2867.

[5] 中华医学会糖尿病分会. 中国糖尿病患者胰岛素使用教育管理规范 [M]. 天津 : 天津科学技术出版社 ,2011:1-108.

[6] 中华糖尿病杂志指南与共识编写委员会. 中国糖尿病药物注射技术指南 (2016 年版 )[J]. 中华糖尿病杂志 ,2017,9(2):79-105.

[7] JI L, SU Q, FENG B, et al. Structured self-monitoring of blood glucose regimens improve glycemic control in poorly controlled Chinese patients on insulin therapy: results from COMPASS[J]. J Diabetes,2017, 9(5):495-501.

[8] KAN K, ZHU W, LU F, et al. Contribution of structured self-monitoring of blood glucose to the glycemic control and the quality of life in both insulin-and noninsulin-treated patients with poorly controlled diabetes[J]. Diabetes Technol Ther,2017,19(12):707-714.

[9] 周健 , 李红 , 杨文英 , 等 . 糖化血清白蛋白正常参考值的多中心临床研究 [J]. 中华内科杂志 ,2009,89(6):469-472.

[10] 周翔海 , 纪立农 , 张秀英 , 等 . 我国正常糖耐量人群糖化白蛋白的参考范围 [J]. 中国糖尿病杂志 ,2009,17(8):572-575.

[11] ANERICAN DIABETES ASSOCIATION. Standards of medical care in diabetes-2017[J]. Diabetes Care, 2017(40 Suppl 1):S1-135.

[12] ANERICAN DIABETES ASSOCIATION. Standards of medical care in diabetes-2016[J]. Diabetes Care, 2016(39 Suppl 1):S1-112.

[13] ANERICAN DIABETES ASSOCIATION. 10. Microvascular complications and foot care[J]. Diabetes Care,2017(40 Suppl 1):S88-98.

[14] UMPIERREZ G E, HELLMAN R, KORYTKOWSKI M T, et al. Management of hyperglycemia in hospitalized patients in non-critical care setting: an endocrine society clinical practice guideline[J]. J Clin Endocrinol Metab,2012,97(1):16-38.

[15] UMPIERREZ G E, PASQUEL F J. Management of inpatient hyperglycemia and diabetes in older adults[J]. Diabetes Care,2017,40(4):509-517.

[16] 中华医学会麻醉学分会 . 中国麻醉学指南和专家共识 [M]. 北京 : 人民卫生出版社 ,2014:222-227.

[17] 中华医学会糖尿病学分会 . 中国 2 型糖尿病防治指南 (2017 年版 )[J]. 中华糖尿病杂志 ,2018,10(1):4-67.

[18] 黄培颖 . 非糖尿病患者手术后的血糖管理研究进展 [J]. 中华临床医师杂志 ( 电子版 ),2013,7(3):1186-1188.

# 第八节　日间手术患者管道管理

管道在临床上广泛用于疾病的诊断和治疗，是诊断和治疗的重要工具。管道护理质量直接影响患者疾病的发展和转归。建立日间手术管道管理规范，对管道进行标准化护理，可有效地减少非计划拔管发生率，从而保障患者医疗护理安全。随着三、四级日间手术的进入，术后带管患者增加，为实现高质量的管道管理，应集合多种管道护理模式，建立日间手术病房管道管理规范和标准化管道护理流程，启动管道护理应急预案，积极预防非计划拔管的发生，促进患者快速康复。

## 一、管道护理模式

1. 集束化护理以循证医学为依据，将分散的常规护理措施归纳系统化，以提供完整有效的护理措施，使护理质量实现同质化。主要是规范管道护理流程、标准化管道维护、管道脱落应急预案、管道健康宣教。

2. 细节管理侧重患者护理工作中的细节问题，具有较强的动态性及直观性。主要是对患者管道护理中存在的各项隐患问题进行完善处理，并且改变护理人员的被动态度，使其从被动护理逐渐转变为主动服务。

**3. 质量管理方式**　定期督查（护理部、科护士长、护士长对管道护理定期进行书面资料及临床情况的督查）、常规检查（护理部大查房时对管道固定及标识进行常规检查）、PDCA 循环（通过分析管道护理现状，发现现存问题，制订改善计划，根据计划进行临床实施，观察效果，并进行总结，不断优化护理流程）。

## 二、日间手术的管道安全

安全文化概念由 Singer 等于 2003 年第一次提出，患者安全文化是指医疗机构为实现患者安全而形成的员工共同的态度、信念、价值观及行为方式。安全文化的构成要素包括医院领导对患者安全的重视，医务人员对患者安全重要性的一致认同，对患者安全预防措施的信心、团队协作精神，对差错不可避免的认识和非惩罚性的不良事件报告分析制度。管道安全需要医务人员、患者及家属共同参与维护，以保障患者生命安全。日间手术病房通过优化管道护理流程，使用统一规范的管道护理标识，改良管道固定方法，完善管道相关不良事件应急预案，保障日间手术病房的管道安全。

## 三、日间手术病房管道管理质控

### （一）管道管理制度／规范

建立日间手术管道相关制度／规范，包括医院管道管理制度、管道护理交接班制度、临床各类护理管道标签使用规范、日间手术标准化的管道护理规范等。

### （二）管道护理质量管理

#### 1. 管道常规管理

（1）引流管连接处局部皮肤要求清洁，伤口敷料无渗血、渗液，保持清洁、干燥。更换敷料及管道时应严格无菌操作，管道维护标准化。

（2）注意观察引流液的性状、颜色、引流量，必要时须有记录，异常情况应及时向医师汇报并记录。

（3）引流管须有管道名称标识，标识位置勿遮挡和影响引流液观察，与引流管连接的引流袋须有安置和更换日期、时间标识，安置和更换引流管时应有记录。

（4）观察及保护管道周围皮肤，如有渗液时可选择合适的敷料或用氧化锌软膏保护。

（5）指导患者正确改变体位，保持引流通畅，防止管道打折、扭曲、受压；搬动患者时应先夹闭管道。加强管道固定，进行有效二次固定，防止非计划拔管的发生。

（6）观察患者生命体征变化，如有发热、管道部位疼痛、分泌物渗漏等情况，应及时查看并报告医师。

（7）加强患者及家属健康宣教：解释管道观察的重要性及非计划拔管的危险性，增强患者主动配合意识；告知管道固定最佳位置；讲解管道留置可能造成的不适及处理措施；普及带管出院相关护理及注意事项。

#### 2. 专科管道管理

（1）胸腔闭式引流管：重点观察引流量及引流液颜色，若每小时引流量 > 100ml 或引流液呈鲜红色，应及时通知医师进行处理，防止活动性出血的发生；密切观察引流装置内水柱波动，水柱波动范围为 4 ~ 6cm，水柱波动过大则提示患者可能存在肺不张，水柱无波动则提示引流管不通畅或肺已完全复张，结合术后胸片复查结果进行相应处理。

（2）乳腺血浆引流管：重点关注引流量及引流液颜色，引流量每小时 > 40ml 或引流液呈鲜红色，立即通知医师处理，并准确记录 24 小时引流量及引流液颜色、性状，一般 24 小时引流量 < 10ml，且引流液为浆液性时即可就医拔管。

（3）T管：重点关注引流量、引流液颜色及引流管外露长度，防止管道脱出。

**3. 非计划拔管的管理**

（1）规范非计划拔管风险管理、实施三级护理管理和监控，是有效预防和管理非计划拔管的关键，可有效减少非计划拔管事件的发生，是确保患者安全的重要举措。①对带管患者进行非计划拔管风险评估；②妥善固定管道，进行二次固定；③向患者及家属解释安置管道的目的及重要性；④指导患者如何带管活动；⑤加强巡视，动态评估患者管道情况，及时发现问题并处理。

（2）导管脱落应急管理：一旦发生管道脱落，护理人员应做好应急处理并通知医师，并进行配合做好妥善处置，按照医院相关制度及时上报，持续质量追踪改进。具体见管道管理应急预案。

**4. 管道护理流程**　交接患者→评估（患者意识、管道种类）→管道护理（分类贴醒目标识、妥善固定、规范放置）→教育（做好患者及家属关于管道知识的健康宣教，强调管道的重要性）→巡视、观察、记录→班班交接。

# 四、日间手术各种管道护理

**1. 管道引流袋放置高度及位置要求**

（1）腹部T管引流袋：站立时将引流袋固定在低于距腹壁引流口平面 20～30cm 处，别针固定悬挂于患者大腿外侧；平卧及半卧位时引流袋的高度不能高于腋中线，挂在床旁挂钩处，防止胆汁反流引起逆行感染（图 2-8-1）。

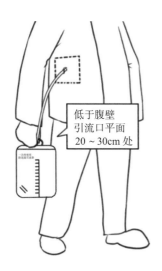
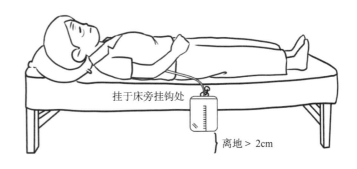

**图 2-8-1　腹腔 T 管引流袋位置**

（2）腹腔引流袋：站立时低于腹部伤口，别针固定悬挂于患者大腿外侧；平卧、半卧位时不高于腋中线，固定于低于腹部引流口平面 60 ~ 70cm 处（图 2-8-2），挂于床旁挂钩处。

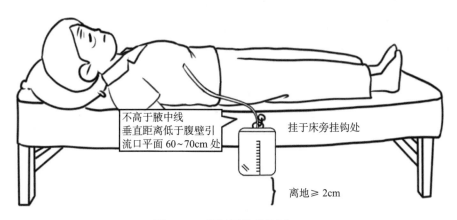

不高于腋中线
垂直距离低于腹壁引流口平面 60~70cm 处

挂于床旁挂钩处

离地 ≥ 2cm

图 2-8-2　腹腔引流袋位置

（3）胸腔闭式引流瓶（图 2-8-3）：站立时低于引流管胸腔出口平面 60 ~ 100cm，平卧及半卧位时引流瓶高度不能高于腋中线，水平放置于床旁。

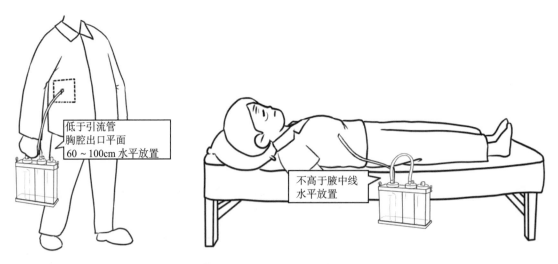

低于引流管胸腔出口平面 60 ~ 100cm 水平放置

不高于腋中线水平放置

图 2-8-3　胸腔闭式引流瓶位置

（4）乳腺血浆引流负压吸引器、颈部血浆引流负压吸引器（图 2-8-4）：平卧及半卧位时系在床档上，距离手术切口平面 15 ~ 20cm；站立时系在手腕或手提，距离手术切口平面 50 ~ 60cm。图示以颈部血浆引流负压吸引器为例。

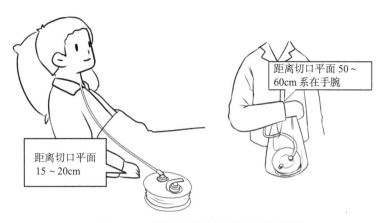

**图 2-8-4　颈部血浆引流负压吸引器位置**

（5）尿管引流袋：站立时低于尿道口或膀胱平面，家属协助提着或者固定于患者大腿外侧；平卧及半卧位时引流袋距离地面 ≥ 2cm，挂于床旁挂钩上。

（6）PTCD 管引流袋（图 2-8-5）：平卧及站立时低于穿刺点平面 20 ~ 30cm，挂于床旁挂钩处或用别针固定于患者裤子上。

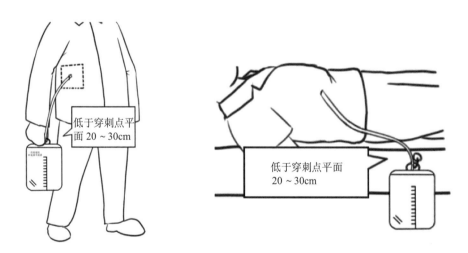

**图 2-8-5　PTCD 管引流袋位置**

**2. 日间手术管道固定流程**　术后加速康复要求患者术后早期下床活动，促进患者尽快达到出院标准，管道二次固定可以有效加强管道固定的稳妥性，提高患者活动的便利性，减少非计划拔管率。

流程：评估带管患者→进行二次固定→准备用物（弹性柔棉宽胶带）→进行有效固定（打开柔棉宽胶带，用一字法、高举平台法固定管道，避免管道压迫、曲折）（图 2-8-6）。

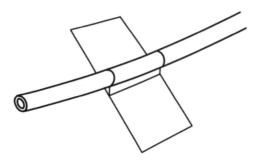

图 2-8-6　高举平台法

## 五、管道管理应急预案

管道管理应急预案主要包括在院期间管道脱落和离院后管道脱落应急预案。

**1. 在院期间管道脱落应急预案**　若管道未完全脱出，及时固定管道，通知医师，立即进行处理；若管道已全部脱出，立即用无菌敷料堵塞或压迫引流口/创口，通知医师进一步处理；如是胸腔闭式引流，封堵的同时应特别注意堵塞的密闭性。填报"非计划拔管事件报告单"，严密观察患者后续情况，并做好相应记录。对事件进行根本原因分析，持续改进护理质量。

**2. 离院后管道脱落应急预案**　指导患者立即用无菌或者干净纱布覆盖封闭伤口，立即到就近医院急诊科进行紧急处理；若 T 管脱落，必须在规定时间内重新安置及处理。日间手术随访中心进行后续追踪管理。

（罗　婷　王　瑾）

参考文献

[1]　田永明 . 临床常见管道护理指南 [M]. 成都 : 四川科学技术出版社 ,2020:5.

[2]　邢庆兰 , 张萍 . 临床管道安全护理方法研究进展 [J]. 护理实践与研究 ,2017,14(2):22-24.

[3]　张楠 . 乳腺癌患者 PICC 置管后集束化护理策略构建及效果评价 [D]. 保定 : 河北大学 ,2017.

[4]　慕春 . 整体护理在胆道手术 T 管引流患者护理中的应用评价 [J]. 临床护理 , 2017,19(7):236-237.

[5]　伍晓汀 , 周勇 . 腹腔引流管的正确选择和合理应用 [J]. 中国实用外科杂志 ,2005,25(1):35-36.

[6]　孙备 , 陈宏泽 . 胰十二指肠切除术后腹腔引流管合理应用 [J]. 中国实用外科杂志 ,2016,36(8):915-917.

[7]　郑文静 , 张春兰 . 腹腔引流管不引流的防范及护理 [J]. 实用临床护理学杂志 ,2017,2(1):82-85.

[8]　阳秀春 , 秦月兰 , 胡进晖 , 等 . 延续性护理模式在经皮肝穿刺胆道引流患者的应用 [J]. 介入放射学杂志 ,2017,26(2):180-183.

[9]　叶秋容 , 罗进玲 .PDCA 循环管理模式在 ICU 患者管道安全护理中的应用 [J]. 护理实践与研

究,2020,17(10):135-136.

[10] 杨琳,杨志英.ERAS协会"髋/膝关节置换术围手术期加速康复护理共识"解读[J].护理研
究,2021,35(11):1881-1885.

# 第九节　日归手术管理

基于精细化管理的流程再造与质量提升,建立标准化、优质化的日间手术护理规范的诊疗流程,可进一步优化社会医疗资源配置改善医疗服务。近年来由于日间手术手术量逐年递增的趋势,在高效、优质地提高床位周转和使用率的同时也有效缩短住院等待手术时间。2019年,笔者医院日间手术中心正式开展日归手术。

## 一、概述

日归手术是指有计划地让患者在同一天入院、进行手术和出院,在整个过程中,患者不需要在医院过夜。

近年来,国内外日归手术纳入了越来越多复杂的手术类型,从而使更多患者成为日归手术的适应人群。在英国,65%以上的择期手术都以日归手术模式进行。目前,日间手术中心纳入日归手术的术种有乳腺良性包块(局麻)、胃肠道息肉、胆囊结石/息肉、胆管结石、小儿体表包块、成人无张力疝修补、下肢静脉曲张等。

开展日归手术的益处主要包括以下3个方面。

**1. 国家层面**　日归手术符合医改方向,发挥了减少医保支付、节约医疗资源、减轻社会负担的作用。

**2. 医院层面**　日归手术适应现代医疗模式转变、支付制度改变,日归手术提高了医院核心竞争力,且降低药占比、缩短平均住院日,提高效益,优势明显。

**3. 患者层面**　日归手术是解决"看病难、看病贵、手术迟"的有效途径,既减轻家庭陪护负担,又可以加速患者康复,减少院内感染的发生。

## 二、日归手术临床路径

门诊医师按照日归手术标准进行评估,符合日归手术准入标准的患者,即开具入院证和术前检查,预约手术时间,患者填写基本信息并在指定时间完成术前检查,预约护士需要进行动态管理,确保患者准时准点完成术前检查,并知晓相应的注意事项,手术医师完成检查报告审核,麻醉医师完成手术评估;若患者进行人工预约,患者在日间手术预约中心进行登记,预约护士进行资料审核、登记预约、术前指导。患者手术当日至日间手术病

房，医护人员采集病史并进行体格检查，将患者完整信息纳入日归手术管理数据库，并对患者施行日归手术规范化全程管理，具体流程见图2-9-1。

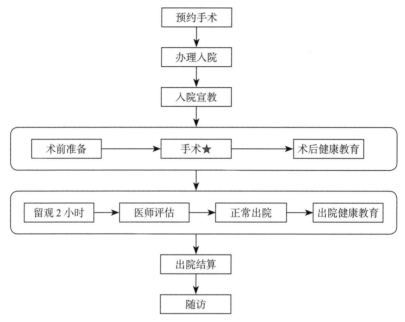

图 2-9-1 日归手术临床路径流程图

## 三、日归手术围手术期的管理

### （一）入院前管理

**1. 门诊评估** 由手术医师评估患者并与患者及家属沟通日间日归手术模式，取得患者配合。

**2. 人工预约** 患者凭入院证完成登记，预约中心护士介绍日归手术相关事项并完成术前饮食及服药等健康指导，患者完善术前检查后预约再次审核并进行术前健康宣教。

**3. 智能化预约** 医师在电子系统上完成术前检查资料的审核和麻醉评估，预约护士完成术前健康教育管理。

### （二）入院后管理

1. 手术当天入院完成病史采集，书写日归手术相关的医疗文书（如24小时出入院记录、简化护理体温单、自理能力评估量表和护理文书等），并且日归手术患者应优先手术，加速日归手术床位周转。

2. 日归手术患者床位相对集中，专人专岗负责管理。

3. 手术患者留观时间较短，针对患者及家属需求，责任护士可采用多元化健康宣教方式：面对面口头宣教，促进护患关系；医护视频宣教，强化患者健康宣教内容掌握；印制纸质版宣传资料，便于患者随时查阅；制作壁报宣传，便于患者学习掌握；微信公众号、小程序的大力推广，方便患者在手机上就能随时查阅和学习。多维健康宣教方式使患者及家属能全面、快速掌握伤口护理、饮食护理、疼痛管理、活动指导及复查等相关健康宣教内容，有效保障患者出院后安全，促进术后早期康复。

4. 日归手术患者，术毕回病房留观 2 小时后由医师评估，符合出院标准可办理出院，不符合出院标准继续留观，退出日归临床路径。

5. 日归床位每床每日可收治 2～3 位患者，按照医院感染管理要求，及时完成床单位终末消毒，确保日归手术患者医疗安全。

6. 出院前告知患者及家属，院外异常情况就诊及处置流程。

### （三）出院后管理

**1. 居家康复**　责任护士在出院前对患者及家属进行出院健康宣教，并发放疾病健康宣教单。

**2. 心理护理**　结合患者的年龄、文化程度、依从性及个性化需求，对患者进行出院前针对性的心理干预和健康宣教，与患者共同制订术后的康复及功能锻炼计划，缓解患者的焦虑、紧张等负面情绪，同时调整休息和睡眠时间，促进康复。鼓励家属积极参与患者的疾病康复过程。

**3. 随访方式**　主要采用电话、微信公众号和社区一体化管理为主的模式随访，及时准确了解患者生活自理能力恢复情况、有无非计划再就诊和／或非计划再住院等情况，以便于动态地分析日归手术就诊流程存在的问题、就医体验以及综合满意度情况评价真实的医疗服务质量，及时提供专业的健康宣教和康复指导，促进患者的康复。

4. 出院后出现并发症或者紧急情况及时启动半日手术应急预案，保证患者安全。

## 四、日归手术应急预案管理

医院和科室建立日归手术应急预案，包括院中及院外应急预案，以保证患者医疗及护理安全。

### （一）院中（术中及术后）

若术中发现疑似性质恶变或者明显增大的肿瘤，则由日间手术绿色通道转入专科病房进一步治疗。若术后出血可立即转住院专科病房观察和治疗，必要时进行急诊手术止血治疗；若有术后并发症发生，保守治疗无效，联合专科评估，必要时进行二次手术治疗，优先保证患者生命安全。对于风险较低仍需要进一步观察的延迟出院患者，启动日间手术医院 - 社区医院一体化双向转诊流程，转入相应的社区医院继续观察和治疗。

## （二）院外（出院后）

日归手术患者住院时长极短，更多的康复和护理采取以家庭为主、社区和康复医疗中心协同的模式，因此，术后随访工作是保障患者安全的关键。患者出院后发生突发事件，随访人员应详细询问患者的基本信息，术后病情（手术日期、手术医师、诊断及手术医师特殊有无特殊医嘱等），既往有无高血压、心脏病、糖尿病等基础疾病，做好初步判断和书面记录并及时通知科室相关负责人和手术医师。若患者出院后出现并发症或者紧急情况，指导患者及家属进行简单的救治和处理；告知患者必要时到医院急诊就诊，由随访人员联系专科医师，必要时收入住院部进一步治疗；报告科室主任和护士长，积极参与协调和沟通；做好相关的书面记录。

（詹丽莉）

### 参考文献

[1] 蒋丽莎,詹丽莉,沈诚,等.日间手术模式下胸腔镜手术治疗肺结节的安全性分析[J].华西医学,2020,35(2):152-155.

[2] 戴燕,马洪升,张雨晨.华西日间手术护理管理制度规范构建与实践[J].华西医学,2017,32(4):497-499.

[3] 胡晓,刘倩,黄晓萱,等.日间手术病房的精益管理策略[J].华西医学,2019,34(2):159-163.

[4] 雷甜甜,宋应寒,吕修和,等.集中管理模式下的消化道息肉日间手术管理实践[J].中华医院管理杂志,2020,36(2):144-147.

[5] 马洪升,戴燕.日间手术[M].北京:人民卫生出版社,2016:134-139.

[6] 蒋丽莎,宋应寒,马洪升.中国日间手术未来发展愿景[J].华西医学,2021,36(2):141-143.

# 第十节　日间手术首台手术准备管理

首台手术是指医院每个手术间当天择期手术的第一台手术。由于日间手术床位周转快速，当日出院患者和入院患者会发生床位冲突。同时，床单位按照医院感染要求，进行终末消毒需要一定的时间，会加剧床位使用冲突的矛盾，影响首台手术患者的术前准备，进一步影响首台患者手术准点开台。因此，首台手术准时开台与连台时间是手术效率的关键，首台手术不能准时开始会导致连台手术时间延迟，延长患者空腹时间，增加患者的心理负担及术后并发症发生率，降低患者及家属对医院的满意度，存在一定的医疗安全隐患。为实现日间手术准时、高效地运转，保证患者安全，须制订日间手术首台手术准备管理规范，加强首台手术管理。

首台手术开始时间以外科医师"刀碰皮"时间为准，华西医院规定的"刀碰皮"时间为上午 9:00，医院对首台手术开台的时间有严格的要求并进行考核，须在每日晨 8:15 前完成当日所有术种首台手术的术前准备。

## 一、首台手术院前准备管理

见第一章第一节。

## 二、首台手术院中准备管理

高效的团队合作及完善的首台手术准备制度，能提高手术准时率及工作效率。

日间手术团队工作内容如下：①患者入院后病房医师根据患者病种进入对应的临床路径开出术前医嘱；②手术医师对患者讲解日间手术的流程及手术各类文书的告知及签署；③护士遵医嘱建立静脉通道、准备术前用药，进行术前健康宣教、心理护理及签署护理相关文书，与手术室工作人员进行双人查对、交接患者病历及药品，送入手术室。

**1. 首台手术院中管理内容**

（1）环境设置：调研科室能使用的区域，要求具有宽敞明亮的单独准备区域，必要的配套设施，例如与手术室全麻手术间相匹配的准备椅，标配输液架，对应的床头牌以及家属陪伴椅等。

（2）专岗护士设置：设置术前准备专岗，7:20 上岗，每日 2 名护士担任专岗护士，低高年资护士搭配，其中高年资护士负责统筹安排当日首台手术术前准备。专岗护士工作内容包括负责接患者到准备区，进行术前准备相关操作、健康宣教等内容，将首台手术患者送入手术室后结束该岗位工作，进入其他岗位继续工作。

（3）标识及提醒设置：床头牌标注"新＋床号"，床单位准备好后移至床旁，病历夹粘贴首台标识。待患者术后返回病房，由责任护士把病历夹上的首台标识取下。在首台信息提示白板动态记录情况，以方便手术医师知晓患者动态及时沟通，白板信息注意患者隐私保护。

**2. 首台手术的规范要求**

（1）重点交接：办理入院护士与首台专岗护士交接患者病历资料，首台专岗护士与手术室护士交接患者基本情况和病历资料。

（2）重点查对：严格按照查对制度进行护理操作，根据医嘱查对登记号＋姓名＋入院日期，鼓励患者/家属参与查对，避免与已办理出院但尚未离开的同床位患者混淆。

（3）重点沟通：医护做好术前健康宣教和沟通。首台专岗护士将首台手术患者带入首台等候区进行术前准备并解释原因、计划手术时间，取得患者合作，配合治疗，减少医疗护理不良事件的发生。

（4）重点管理不良事件：按照医院不良事件管理规范对首台手术患者进行管理。尤其注意对儿童患者（≤13岁）和有跌倒高风险的成年和老年患者，加强跌倒风险管理。

**3. 特殊情况处置** 突发情况可能耽误首台手术，因此医护团队须进行特殊情况的流程改造，具体措施包含如下内容。

（1）预约：术前1日根据手术排程通知同病种前两台手术患者，手术当日晨7:20到达病房办理入院手续，再次核对患者术前检查的完善情况，及时评估患者有无感冒、处于生理期等特殊情况。

（2）入院办理：7:20联系首台手术患者，如因交通问题、处于生理期、感冒等突发情况，立即准备顺延第二台手术患者。

（3）入院后：协助住院总医师调整首台手术，完成患者信息及医嘱录入、术前相关准备及文书签署，告知手术医师。及时通知手术室护士顺延患者的信息及准备情况，精准控制流程关键时间节点，提高工作效率。

（李诗涵　王　立）

## 参考文献

[1] 林秀敏,黄雪莲,吴碧瑜.精细化管理在提高首台手术开台准点率中的应用效果[J].解放军护理杂志,2019,36(5):81-83.

[2] 施佳,王志勇,黄跃兴,等.考勤管理系统对提高首台手术准时率分析[J].解放军医院管理杂志,2019,26(8):727-729.

[3] 李琦,徐燕.日间手术首台开台时间调查与原因分析[J].中国卫生质量管理,2018,25(4):38-40.

[4] 张茹,杨小月,赵京亚.品管圈运用于提高首台手术准时开台率[J].中医临床研究,2019,11(4):138-139.

[5] 严靖雯,陈兆伦,谭淑芳.提高首台手术准时开台率的方法研究[J].全科护理,2017,15(25):3162-3163.

[6] 罗雁平,刘婕婷,伍玉媚,等.影响日间手术首台开台时间的原因分析与对策[J].护理实践与研究,2019,16(15):10-12.

[7] 金星,徐进.质量管理工具在提升首台手术准时开台率中的运用[J].现代医院管理,2019,17(1):46-48.

# 第十一节　日间手术护理文书书写管理

护理文书作为病历的一部分，是护理行为正确与否的重要依据，是护士在医疗护理活动中重要的举证资料与法律证据，对解决医疗诉讼有不容置疑的举证作用。

# 一、日间手术护理文书特点

日间手术具有时间短、节奏快的特点，且随着日间手术的发展，三级、四级手术逐渐增加，日间手术总量占择期手术的比例逐步增加，同时日归手术比例逐步扩大，患者周转进一步加快，日间手术量绝对值增加，每个床位每天就要完成 1~3 名患者的各项护理文书工作。因此日间手术护理文书书写要快速、准确。

为保证护士为日间手术患者提供全面、精细化的优质护理服务，根据国家卫生健康委深化优质护理、简化护理文书的要求，将日间手术护理临床路径化，使日间手术护理记录更加简明规范，突出重点，减少文书工作占用时间，规范护理文书书写工作。因日间手术患者住院时间不超过 24 小时，故采用改良体温单记录方式。如果日间手术患者超出临床路径需要转科治疗，则按照常规记录体温单。创新日间手术护理记录单，进行临床路径化、表格化设置，以提升日间手术护理工作效率。

# 二、日间护理文书书写主要内容与基本要求

护理文书书写应客观、真实、准确、及时、完整、规范。因为日间手术住院时间不超过 24 小时，且纳入的患者是经过临床路径筛选的，一般是自理能力良好、无严重基础疾病的患者，所以患者自理能力评估、压疮风险评估等不需要评估记录。日间病房护理文书包括护理评估单、护理计划单、护理记录单、手术转科交接单等。

## （一）护理评估单

包括护理记录首页评估、疼痛评估、跌倒/坠床风险评估、非计划拔管风险评估、VTE 风险评估。各项评估一定要询问患者具体情况，客观、公正地进行。

## （二）护理计划单

主要根据护理评估、术后情况及相关医嘱进行护理计划的制订，如生命体征的监测，主要的观察要点，各项高危风险评估在护理计划中都须体现。

## （三）护理记录单

护理记录是护士根据医嘱和病情对患者住院期间护理过程的客观记录。护理记录应根据医嘱、护理常规和专科特点及护理计划记录患者客观的病情变化、实施的护理措施和效果。患者有特殊治疗、特殊检查、特殊用药、输血等情况应及时记录。手术患者返回病室记录返回时间、麻醉清醒状态、生命体征、疼痛评分、伤口情况、术后体位、引流情况、术后医嘱执行情况，病情发生变化随时记录。护理计划中重点观察的要点及各项风险评估中危及高危的患者在护理记录中要有体现。

### （四）侵入性操作治疗同意书

进行对患者具有侵入性操作之前，须签署相应的侵入性操作治疗同意书，告知患者及委托授权家属侵入性操作可能的危害，获得同意并签字。

### （五）医嘱执行单

医嘱执行单是护士执行医嘱时客观、真实的原始记录。一般情况下，医师不得下达口头医嘱。因抢救急危患者需要下达口头医嘱时，护士应当复诵两遍。抢救结束后医师应当即刻据实补记医嘱。临时医嘱单执行者签名栏内必须由执行医嘱护士签名并注明执行时间。临时备用医嘱仅在 12 小时内有效，护士执行后应及时在临时医嘱单上注明执行日期、时间并签名，过期尚未执行则失效。各种药物过敏试验的临时医嘱，护士执行后应将结果记录在该医嘱末端，阳性结果记录为 + ，阴性结果记录为 – 。使用 PDA 扫描执行的医嘱，按国家卫生和计划生育委员会《电子病历应用管理规范（试行）》（国卫办医发〔2017〕8 号）相关要求执行。

### （六）随访护理记录

日间手术随访是日间手术围手术期护理的重要环节，患者出院后的病情变化均有完整的记录。不管是医务人员主动随访患者，还是患者打电话寻求帮助，当发现患者有病情变化等异常情况时，须在随访记录本、随访数据库进行详细记录，包括患者的基本信息，病情变化情况，处理情况及处理结果，并在每日晨交班上进行交班。

## 三、护理文书质控

日间手术种类多，护理记录专科特色各有侧重点，护理文书需更加严格地质量管控。首先，患者护理文书由责任护士自查。其次，护理组长或办公室护士对护理病历进行抽查质控，护士长和护理组长对护理高风险患者（如跌倒 / 坠床、非计划拔管、VTE 等）进行审核。每月对护理文书专项问题进行督查讨论，提出改进措施并实施，确保日间手术护理文书质量。

（蔡雨廷）

参考文献

[1] 卫生部 . 病历书写基本规范 ( 试行 )[J]. 中国卫生法制 ,2002,1(3):183-186.

[2] 潘胜东,夏萍,徐莉,等 . 规范日间手术病历书写若干问题的思考 [J]. 中华医院管理杂志,2017:33(10):781-783.

[3] 袁华娣,洪萍花,蒋立群.日间手术临床护理记录单的设计及应用体会[J].中国护理管理,
2015,15(12):1514-1517.

# 第十二节　日间手术病房医院感染管理

## 一、日间手术病房医院感染管理的基本要求

医院感染管理和医疗质量与患者安全密切相关。2018 年 5 月，国家卫生健康委员会发布的《医院感染预防与控制评价规范》规定了医院感染预防与控制的内容与要求。按国家标准，结合日间手术特点，四川大学华西医院制订了日间手术医院感染管理具体规范，包括：保持病房床单位的清洁，所有患者床单位用品和病员服一用一更换；床间距 1m，不加床；每床之间设立隔帘，保护患者隐私；出院终末消毒处理；开展日归手术及分段预约日间手术，为床单位消毒预留更多时间；日间手术的开展按照临床路径执行，术前严格纳入标准，剔除多重耐药菌感染的患者；所有患者筛查输血前全套项目 [ 内含乙型病毒性肝炎五项检查、丙型病毒性肝炎、梅毒、人类缺陷免疫病毒（HIV）初筛等项目 ]，检查结果阳性者，当日手术排程为最后一台，并在患者病历和腕带进行标识，警示医护人员进行标准预防；专职岗位负责环境表面消毒，责任护士负责使用中仪器设备的清洁与消毒；制订标准的术后随访时间，专人收集手术部位感染数据，建立数据库；科室兼职感控护士定期负责医院感染的督查。

## 二、各区域具体消毒措施

有效地进行表面清洁消毒是消除细菌、减少交叉污染和控制医院感染的关键步骤之一。遵循国家卫生和计划生育委员会发布的《医疗机构环境表面清洁与消毒管理规范》（WS/T　512—2016），科室兼职感控护士负责培训和督导保洁人员，擦拭不同床单位的物品之间应更换布巾并做好手卫生，若戴手套应更换手套并做好手卫生；各种擦拭布巾应分区使用，用后统一清洁消毒，干燥备用。消毒频次及消毒剂浓度详见表 2-12-1。病床隔帘保持清洁，如遇污染应及时更换、清洗、消毒，常规每季度清洗 1 次。病房窗帘每半年清洗 1 次，如遇污染及时更换、清洗、消毒。病室每周用空气消毒机消毒 2 次，每次 40 分钟；治疗室每天用空气消毒机消毒 2 次，每次 2 小时。

表 2-12-1　日间手术病房各区域清洁消毒浓度及频次

| 具体位置 | 日常清洁频次[2] | 消毒频率 | 消毒剂浓度[1] | 消毒作用时间 |
|---|---|---|---|---|
| 治疗室 | 2 次 /d | 1 次 /d | 500mg/L | ≥ 10 分钟 |
| 功能房[3] | 2 次 /d | 1 次 / 周 | 500mg/L | ≥ 10 分钟 |
| 护士站、通道 | 2 次 /d | 1 次 / 周 | 500mg/L | ≥ 10 分钟 |
| 床单位 | 1 次 /d | 1 次 /d | 500mg/L | ≥ 10 分钟 |
| 污物间、卫生间 | 2 次 /d | 1 次 /d | 500mg/L | ≥ 10 分钟 |
| 地面 | 2 次 /d | 1 次 /2 周 | 500mg/L | ≥ 10 分钟 |

注：[1] 消毒剂浓度是指含有效氯的浓度；[2] 日常清洁是指用清水抹尘；[3] 功能房含医护值班室、办公室、入院等候区和首台等候区。

### （一）血渍等体液污染

如果地面出现血渍等体液污染的情况，应立即消毒。具体处理步骤分 2 步：第 1 步，先用吸湿材料去除可见污染物，再用有效氯 2 000mg/L 消毒剂喷壶对准血渍等，沿四周方向向中心喷洒；第 2 步，作用 30 分钟后用一次性毛巾清洁，然后将该毛巾作为医疗废物处理。

### （二）治疗室清洁

工作人员进入治疗室须着装整齐，操作前应做好手卫生，私人用品不得带入治疗室。一次性无菌医疗用品大包装不能进入治疗室，中包装及小包装的无菌医疗用品方可进入治疗室。治疗室的无菌柜、操作台每日用有效氯 500mg/L 消毒剂擦拭一次，其中操作台每次用后还需湿式清洁。治疗车上的物品放置有序，清洁物品与污染物品分开放置，治疗车应配速干手消毒剂；治疗车用后及时清洁，每日用有效氯 500mg/L 消毒剂擦拭，如遇血液 / 体液污染用有效氯 2 000mg/L 消毒剂消毒。治疗室冰箱应保持清洁，物品应分开放置并有标识，每周进行清洁，有污染及时处置。

### （三）仪器与设备清洁消毒

使用中保持仪器清洁，使用结束后进行终末消毒，包含监护仪、雾化机、心电图机、微量泵等，用有效氯 500mg/L 消毒剂擦拭消毒。直接接触患者的血压计保持清洁，如遇患者血液、体液污染，用有效氯 2 000mg/L 消毒剂消毒、再清洁。使用中保持电脑清洁，键盘每日用含有效氯 500mg/L 的消毒剂擦拭消毒 1 次。

## 三、床单位清洁与消毒

患者直接接触的床上用品如床单、被套、枕套等，应一人一更换，患者出院后每个床单位用床单位消毒机终末消毒一次，含日归手术患者床单位，作用时间 30 分钟以上。更换后的用品交由洗浆消毒供应中心及时清洁与消毒。特殊感染及梅毒确诊、HIV 阳性、乙肝"大三阳"患者的床上用品如床单、被套、枕套应装入双层白色垃圾袋并标识，交由洗浆消毒供应中心消毒处理。大面积污染、甲类及按甲类管理的乙类传染病患者、不明原因病原体感染患者使用后的上述物品按医疗废物处置。

日间手术患者周转快，为了预留更多时间清洁消毒床单位，保障床单位终末处理符合《医疗机构环境表面清洁与消毒管理规范》（WS/T 512—2016），笔者医院采取如下措施：①分时段预约日间手术患者；②上午出入院高峰时间段，增加保洁人员；③设立首台等候区，首台手术患者入院后在首台等候区行术前准备，确保所有床单位终末消毒处理后，再收治患者；④床单位消毒机与病床的配置为 1∶（4 ~ 5）；⑤开展日归手术，患者当日手术出院后，床单位彻底终末处理，为次日收治患者做好准备；⑥优化出入院流程，为日间手术患者开辟专用结算通道，缩短患者在院内聚集和滞留时间，减少院内感染机会，并有足够的时间进行床单位终末消毒。

## 四、外科伤口感染管理

### （一）手术部位感染（surgical site infection，SSI）预防

日间手术的开展严格按照临床路径执行，术前识别的高危患者（如血糖控制不佳的糖尿病患者、多种耐药菌患者）均不宜纳入日间手术；正确指导患者做好术前准备，如术前 1 天在家沐浴，手术当日更换清洁病员服，剪短指甲，不佩戴首饰，术前 15 分钟在手术室行皮肤准备等程序；术中保暖，勿用大量冰凉冲洗液；按临床路径使用抗菌药物。

### （二）SSI 数据收集与监控

日间手术患者出院后并不意味着医疗活动终止，患者出院后仍需在家或者社区继续康复。为了防止 SSI 数据收集遗漏，须采取多种形式和不同时间段随访制度。日间手术患者出院后应有专业的随访团队负责随访工作，随访形式及详细内容见第一章第三节。外科伤口感染率是日间手术质量安全重点监控指标之一，须建立数据库并对日间手术 SSI 数据进行整理分析。

## 五、院感督查指标与措施

在医院感染管理部的监管下，采集科室医院感染管理数据，如科室空气采样指标，环

境表面、医务人员手卫生菌落数采集，收集基线数据，确定日常监管指标。

科室兼职感控护士负责病房日常的医院感染督导工作。包括：①手卫生的依从性，每周至少观察临床医师 10 个手卫生时机，护士 20 个手卫生时机，病房工勤和保洁人员各 5 个手卫生时机；②治疗台、使用中仪器等物体表面的清洁、消毒情况；③监测床单位的清洁和终末消毒；④一次性物品监管，做到一人一针、一用一抛弃，液体现配现用，原则上配制好液体后在 2 小时内输入患者体内；⑤医疗垃圾分类；⑥医护人员有无违反无菌操作原则；⑦将以上监测结果收集汇总，反馈医院感染管理部；⑧每个季度负责组织召开科室医院感染管理小组会议，其主要内容为学习医院感染管理文件，传达医院感染管理会议精神，分析随访 SSI 数据，讨论科室医院感染存在风险点及防控措施；如遇医院感染特殊情况，随时召开感染管理小组会议；⑨每季度培训和考核各级医务人员医院感染管理知识。

加强日间手术中心的医院感染管理、落实各项医院感染防控措施，为日间手术的医疗安全保驾护航。医院感染管理部门与日间手术中心管理人员以及工作人员紧密协作，按照国家相关法规和标准的要求，参考国内外最新指南，切实推动日间手术中心的医院感染预防与控制工作，确保患者的医疗安全。

（赵晓燕）

---

## 参考文献

[1] 李六亿，徐艳，贾建侠，等. 医院感染管理的风险评估分析 [J]. 中华医院感染学杂志,2016,26(11):2607-2610.

[2] 谷继荣. 环境及物体表面消毒在预防和控制医院感染中的作用 [J]. 中国感染控制杂志,2012,11(3):231-235.

[3] BARIE P S.Infection control practices in ambulatory surgical centers[J].JAMA,2010,303(22):2295-2297.

[4] 李诗涵，杜姣姣，戴燕，等. 社区医院延续性护理对日间手术患者护理需求满足效果分析 [J]. 华西医学,2016,31(4):615-618.

[5] 刘洋，张一敏，王小成，等. 四川大学华西医院日间手术出院后管理规范 [J]. 华西医学,2019,34(2):137-139.

# 第十三节　日间手术患者出院管理

日间手术在国内发展迅速，具有周转快、住院时间短的特点，在这种快节奏模式下，若患者不能按时出院，当日入院及手术则不能按计划进行，因此做好出院管理，建立完善的出院流程，可有效确保日间手术的有序运行，促进患者早期康复，提高患者满意度。

## 一、日间手术患者康复

日间手术患者的康复过程是一个持续的过程，患者要在出院前达到完全恢复是几乎不可能的。康复主要为 3 个阶段：早期康复（阶段Ⅰ），即手术结束到患者完全复苏；中期康复（阶段Ⅱ），即患者在日间病房达到出院标准；后期康复（阶段Ⅲ），患者达到术前生理状态。

## 二、日间手术患者出院评估

### （一）评估量表

日间手术患者出院评估也包括麻醉评估，常用 White 评分量表，总分 14 分，若评分 ≥ 12 分则可转入日间手术病房。目前日间手术患者出院评估是根据 Chung 等设计的全身麻醉术后评分表，评分项目包括：基本生命体征、活动能力、疼痛、术后恶心和呕吐、切口出血，其中每项评分 0～2 分，总分 10 分。护士参与患者出院评估工作，患者术后评分 ≥ 9 分，方可准予出院，若有特殊，及时汇报医师，进行相应处理。

### （二）出院准备度

出院准备度是指结合患者的生理、心理和社会方面的健康状况，根据患者家庭和社区提供的健康服务资源，以找到的一个最佳平衡点，从而促进患者在出院后过渡期的康复。日间手术患者住院时间短，出院后须居家康复，若患者在出院前不能掌握相应的健康知识及不具备自我照护的能力，则可能会导致并发症发生及非计划再入院，因此在出院前做好患者出院准备度的评估是十分重要的。日间手术病房须定期进行患者出院准备度调查，以确保患者愉快、放心、安全、准时出院。

## 三、日间手术患者出院宣教

日间手术患者的出院宣教效果对患者居家康复、减少术后并发症发生、围手术期质量安全有着重要作用，可在一定程度减少非计划再就诊及非计划再入院率。做好出院宣教，也可有效地缓解家属的焦虑情绪，提供有效的护理知识、技能，家属能更好地护理患者，减少及防止并发症的发生。针对日间手术的快节奏模式，须制订具有日间手术特色的多元化出院宣教模式。

日间手术出院宣教内容包括：饮食、活动、伤口护理、观察要点、用药指导、并发症的预防及发生并发症的处理流程、心理辅导等。形式可有：电视视频宣教、平板电脑及移动查房车床旁宣教、口头宣教、纸质出院宣教单、微信公众号推送出院指导。出院宣教时机选择在不同的时段进行，比如：在乳腺癌患者出院前更换引流装置时，进行管道相关健康宣教；发放口服药时进行用药相关健康宣教；换药时进行伤口护理健康宣教等。同时可告知患者出院发生特殊情况，如术后出血、管道脱落、发热等，可 24 小时随时拨打出院证明书上随访电话，院外随访团队可联系手术医师，进行相应处理。高质量的出院宣教，可有效缓解患者焦虑情绪，从而提高患者出院准备度，保证日间手术有效运行。

## 四、日间手术患者出院流程

### （一）出院要求

**1. 相关文书整理完善** 责任护士应该严格按照护理病历要求完善出院护理病历，并按顺序放置。

2. 通过日间手术出院评估，如出院评估分数≥ 9 分，达到出院标准。

3. 进行费用查询，确保费用的准确性，勿漏记、错记。

4. 根据当地医保政策，指导患者按照医院报销流程进行费用报销。

### （二）日间手术出院流程

1. 医师及护士于床旁评估患者，确认患者达到出院标准，并确定出院时间。对于极少部分未达到出院标准需要进一步治疗的患者，可通过绿色通道转向专科病房继续治疗，并联动下级医疗机构对患者进行多重质量及安全保障。

2. 整理护理文书。

3. 进行出院健康宣教。

4. 审核出院证明书并盖章。

5. 进行床单位终末处理。

（张晓蓉　龙小清）

参考文献

[1] CHUNG F,CHAN V W,ONG D.A post-anesthetic discharge scoring system for home readiness after ambulatory surgery[J].J Clin Anesth,1995,7(6):500-506.

[2] 李志超, 庄磊雪, 马洪升, 等 . 日间手术患者出院管理 [J]. 重庆医学 ,2015,44(27):3858-3860.

# 第十四节　日间手术病房教学管理

## 一、日间手术病房教学管理模式

护理是一门实践性的学科，需要不断学习与教学。日间手术病房的教学包括学员培训（护理实习生、进修生、规范化培训护士）及临床护士的"三基三严"培训。为更好地保障各层级教学的水平与质量，日间手术中心在参照护理部设定的三级教学管理体系上，需进一步细化每个教学体系的工作内容与职责。

### （一）三级教学管理体系

成立由科护士长、病房护士长、教学护士长、各层次学员总教学老师、临床一对一教学老师组成的教学团队。构建由教学护士长 - 总教学老师 - 临床一对一教学老师的三级教学管理体系。

**1. 一级护理管理教学**　由教学护士长全面负责教学管理，择优选择教学老师，进行教学师资的培训，定期组织教学师资进行座谈会，凝聚师资队伍建设，积极传达最新的教学理念，组织教学团队开展教学方案制订与修改，开展教学创新和质量持续改进。

**2. 二级护理管理教学**　各层级总教学老师（规培生、进修生、实习生）加强对各层级教学计划的制订，遵循由浅入深、由简单到复杂的教学原则，制订个性化、清单式的教学计划；加强对临床教学师资的培训与管理，定期与临床教学老师及学员进行沟通交流，发现教学问题及时答疑与反馈，结合临床实践，全面督促并检查教学任务与计划的具体落实情况，运用新的教学理论和方法，进行教学质量的持续改进。

**3. 三级护理管理教学**　采用一对一教学的方法，开展日间手术中心各层级学员的临床基础理论的学习和临床操作技能的培训，强化学员的临床护理技术操作水平，拓展专业知识范围，提升护理业务能力。关注学员的心理状态，持续对学员的理论知识、实践能力以及综合业务能力进行评估和考核，并及时将学员动态反馈总教学老师。

### （二）教学覆盖类型

教学覆盖类型包括临床各层级护士、规范化培训教学，临床见习与实习教学、进修教学、本科课堂教学，其中教学培训的重点在于护士的临床能力。

## 二、日间手术病房临床护士教学管理

### （一）护士岗位胜任力

日间手术并非门诊小手术，而是将传统需要住院多日的择期手术通过流程优化，使得传统需要住院多日的手术在 1 天内完成入院 - 手术 - 出院成为可能。随着日间手术模式的不断成熟，开展的术式已由三、四级手术为主，手术难度逐级提升，对日间护士胜任力的要求也进一步提高。

护士胜任力也称为核心能力。核心能力是评价护士专业化护理水平的重要指标，是与工作相关的知识、技能和态度的集合。日间手术模式下的护理工作，要求护理人员承担多种角色，主要包括以下内容。

**1. 围手术期照护者** 运用围手术期相关理论知识和技术，为患者提供围手术期的照护。

**2. 教育者** 对患者和家属的健康宣教和围手术期的指导，对学生及低年资护士的培训。

**3. 支持者** 为患者和家属提供情感和资源的支持。

**4. 沟通协调者** 与手术医师的沟通，与患者的沟通，与麻醉医师的沟通，与手术室的沟通，与上下级的沟通。

**5. 合作者** 与患者、家属及其他医护人员协作。

**6. 管理者** 对患者进行围手术期管理、病房护理质量的管控。

**7. 研究者** 通过科学严谨的方式发现和解决日间手术围手术期的临床问题。

Hamric 高级护理实践理论由 AB Hamric 提出。该理论中的核心能力包括直接护理实践能力、专家层次的指导和培训能力、咨询提供能力、研究能力、临床及专业领导能力、合作能力及伦理决策能力。日间手术高级实践护士应成为具有丰富的日间手术领域经验，具备解决临床专科护理问题和一定的护理管理、教学与科研能力，能为服务对象提供高层次、专业化服务的注册护士。根据该理论及日间手术专业的特点，制订了日间手术专业护士需具备的核心能力，具体见表 2-14-1。

表 2-14-1　日间手术专业护士核心能力和含义

| 核心能力 | 含义 |
| --- | --- |
| 临床护理实践能力 | 提供高质量的临床护理服务，提供围手术期的全程管理，这是最基本的能力 |
| 咨询指导能力 | 对患者及其家属进行健康宣教和护理指导，对护理人员进行教育和培训能力 |
| 团队合作能力 | 与其他医护人员及团队的协调与合作 |
| 沟通能力 | 与患者及家属的沟通，与其他医护团队或个人的沟通 |
| 领导与管理能力 | 能进行监督和管理，促进护理人员为患者提供高质量护理服务的能力 |
| 科研能力 | 具备一定的教学与科研能力，能开展科研和教学工作，并将科研结果转化为护理实践的能力 |

其中每个核心能力的具体内容如下。

（1）临床护理实践能力：日间手术护理需要根据不同病种进行相应的专业化的护理工作，完成各病种患者的术前准备、术后管理及出院指导，以保障患者术前做好充分的生理、心理准备，术后执行各单病种的临床路径。可以独立地对各病种手术患者进行系统、全面的健康评估，包括生理、心理、社会、生活方式等；根据已获得的资料准确判断个人、家庭、社区现存或潜在的健康问题；并能查找相关证据，寻找最佳护理行为，结合患者疾病特点及自身需求，制订个体化循证护理方案；掌握并运用先进的临床护理技术，为专科领域疑难危重症患者提供优质、高效的护理服务；根据患者的病情变化，与医师、营养师等共同制订并及时调整护理计划；作为临床专科护理顾问，指导、帮助其他护理人员解决本专科领域临床实践中遇到的难题；评价循证护理措施实施效果并不断改进。

（2）咨询指导能力：教育者是日间专科护士在临床工作中扮演的重要角色，教育指导能力对于日间专科护士至关重要。因日间手术模式住院时间较短，需要的教育指导能力包括健康宣教能力、临床教学能力两方面。日间专科护士要做好患者及家属的健康宣教，向患者及家属提供术后自我护理的知识和技巧，使其获得自我护理能力，以促进患者术后快速功能恢复，提升其生活质量，还须具备扎实的疾病相关的理论知识和丰富的临床经验。可根据患者及家属的实际情况安排不同的宣教形式，以促进患者出院后的自我管理行为。日间手术护士对患者的健康宣教贯穿于整个围手术期，健康宣教内容更加关注与促进患者的自我管理，并且注重患者的实际需要以及宣教的深度和易接受度。临床教学能力包括对护士进行专科理论知识传授、技能培训和考核；对轮转和低年资医护进行专科知识的授课和指导；为各层级护理学员（护理实习生、护理规范化培训学员、进修护士等）及低年资护士讲解专科理论和操作要点的能力。

（3）团队合作能力：日间手术涉及的科室较多，不仅要做好科室内部医护人员的协调与合作，更要做好与专科科室、手术室、中央运输部门、门诊、病理科等诸多科室之间的沟通合作，才能有效地进行日常工作。与其他医务人员进行良好合作，保障各项治疗、护理措施及时、有效进行，确保医疗活动安全，最终确保患者安全。

（4）沟通能力：良好的沟通交流能力可提升护理服务的质量与工作效率，有效避免医患矛盾的发生。日间护士需与患者、家属、各专科医师、手术室工作人员、社区卫生机构工作人员等进行有效的沟通交流。具备沟通协调能力才能与不同年龄、家庭、文化及社会背景的患者进行有效的沟通，为患者和其家属进行健康宣教，提升其出院后的自我护理能力，协助获取必要的延续性服务资源，以保障患者出院后的医疗质量与安全。

（5）领导与管理能力：提升自我的管理能力，保障病房的环境安全和治疗安全，参与持续质量改进，积极开展进行临床护理质量的督导及管理，从而提高专科的护理质量和效率。

（6）科研能力：具有一定的学习、教学、科研、管理能力，成为本学科的实践者、领航者和开创者。具备学习能力，不断学习学科前沿知识，掌握前沿动态，避免僵化落后，为患者提供新知识、新技术、新护理措施，保障患者获得最优质、专业的护理服务。通过科研的手段改善临床实践结局。

## （二）分层教学能级对应管理

Benner 理论模式提出护士从"新手到专家"需要经历初级、高级、胜任、熟练、专家5个阶段，每个层级护理要求、准入标准各不相同。因此基于该理论将日间手术中心的护理人员分为 N1～N5 的 5 个层级。根据日间手术专业的特点，制订了每个层级的准入、能级对应及工作要求，具体见表 2-14-2。

表 2-14-2　日间手术中心护理人员的能力及工作要求

| 层级 | 准入标准 | 能级对应 | 工作要求 |
|---|---|---|---|
| N1 | 规范化培训护士、1～2年资护士 | 在上级护士指导下可独立完成工作；熟悉基础护理与专科护理技术操作；有一定沟通协调能力 | 良好的职业道德，具备沟通能力，能进行基础护理 |
| N2 | 3～5年资护士 | 能胜任日间手术常见病种的围手术期护理及并发症观察 | 可执行专科护理服务，有一定教育、科研能力 |
| N3 | 6～9年资护士，10年资以上未能晋升中级职称护士 | 能独立胜任四级日间手术患者的围手术期护理；可运用护理程序解决问题 | 有较强临床护理能力，一定科研、咨询及管理能力 |
| N4 | 10年以上且具有中级职称护士 | 具有胜任完成疑难病患的护理；具备循证护理的能力；可指导开展专病护理；具备一定的病房管理、科研及创新能力 | 能参与护理管理，进行护理质量持续改进 |
| N5 | 10年以上且具有高级职称护士 | 可独立完成高、新专科护理；能胜任本专业理论教学、教学查房等工作；能运用人文学科知识解决问题，具备较强科研与成果应用能力 | 促进日间学科发展；承担学科学术带头人工作；人才培养 |

## （三）培训需要评估及内容设计

行为目标模式理论是美国教育学家 Ralph W. Tyler 提出的，该理论认为培养模式的构建过程包括：确定培养目标、制订培养内容、制订培养方式、提出培养评价。基于行为目标模式理论，针对不同层级制订不同的培训计划，既能把握不同层级培训特点，又能为护士进阶提供帮助，促进日间手术护理人员专业能力的养成。培训具体内容见第二章第二节。

## （四）教学培训方式选择

根据培训的内容及培训目的要求，选择合理的教学方式。

1. **理论讲授** 分为线上和线下 2 种培训形式。

（1）线上培训：将培训内容制作成文档、PPT、视频等，通过网盘、直播等形式进行教学，组织全体护理人员学习并进行相应的考核，以保证教学质量。

（2）线下培训：由讲授者制作 PPT，组织科室护理人员进行相关知识的学习，培训中及时发现培训对象的知识薄弱点，帮助更好理解培训内容的重点知识点，提高教学效果。

2. **操作示范** 由培训者通过现场操作示范的方式对相应的操作进行现场示范，并对该操作的重点与难点进行讲解。

3. **情景模拟演练** 由教学团队根据日间手术特点，设定相应的演练剧本，在教学中有目的地引入或创设某一种有感情色彩的具体场景，帮助受训者感性认知并理解教学内容，从而使受训者综合技能得到充分提升。

4. **多模式教学方式的探索** 积极探索翻转课堂、PBL 查房、TBL 教学，丰富教学方法，提升教学质量。

## （五）教学考核方法

柯氏模型（Kirk-Patrick model）将培训效果的评价根据评价的深度和难度分为反应层、学习层、行为层和结果层 4 个层次。该模型通过对培训活动的规划、实施、过程监控及目标完成，可以促使培训质量得以持续提升。

1. **反应层评估** 主要了解新护士对教学培训活动的满意认可程度，对培训活动给予直接的反馈，为后期的培训方案的制订完善提供直接依据。可采用问卷调查的方式。

2. **学习层评估** 了解培训对象对培训内容和信息的掌握程度。学习层是行为和结果层的基础。主要包括基础培训和临床实践 2 个阶段的内容。常规的考核为理论考试＋操作考试的形式，可进行多元化的考核，增加 PBL 查房、情景模拟教学、单病种个案书写等考核方式，使传统的考核方式更加多元化，从而提升各层级护士的培训效果及培训技能的实际应用能力。

3. **行为层评估** 了解培训对象对培训内容和信息实际运用情况，包括学习态度、学习能力、反应能力、将理论知识运用于实践的能力、创新能力、工作态度和慎独精神等方面。该阶段的评估相对复杂，可采用主观与客观相结合的方式进行。

4. **结果层评估** 了解培训对象通过培训活动获得的具体收益，分析培训活动开展的影响和促进作用，是否提升了护理工作质量，改善了团队精神建设、科室服务品质，降低了医疗纠纷发生率等。可通过护理不良事件发生率、职业暴露率、投诉纠纷率、健康宣教落实率、患者满意度等方面进行评估。

基于柯氏模型对培训效果进行评价，可以科学地指引日间手术中心教学的开展与实施，从而进行培训内容或培训方式的改进，促进日间手术中心的各层级培训效果得到螺旋式上升。

（曹晓翼　张雨晨）

## 参考文献

[1] 张雨晨, 戴燕. 日间腹腔镜胆囊切除术患者出院准备度与出院指导质量现状调查及相关性分析 [J]. 华西医学 ,2016,31(4):635-638.

[2] 蒋家翔. 基于核心能力的老年高级实践专科护士培养模式的构建 [D]. 青岛 : 青岛大学 ,2018:2-3.

[3] HAMRIC A B, SPROSS J A, HANSON C M. Advanced practice nursing : an integrative approach[M]. philadelphia: Saunders/Elsevier,2008:15-30.

[4] TYLER R W.Basic principles of curriculum and instruction[M].Chicago:University of Chicago press,2013:11-20.

[5] SMIDT A, BALANDIN S, SIGAFOOS J, et al. The Kirkpatrick model: an useful tool for evaluating training outcomes[J]. Journal of Intellectual & Developmental Disability,2009,34(3):266-274.

[6] 徐宏坤, 周红霞, 李华. 以柯氏模型为导向的手术室低年资护士核心能力培训评价指标体系的构建 [J]. 护理学杂志 ,2016,31(22):8-10.

# 第十五节　日间手术患者伤口的管理

日间手术具有时间短、节奏快的特点，患者在院时间短，术后伤口的观察与护理是保障患者术后安全的重要环节。要做好术后伤口的观察与护理，护理人员需要掌握伤口愈合的基础知识及基本理论，对患者伤口的愈合情况有准确的认识，能快速识别伤口是否愈合不良、出现何种并发症，同时在术前术后的健康宣教中教会患者如何观察与自我护理，发现问题尽早处理，才能真正保障日间手术患者的安全。

## 一、术后伤口愈合基础理论

### （一）伤口定义

伤口是正常皮肤和附属组织在致伤因子的作用下造成的组织损伤或缺损，皮肤完整性遭到破坏，一部分正常组织丢失，皮肤正常功能受损。

### （二）伤口分类

伤口分类方法很多，常见的有以下几类。

**1. 按愈合时间分类**

（1）急性伤口：2 周内能正常愈合的伤口。常见的有手术伤口、浅Ⅱ度烧烫伤、皮肤擦伤、供皮区创面等。急性伤口如果处理得当，一般能生理性愈合，组织结构与功能修复良好。如果处置不当，也可能出现感染等并发症，术后伤口可能会出现伤口裂开、伤口延迟愈合或转为慢性伤口。

（2）慢性伤口：目前对慢性伤口的时间界定尚有争论，一般认为由于各种原因导致伤口愈合部分或完全停止，愈合时间超过4周的伤口称为慢性伤口。常见的有压疮（压力性损伤）、糖尿病足、下肢血管性溃疡、放射性溃疡、感染性溃疡、免疫性溃疡等。慢性伤口一般很难自愈，需要伤口床准备，创造适宜伤口愈合的环境方能愈合。

**2. 按组织污染情况分类**　一般用于手术切口的分类。

（1）Ⅰ类切口，即清洁切口：手术不切开消化道、呼吸道及泌尿生殖道等含有正常菌群的部位，切口不受微生物污染；完全缝合的切口，或只在需要的时候才进行闭合引流的切口及非穿刺性伤口。日间手术切口大多属于此类。

（2）Ⅱ类切口，即清洁污染切口：手术涉及消化道、呼吸道及泌尿生殖道，但无内容物溢出的手术切口；无感染的胆道、阑尾、阴道、口咽等部位的手术切口；手术过程中无明显污染的切口。

（3）Ⅲ类切口，即污染切口：开放性的、新形成的意外伤口；手术过程中有空腔脏器内容物溢出污染，手术时患者为急性炎症期但无脓性分泌物。

（4）Ⅳ类切口，即感染切口：有坏死组织的陈旧性外伤切口，内脏穿破或已有化脓性病灶的手术切口，感染于手术前就存在于手术部位。

**3. 按致伤原因分类**

（1）外源性损伤：由外力作用导致的损伤，主要由机械性因素导致，如挫伤、擦伤、切割伤、撕裂伤、手术切口等。

（2）内源性损伤：由于慢性基础疾病导致，病程迁延不愈。常见的有糖尿病足、血管性溃疡、结核性溃疡、癌性溃疡等。

## （三）切口感染诊断及分类

1. 依据《医院感染诊断标准》，符合以下条件中的一条即可诊断。

（1）切口有红、肿、热、痛，或有脓性分泌物。

（2）深部切口引流出脓液或穿刺抽出脓液。

（3）自然裂开或由外科医师打开的切口，有脓性分泌物或伴发热，体温≥38℃，局部有压痛。

（4）再次手术探查，组织病理学发现切口脓肿或其他感染证据。

（5）在临床诊断基础上，伴随病原学诊断证据，即分泌物培养阳性。

**2. 切口感染的排除标准**　切口分泌物清亮、脂肪液化；病例调查资料不全。

**3. 切口感染分类**

（1）切口浅层感染：一般发生于术后1个月内皮肤及皮下的感染，表现为切口局部红、肿、热、痛，挤压后可有脓性分泌物流出，分泌物培养阳性。

（2）切口深层感染：一般发生于术后1个月内，如果有植入物则可发生于术后1年内切口深部的感染，达筋膜或肌层。表现为局部疼痛或压痛，红肿可不明显，挤压可有脓性分泌物流出，可伴发热，影像学检查提示深部脓肿形成。

（3）器官或体腔感染：一般发生于术后1个月内，如果有植入物则可在术后1年内发生器官或腔隙的感染。表现为引流管内有脓性分泌物流出，分泌物培养阳性，可有发热，影像学检查提示器官及腔隙感染。

### （四）影响手术伤口愈合的相关因素

**1. 患者因素**

（1）年龄：高龄患者容易发生切口感染。由于器官功能的衰退，常常伴有多种慢性疾病，加之手术时间相对延长，均可导致术后伤口愈合延迟。

（2）营养不良：低蛋白血症影响免疫细胞的生成，从而导致伤口愈合不良。

（3）术前准备情况：包括皮肤准备、肠道准备等。术前没有做好手术皮肤的清洁，如腹腔镜从脐部打孔时，脐部清洁不到位，或备皮时损伤皮肤导致皮肤屏障功能损伤，都可导致术后切口感染的概率增加。设计胃肠道手术，如果肠道准备不合格，同样术后感染的概率增加。

（4）心理因素：患者如果处于持续焦虑、紧张、抑郁状态，人体的免疫系统处于抑制状态，免疫细胞活力降低，同时交感神经抑制血管收缩，导致伤口局部缺血，进而影响伤口愈合。

**2. 术者因素**

（1）无菌观念不强：术中污染切口保护不到位。

（2）术中使用电刀时间过长、伤口面积过大。

（3）术中止血不彻底、游离脂肪粒未清除干净、引流不通畅形成血肿或积液。

（4）手术时间过长、切口暴露过久。

（5）手术缝合技术欠佳：包括使用非可吸收缝线缝合深部组织、缝线打结时线头过大等。

## 二、常见日间手术伤口的管理

日间术后切口愈合时间与手术部位、手术创伤大小、术中污染与否、局部血供情况等因素相关。通常情况下，术后切口再生修复过程迅速，局部功能恢复好。如果存在导致伤口愈合不良的原因，则可能发生切口感染、裂开等情况。术后伤口管理非常重要，主要包括以下几方面。

### （一）伤口疼痛的管理

患者术后返回病房，疼痛是患者面临的首要问题，疼痛不仅导致患者的不适，还会增加切口感染的机会，日间手术病房疼痛管理具体内容详见第二章第四节。

## （二）血糖及营养的管理

由于手术应激，患者在术中和术后均会出现血糖的升高，而高血糖可增加糖尿病和非糖尿病患者发生 SSI 的风险，因此术后也需要严控血糖，美国疾病控制与预防中心 2017 年指南建议"落实围手术期血糖控制，无论有无糖尿病，围手术期血糖均应控制在 11.1mmol/L 以下"。《中国手术部位感染预防指南》建议围手术期血糖调控的目标设定为 6.1 ~ 8.3mmol/L。除严格控制好血糖外，由于香烟中的尼古丁可导致血管收缩，影响伤口愈合，患者需要戒烟。以高蛋白质、易消化吸收的清淡饮食为主，避免进食刺激性饮食，保证营养的供给，以促进伤口生长。

## （三）伤口的管理

日间手术患者术后的日常活动，应循序渐进，注意避免牵扯伤口。患者出院时，要求伤口无渗液或仅轻微出血渗出，护理人员还需向患者及家属宣教伤口出血、感染等一系列并发症的观察要点。以下介绍几种常见的日间手术术后伤口的观察与护理要点。

**1. 胆囊结石 / 息肉手术术后** 腹腔镜胆囊切除术是日间手术胆囊结石 / 息肉最常见的手术方式。传统的腹腔镜胆囊切除手术通常需要在腹部打 4 个孔。近年随着手术方式的改进，出现了 3 孔及单孔手术。无论哪一种术式，常见的腔镜进入腹腔的通道位于上腹正中剑突下，此处伤口较其他几处伤口大，有时候此处伤口内层可能会使用缝线进行缝合，相比其他几处伤口更容易出现愈合不良。术后伤口观察护理要点有以下方面。

（1）术后第 2 天，更换敷料 1 次，检查伤口有无渗血渗液、缝线有无脱落等异常情况。

（2）出院后正常情况下 3 ~ 5 天更换敷料 1 次，最长不超过 7 天。更换敷料时注意检查伤口有无红肿、渗液、裂开等异常情况，可使用适当的力量挤压伤口周围皮肤，观察有无液体流出。

（3）一般情况下，术后 7 ~ 10 天，伤口愈合良好者可拆线。高龄、糖尿病、严重肾病、低蛋白血症的患者可适当延长拆线时间。

（4）如果出现伤口红肿、渗液增加、伤口疼痛加重等情况，须增加敷料更换频率，密切观察伤口进展。

（5）明确局部感染的伤口，必要时可开放伤口引流，选用银离子敷料、含碘敷料等抗菌敷料控制感染；由于排线反应导致的伤口愈合不良，术后 2 周可酌情拆去内层缝线；待分泌物减少、局部红肿消退、伤口疼痛减轻、伤口内无坏死组织，可使用伤口拉合技术或二期缝合促进伤口闭合。

**2. 成人无张力疝修补手术术后** 腹股沟疝无张力修补术的伤口通常是位于患侧腹股沟上方的单一伤口。近年疝修补术使用的高分子材质补片，有着修补迅速、术后并发症少等优势，被广泛推广。但对于人体来说，补片是异物，可能存在补片排异、补片感染等术后并发症。如何快速识别、积极干预、促进愈合是术后伤口护理的重要内容。

（1）术后第2天，更换敷料1次，检查伤口有无红肿、渗液、裂开等异常情况。

（2）出院后正常情况下3天更换敷料1次，每次更换敷料时注意检查伤口有无红肿、渗液、裂开等异常情况。适当用力挤压伤口边缘，观察有无液体流出；如果挤出有少量淡黄色清亮渗液，可继续观察，并增加换药频率。

（3）术后切口感染一般在出院后3～7天，患者伤口疼痛加重、局部有渗液，可出现伤口红肿，检查伤口可见局部肿胀隆起、触及疼痛；个别伤口及周围出现波动感则提示局部脓肿形成，开放伤口可引流出大量脓性渗液。冲洗引流后，可使用银离子敷料填塞，起到抗感染及引流作用，待感染控制后根据伤口进展情况可改用藻酸盐引流条；在适当的时机给予拉合伤口促进愈合。

（4）单纯的脂肪液化不合并伤口感染者，伤口处理可根据液化量多少来确定处理方案。少量的脂肪液化，可采用每日挤压的方式促进液化液体的排出，创面上使用碘附纱布湿敷换药；液化量较大、伤口内有空腔形成者，则需要安置引流条进行引流，引流量减少后退引流条直至空腔闭合；或使用藻酸盐敷料填塞引流、促进肉芽生长。

（5）术后患者对高分子补片的异物反应比较常见，经过规范的伤口处理大部分可愈合。极少数不能愈合、形成慢性窦道、排除其他因素而考虑为补片排异反应则需要再次手术取出补片。轻度的排异反应表现为伤口渗液、愈合延迟，可合并局部感染征象。如果按常规换药方式处理，去除可能影响愈合的伤口内缝线后，伤口仍不能愈合，则考虑是否存在补片的排异反应。对此类伤口，可继续按照换药原则进行伤口处理。绝大部分机体可慢慢接纳补片，局部渗液逐步减少，伤口逐渐闭合。对排异反应严重者，则需要行二次手术去除补片，伤口方能愈合。

（6）一般情况下，术后7～10天，伤口愈合良好者可拆线。高龄、糖尿病、严重肾病、低蛋白血症及伤口愈合不良的患者可适当延长拆线时间。

**3. 下肢静脉曲张手术术后**　大隐静脉高位结扎剥脱术是临床上大隐静脉曲张最常见的手术方式，具有创伤小、效果好等优点。术后伤口观察护理要点包括以下几点。

（1）术后常规使用弹力绷带加压包扎，3天后拆去绷带，检查伤口及周围皮肤有无异常情况，更换敷料后穿弹力袜。周围皮肤如果有青紫、瘀血、硬结等情况，可使用多磺酸粘多糖乳膏局部涂抹，促进血肿消散。

（2）出院后正常情况下3～5天更换敷料1次，最长不超过7天。每次更换敷料时注意检查伤口有无红肿、渗液、缝线脱落、裂开等异常情况。

（3）一般情况下，术后10～14天，伤口愈合良好者可拆线。高龄、糖尿病、严重肾病、低蛋白血症的患者可适当延长拆线时间。

（4）拆线后，继续穿弹力袜至少半年。

（5）如果出现伤口红肿、渗液增加、伤口疼痛加重等情况，需增加敷料更换频率，密切观察伤口进展。必要时可酌情拆去皮肤缝线行伤口引流。

（6）明确局部感染的伤口，可选用银离子敷料抗感染。

（7）待分泌物减少、局部红肿消退、伤口疼痛减轻、伤口内无坏死组织，可使用伤口拉合技术或二期缝合促进伤口闭合。

**4. 小儿先天性多指（趾）畸形矫正术后**　小儿先天性多指（趾）畸形是一种常见的先天性疾病，一般建议尽早手术，以免影响小儿的身心健康。手术不仅要改善外观，更重要的是重建功能，因此手指 / 脚趾常常需要使用克氏针固定，个别需要石膏固定。如何做好保护非常重要。

（1）术后注意保持患儿伤口敷料干燥，3 ~ 5 天换药 1 次，包扎时注意技巧，务必保护好克氏针避免松脱，但禁止在克氏针上粘贴胶布，避免更换敷料时不小心将克氏针拔出。

（2）教会家属用手套或袜套套住手掌或脚掌以免患儿搔抓、蹬脱伤口敷料，防止克氏针拔出、断裂。

（3）术后伤口一般 14 天拆线，1 个月复查功能恢复情况。拆线前可以活动没有固定的手指以免手指僵硬，拆线后指导家属进行患肢功能锻炼，告知家属锻炼要适度，不要急于求成加大锻炼力度以免伤口裂开。

（4）术后如果出现伤口愈合不良，按换药原则进行处理。

**5. 乳腺癌手术术后**

（1）术后第 2 天，更换敷料 1 次，检查伤口有无渗血渗液、缝线有无脱落等异常情况。

（2）出院后正常情况下 3 ~ 5 天更换敷料 1 次。引流管接负压引流器，7 天更换 1 次。更换敷料时注意检查伤口异常情况，检查引流液性状及量。如果出现伤口红肿、渗液增加、伤口疼痛加重等情况，须增加敷料更换频率，密切观察伤口进展。

（3）一般情况下，术后 14 天，伤口愈合良好者可拆线。高龄、糖尿病、严重肾病、低蛋白血症的患者可适当延长拆线时间。

（4）术后严格记录引流量：当引流量少于 20ml 或持续 3 天小于 10ml 时（依据手术医师不同要求），遵医嘱拔除引流管。

（5）出现伤口愈合不良的情况，按照伤口换药原则进行处理。

**6. 肺癌手术术后**

（1）术后第 2 天，更换敷料 1 次，检查伤口有无渗血渗液、缝线有无脱落等异常情况。

（2）出院后正常情况下 3 ~ 5 天更换敷料 1 次，最长不超过 7 天。更换敷料时注意检查伤口有无红肿、渗液、裂开等异常情况，可以适当的力量挤压伤口边缘，观察有无液体流出。

（3）一般情况下，术后 14 天，伤口愈合良好者可拆线。引流口线需要在拔管后 3 周拆除。高龄、糖尿病、严重肾病、低蛋白血症的患者可适当延长拆线时间。

（4）如果出现伤口红肿、渗液增加、伤口疼痛加重等情况，需增加敷料更换频率，密切观察伤口进展。早期局部可使用碘附纱布湿敷，密切观察伤口进展，必要时开放引流，局部使用抗菌敷料。

# 三、日间手术部位感染的管理

手术部位感染（SSI）包括手术切口感染及手术器官和周围组织的感染，任何类型的手术均可发生 SSI。世界卫生组织（World Health Organization，WHO）全球范围内开展的患者安全项目研究显示，SSI 在中低收入国家是最常见的院内获得性感染，总体发生率达 11.8%（1.2% ~ 23.6%）；而在高收入国家，SSI 发生率在 1.2% ~ 5.2%。据国内外多个文献报道，通过术前、术中及术后的一系列预防措施，可有效地降低 SSI 发生风险。

## （一）术前预防 SSI 措施

**1. 心理干预**　术前强烈的心理应激反应会导致患者焦虑，影响睡眠、营养摄入等，从而抵抗力下降，不利于术后恢复。院前对患者进行心理干预，减少因面对手术应激事件导致的患者焦虑、恐惧等负向情绪。通过口头宣教、观看健康宣教视频等措施，让患者对手术有所了解，减少恐惧感。

**2. 饮食指导**　患者在入院前应保持正常的用餐习惯，合理搭配膳食，保证机体的营养均衡状态。因香烟中的尼古丁可导致血管收缩，影响伤口愈合，患者需要戒烟。对于部分需要短期特殊膳食要求的手术，如消化道手术，应制订科学的食谱，尽量减少由于术前准备带来的不良影响，保证患者的营养供给。

**3. 术前用药指导**　对于有基础疾病的日间手术患者，如高血压、糖尿病患者，须继续服用其控制基础疾病的药物。糖尿病患者及家属应做好入院前血糖监测，如有必要，应及时内分泌科就诊，控制血糖范围 7.8 ~ 10.0mmol/L。如患者有免疫系统疾病，术前应咨询专科医师在术前免疫抑制剂的适度停用时间，以降低免疫抑制剂对 SSI 发病率的影响。

**4. 术前皮肤准备**　患者在准备手术的前一晚，使用带抗菌作用的肥皂或沐浴液进行淋浴，以减少皮肤细菌数量，并小心修剪手术部位周围的过长、过多的毛发，注意切勿损伤皮肤，皮肤完整性受损同样会增加 SSI 发生的风险。女性患者应当去除各类化妆品、指甲油等。

## （二）术后 SSI 的管理

**1. 术后在院期间伤口管理**　术后密切观察伤口敷料有无渗血渗液情况，如果出现异常情况，须及时更换敷料，并积极查找原因，通报手术医师，及时处理。术后不常规使用抗生素，部分患者因病情需要用抗生素时，注意严格遵循医嘱使用。手术应激下患者在术中和术后均可能出现血糖的升高，而高血糖可增加糖尿病和非糖尿病患者发生 SSI 的风险，《中国手术部位感染预防指南》建议围手术期血糖调控的目标设定为 6.1 ~ 8.3mmol/L，实际应结合患者不同的基础条件予以调整，避免发生术后低血糖。

**2. 出院伤口自护培训教育**　患者出院前由责任护士进行出院指导，伤口管理方面须强化的内容包括：术后的日常活动应循序渐进，注意避免牵扯伤口；术后应继续戒烟，以高蛋白质、易消化吸收的清淡饮食为主，保证营养的供给，以促进伤口愈合；讲解伤口出血、感染等一系列的并发症的观察要点，做到早发现、早处理，保障患者安全。一旦发现伤口有异常，由伤口专科护士负责指导患者进一步处理。

患者出院时伤口评估标准：伤口无红肿、渗液或仅少量血性/淡血性渗出。护理人员根据患者病种告知伤口常规的换药频率，如：普通无菌手术切口 3～5 天更换敷料 1 次；大隐静脉曲张患者术后 3 天拆去加压绷带、更换伤口敷料，查看伤口情况；耳前瘘管切除术患者如预留有橡皮引流条，术后 1 天即需要更换敷料并评估是否继续引流等。

**3. 出院后伤口管理** 术后随访的内容包括术后伤口的恢复情况、患者疼痛感受等，要注意关注患者的主诉，以便及时发现 SSI。已发生 SSI 的患者，通过绿色通道安排患者就诊伤口治疗中心，并通知手术医师，由伤口专科护士与主管医师共同制订伤口治疗方案；建立日间病员伤口管理档案，定期进行分析讨论。

日间手术病员出院后伤口换药可以在门诊伤口治疗中心或定点的社区医疗卫生机构完成。对伤口愈合良好患者，建议在社区医疗服务机构换药，减少患者来回奔波的时间。为保障社区与伤口治疗中心换药操作的同质化，让患者放心到社区换药，将伤口治疗中心与社区医疗服务机构联动，社区护理人员到伤口治疗中心进行学习培训，合格后方能返回社区开展术后伤口的换药业务。伤口治疗中心与社区医疗服务机构保持密切联系，通过线上指导，控制伤口护理质量。对已出现伤口问题的患者，伤口治疗中心应为其开通就诊的绿色通道，保障这部分患者能及时返回医院治疗，处理至无问题后再返回社区，形成日间手术术后伤口的闭环式管理。

### （三）感染伤口的处理

1. 依据手术部位感染诊断标准，明确诊断为浅层感染的伤口，酌情开放伤口引流，选用抗菌敷料如银离子敷料局部抗感染。如考虑为深层感染或器官、腔隙感染，须在开放引流的同时，取伤口分泌物培养，同时遵医嘱全身使用敏感抗生素。

2. 由于内层缝线材质原因导致的伤口感染，在合适的时间可酌情拆去内层缝线。根据缝线的吸收性分为可吸收与不可吸收，内层缝线通常选择可吸收缝线，但在临床上由于各种特殊原因，有使用不可吸收缝线缝合内层组织的情况。研究表明，1g 组织上的细菌数量超过 $10^5$ 时，发生外科手术部位感染的风险显著增高；而在丝线存在的情况下，每克组织上有 100 个金黄色葡萄球菌即可造成感染。内层缝线的拆线时间须与手术医师沟通确定。肌层缝线原则上不拆除，如果确系缝线排异影响到伤口愈合，拆线时间不小于 4 周，可根据情况剪除过大的线结，而不将整个缝线拉出。

3. 待分泌物减少、局部红肿消退、伤口疼痛减轻、伤口内无坏死组织，达到伤口二期缝合条件，可使用伤口拉合技术拉闭伤口或直接行二期缝合。

（石玉兰　杨馨婷）

## 参考文献

[1] 徐洪莲，王静．常见伤口解析与护理 [M]．上海：复旦大学出版社，2019:10-19.

[2] 胡爱玲，郑美春，李伟娟．现代伤口与肠造口临床护理实践 [M]．北京：中国协和医科大学出版社，2010:9-17.

[3] 刘妮，季加孚．预防手术部位感染最新指南营养支持及相关措施解读 [J]．中国实用外科杂志，2017,37(6):649-653.

[4] 马洪升．日间手术的管理 [J]．华西医学，2017,32(4):481-482.

[5] 葛茂军．手术部位感染预防与控制指南的介绍 [J]．华西医学，2018,33(3): 264-270.

[6] 龚帆．小儿先天性并指多指畸形的护理体会 [J]．饮食保健，2016,3(9):113-114.

[7] 黎艳，左中男，林妙君．家属参与小儿多指畸形矫形术的护理管理 [J]．全科护理，2017,10(15):3559-3560.

[8] 叶慧，宗志勇，吕晓菊．2017 年版美国疾病预防控制中心手术部位感染预防指南解读 [J]．中国循证医学杂志，2017,17(7):745-750.

[9] 乔甫．日间手术中心的医院感染预防与控制 [J]．华西医学，2019,34(2):209-212.

[10] LING M L, Apisarnthanarak A, Abbas A A, et al. APSIC guidelines for the prevention of surgical site infections[J]. Antimicrobial Resistance and Infection Control,2019,8(1):1-8.

[11] 中华医学会外科学分会外科感染与重症医学学组，中国医师协会外科医师分会肠瘘外科医师专业委员会．中国手术部位感染预防指南 [J]．中华胃肠外科杂志，2019,22(4):301-314.

[12] 刘妮，季加孚．预防手术部位感染最新指南营养支持及相关措施解读 [J]．中国实用外科杂志，2017,37(6):649-653.

[13] 马洪升．日间手术的管理 [J]．华西医学，2017,32(4):481-482.

[14] 葛茂军．手术部位感染预防与控制指南的介绍 [J]．华西医学，2018,33(3):264-270.

[15] 吴秀文，任建安，黎介寿．世界卫生组织手术部位感染预防指南介绍 [J]．中国实用外科杂志，2016,36(2):188-192.

[16] 朱道珺，张世辉，戴燕，等．四川大学华西医院日间手术室护理管理规范 [J]．华西医学，2019,34(2):140-144.

[17] 胡国庆，陆烨，李晔．手术室医院感染预防与控制管理要求 [J]．中国消毒学杂志，2019,36(2):142-146.

[18] 崔丹，蒋雪松．抗菌薇乔缝线对外科手术部位感染作用的荟萃分析 [J]．中国消毒学杂志，2020,37(5):365-368.

[19] 陶一明，王志明．《外科手术部位感染的预防指南 (2017)》更新解读 [J]．中国普通外科杂志，2017,26(7):821-824.

[20] 马洪升，程南生，朱涛，等．华西医院日间手术快速康复 (ERAS) 规范 [J]．中国胸心血管外科临床杂志，2016,23(2):104-106.

[21] 林言箴，李从真．外科缝合材料的发展和临床应用 [J]．中华护理杂志，2006,41(4):383-384.

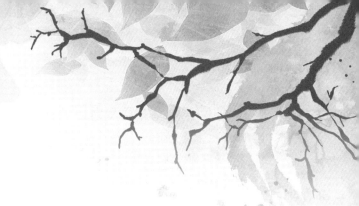

# 第三章

# 日间手术室管理

## 第一节　日间手术室环境布局管理

合理完善的日间手术室环境布局，是保障日间手术安全的基础。

## 一、日间手术室建筑布局与要求

### （一）日间手术室的选址

1. 日间手术室最好邻近手术中心（部）附近的可腾空利用的空间，形成专门的日间手术室。

2. 若手术中心（部）附近无可利用的空间，可考虑在环境相对安静、远离污染源的其他建筑物内进行改造，但须注意应有足够的建筑层高（≥3.9m），不得跨越结构变形缝，其上层不应有卫生间、污水间等用水房间，其下层应是可以进行结构加固及排水管道安装操作的房间。

3. 日间手术室、麻醉恢复室、日间手术病房宜建在统一平面或上下楼层。

### （二）日间手术室的建筑要求

1. 日间手术室的建筑应遵循不产尘、不易积尘、耐腐蚀、不能开裂、防霉防潮、易清洁、环保节能、符合防火的总原则。

2. 手术室内地面可选用经济实用的材料，以浅色为宜。

3. 与室内空气直接接触的外露材料不得使用木材和石膏。

4. 手术室内部墙体转角和门的竖向侧边角宜为圆角，通道两侧及转角处墙上应设防撞板。

5. 手术室的净高不宜低于2.7m，手术车进出的门，净宽不宜小于1.4m。

6. 手术室内部应设置嵌入式的观片灯、药品柜、器械柜、麻醉药品柜等，不宜突出墙面。

7. 手术室内部不应有明露管线。

### （三）日间手术室布局及区域划分

1. 日间手术室平面布局组合的重要原则是功能流程合理，洁污流线分明，便于疏散，减少交叉感染。

2. 洁净手术部平面必须分为洁净区与非洁净区。洁净区与非洁净区须设有缓冲间或传递窗。

3. 缓冲间（洁净度比手术室低、比外界高的缓冲地带）应有空气洁净度级别，并与高级别一侧同级，最高达到6级。应设定与邻室间的气流方向。缓冲间面积不小于3㎡，可兼作他用。

4. 洁净区内手术室宜相对集中布置，Ⅰ、Ⅱ级洁净手术室应位于干扰最小的区域。

5. 人、物用电梯设在洁净区，电梯井与非洁净区相通时，电梯出口处必须设置缓冲间。

6. 更衣区的淋浴室和卫生间相对封闭，不应设于更衣室后部。

## 二、日间手术室类别及数量

### （一）日间手术室的类别

医疗机构应根据具体情况建立日间手术室，其类别为洁净手术室或普通手术室。普通手术室宜配置空气消毒设备。

### （二）日间手术室的数量

1. 日间手术室数量及面积宜根据医院规模和等级、手术患者情况、预计实施手术类别等因素确定，设计足够的手术辅助用房，按照日间手术治疗流程合理分区与布局。

2. 日间手术室的数量与医院拟开展的日间手术项目及收治患者的数量密切相关，应与日间观察病床数量相匹配，一般可按照日间病床数量的1/15～1/10确定，不宜少于2间。

3. 因日间手术相对时间短、频率高，所需的麻醉复苏室床位相对较多，建议麻醉复苏室床位与手术间的比例应不低于为1.5：1。

### （三）日间洁净手术部用房分级

1. 洁净手术部洁净用房应按空态（是指设施已经建成，所有动力接通并运行，但无生产设备、物料及人员）或静态（是指设备已经建成，生产设备已经安装，经净化设备厂家认可，在无人员状态下运行）条件下的细菌浓度分级。

2. 洁净手术室用房分级标准应符合表3-1-1的规定。

表 3-1-1　洁净手术室用房的分级标准

| 洁净用房等级 | | I | II | III | IV |
|---|---|---|---|---|---|
| 沉降法（浮游法）细菌最大平均浓度 | 手术区 | 0.2cfu/30min·Φ90 皿（5cfu/m³） | 0.75cfu/30min·Φ90 皿（25cfu/m³） | 2cfu/30min·Φ90 皿（75cfu/m³） | 6cfu/30min·Φ90 皿 |
| | 周边区 | 0.4cfu/30min·Φ90 皿（10cfu/m³） | 1.5cfu/30min·Φ90 皿（50cfu/m³） | 4cfu/30min·Φ90 皿（150cfu/m³） | |
| 空气洁净度级别 | 手术区 | 5 | 6 | 7 | 8.5 |
| | 周边区 | 6 | 7 | 8 | |

3. 洁净辅助用房分级标准应符合表 3-1-2 的规定。

表 3-1-2　洁净辅助用房的分级标准

| 洁净用房等级 | I | II | III | IV |
|---|---|---|---|---|
| 沉降法（浮游法）细菌最大平均浓度 | 局部集中送风区域:0.2 个/30min·Φ90 皿,其他区域:0.4 个/30min·Φ90 皿 | 1.5cfu/30min·Φ90 皿 | 4cfu/30min·Φ90 皿 | 6cfu/30min·Φ90 皿 |
| 空气洁净度级别 | 局部 5 级,其他区域 6 级 | 7 级 | 8 级 | 8.5 级 |

## （四）日间洁净手术部洁净用房技术标准及卫生学要求

1. 相互连通的不同洁净度级别的洁净用房之间，洁净度高的用房对洁净度低的用房保持相对正压。最小静压差应 ≥ 5Pa，最大静压差 < 20Pa，不应因压差产生哨音或影响开门。

2. 相互连通的相同级别的洁净用房之间，宜有适当压差，保持要求气流方向。

3. 严重污染的手术间对相通、相邻的手术间保持负压，最小静压差应 ≥ 5Pa。

4. 负压手术间吊顶上技术夹层应保持略低于"0"的负压差。

5. 洁净区对与其相通的非洁净区保持正压，最小静压差应 ≥ 5Pa。

6. 温度、湿度不达标不超过 5d/ 年，连续 2 天不达标不超过 2 次 / 年。

7. 洁净手术间静态空气细菌浓度及用具表面清洁消毒状况，应符合《医院消毒卫生标准》（GB　15982—2012）的规定。

8. 洁净手术部人员、物流由非洁净区进入洁净区应经过卫生处置，通道分为：无菌通道、污物通道、患者通道、医务人员通道。

9. 洁净日间手术室标准根据规范，按手术有菌或无菌的程度，坚持先无菌再有菌，先阴性再阳性的原则进行手术。洁净日间手术室划分成以下 4 类（表 3-1-3）。

表 3-1-3　洁净日间手术室划分的等级

| 等级 | 手术室名称 | 级别 | 适用手术类型 |
|---|---|---|---|
| Ⅰ | 特别洁净手术室 | 100 | 人工关节置换术、器官移植、心脏等外科手术 |
| Ⅱ | 标准洁净手术室 | 1 000 | 胸、腹、骨、肝胆胰、整形等手术 |
| Ⅲ | 一般洁净手术室 | 10 000 | 普通外科、妇产科等手术 |
| Ⅳ | 准洁净手术室 | 30 万 | 肠穿孔、腹膜炎、结核性脓肿等手术 |

### （五）洁净手术室的空气调节与净化技术

1. 洁净手术部应使用净化空调系统，使洁净手术部整体处于受控状态，并应能调控。

2. 净化空调系统是集中式或回风自循环处理方法。整个洁净手术部设集中新风冷热处理设施时，新风处理机组应在供冷季节将新风处理到不大于要求的室内空气状态点的焓值，宜采用新风湿度优先控制模式。

3. 手术进行过程中，Ⅰ～Ⅲ级洁净手术室净化空调系统宜能够在送风温度低于室温状况下运行。

4. 洁净手术室及与其相邻洁净辅助用房应与其他洁净辅助用房分开设置净化系统；Ⅰ、Ⅱ级洁净手术室与负压手术室应每间采用独立净化空调系统，Ⅲ、Ⅳ级洁净手术室可2～3间合用一个系统。净化空调系统应有便于调节控制风量并能保持稳定的措施。

5. 在洁净用房回风口应设置回风过滤器，排风入口或出口应设置排风过滤器。

6. 新风口进风净截面的速度不应大于 3m/s。新风口距离地面或屋面不应小于 2.5m，应在排气口下方，垂直方向距排气口不应小于 6m，水平方向距离排气口不应小于 8m，并应在排气口上风侧的无污染源干扰的清净区域。新风口不宜设在机房内，也不应设在墙的夹角处。

7. 手术室排风系统和辅助用房排风系统应分开设置，正压手术室排风管上的高中效空气过滤器宜设在出口处，若设在室内入口处，应在出口处设止回阀。负压手术室回风口及排风口高效空气过滤器的安装应符合现行国家标准《洁净室施工及验收规范》（GB 50591—2010）的有关规定。

8. 每间正压洁净手术室的排风量不宜低于 25m³/h，需要排除气味的手术室排风量不低于送风量的 50%。

9. 净化空调系统风管漏风率，应符合现行国家标准《洁净室施工及验收规范》（GB 50591—2010）的有关规定，Ⅰ级洁净用房系统不应大于 1%，其他级别用房不应大于 2%。

# 三、日间手术室环境管理与监测

## （一）日间手术室环境基本要求

1. 普通手术室应符合《医院消毒卫生标准》（GB 15982—2012）Ⅱ类区域环境要求的标准。

2. 洁净手术室的等级划分应符合《医院洁净手术部建筑技术规范》（GB 50333—2013）的标准。

3. 洁净手术室的温度应在 21～25℃，相对湿度为 30%～60%，最小新风量为 15～20m³/（h·m²）。

## （二）日间手术室环境管理

1. 健全管理组织，责任到人。

2. 工程技术人员、手术室人员及感染控制人员应共同负责净化空调设备的使用和管理。

3. 应制订设备的运行管理、维护及应急处置制度，并建立相关记录，保存期 3 年。

4. 洁净手术室的净化空调系统应连续运行至清洁工作完成后 30 分钟。

5. 除限制性管理措施外，宜进行日间手术室的人性化设计，如日间手术室色彩和灯光设计、环境背景音乐、患者关怀措施等。

## （三）日间手术室环境监测

1. 细菌浓度宜在其他项目检测完毕，对全室表面进行常规消毒后进行，不得进行空气消毒。

2. 风口集中布置时，应对手术区和周边区分别进行检测；当送风口分散布置，应全室统一监测。

3. 采样点可布置在地面或不高于地面 0.8m 的任意高度上。采样人员严格执行无菌原则。

4. 用浮游法测定浓度，细菌浓度测点数应和被检测区域的含尘浓度测点数相同。每次采样时间不超过 30 分钟，每次采样应符合表 3-1-4 规定的最小采样量的要求。

表 3-1-4　浮游菌最小采样量

| 被测区域洁净度级别 | 5 级 | 6 级 | 7 级 | 8 级 | 8.5 级 |
|---|---|---|---|---|---|
| 每点最小采样 m³（L） | 1（1 000） | 0.3（300） | 0.2（200） | 0.1（100） | 0.1（100） |

5. 用沉降法测定沉降细菌浓度时，细菌浓度测点数和被检测区域含尘浓度测点数相

同，应同时符合表 3-1-5 规定的最少培养皿的要求。

表 3-1-5　沉降菌最小培养皿数

| 被测区域洁净度级别 | 5 级 | 6 级 | 7 级 | 8 级 | 8.5 级 |
|---|---|---|---|---|---|
| 每区最少培养皿数,培养皿直径 90mm(Φ90),以沉降 30min 计 | 13 | 4 | 5 | 2 | 2 |

6. 细菌浓度检测方法，应有 2 次空白对照。第 1 组应对用于检测的培养皿或培养基条做对比试验，每批次 1 个对照皿。第 2 次在检测时，应每室或每区 1 个对照皿，对操作过程做对照试验：模拟操作过程，在培养皿或培养基条打开后应立即封盖。两次对照结果都应为阴性。整个操作过程符合无菌操作原则。采样后的培养皿或培养基条，应放置 37℃ 条件下培养 24 小时，然后计数生长的菌落数。菌落数的平均值应四舍五入进位到小数点后 1 位。

7. 如果某个皿菌落数太大受到质疑时，应重新测定；当结果仍然很大，应以 2 次均值为准；如果结果很小时，可重新检测或分析判定。

（赵迪芳）

参考文献

[1] 郭莉.手术室护理实践指南 [M].北京：人民卫生出版社 ,2019:169-187.

[2] 郭莉 , 徐梅.手术室专科护理学 [M]. 北京：人民卫生出版社 ,2019:17-22.

[3] 吴欣娟 , 徐梅.手术室护理工作指南 [M]. 北京：人民卫生出版社 ,2019:35-41.

[4] 国际日间学术会.日间手术手册 [M]. 北京：人民卫生出版社 ,2015:5-7.

[5] 马洪升.日间手术 [M].北京：人民卫生出版社 ,2016:21-26.

# 第二节　日间手术室人员配置及管理

日间手术存在手术医师流动性大、患者出入院频繁且不确定性大的特点，为确保手术安全，手术室须对各级、各类人员进行严格管理，实现制度规范化、流程标准化、考核同质化，手术室的人员配置应根据手术需求进行科学、合理的选配。

# 一、日间手术室人员配置

## （一）日间手术室团队组织架构

手术室护理作为护理团队中的重要单位之一，覆盖面涉及术前、术中和术后，日间手术室应由手术室科护士长统一管理，保证日间手术室护理的连续性、安全性和一致性，根据医疗机构的实际情况考虑是否涵盖供应中心、麻醉恢复等相关部分。

## （二）人员配置的目的

安排合适的人员完成各项工作任务，保证医疗护理活动的正常进行，实现手术室综合目标。合理的人员配置，可以减少劳动力成本，提高工作效率。

## （三）日间手术室人员数量配置

手术室人员数量应根据医疗机构的实际工作量和工作目标进行配置。一般情况下，综合医院手术间与手术科室床位比为 1 :（30 ~ 40），手术护士与手术台次比为（2.5 ~ 3）:1，教学医院的比例可相对提高，可达 3.5 : 1。日间手术室的人员配比应不低于住院手术室。

## （四）日间手术室人员层级配置

1. **人才梯度合理** 各级专业技术职务人员应按比例形成人才知识结构，并随学科的发展进行不断动态调整，做到能级对称，促进人才培养和发展。建议高、中、低级专业技术职务比例约为 1 : 4 : 8,800 以上床位的医院或教学医院为 1 : 3 : 6，日间手术室层级宜与整体保持一致。

2. **年龄结构合理** 根据手术室护理工作特点，按从事手术室工作年限的长短，可将手术室护士划分为高、中、低年资层次。高年资护士通常指在手术室工作 10 年以上的护士，具有丰富的临床经验，阅历丰富、观察敏捷，可从事培训、科研工作，协助护士长管理工作。中年资护士指在手术室工作 5 ~ 10 年的护士，主要参与临床一线工作，年富力强、有开拓精神，是护理骨干，可从事教学及安全管理工作。低年资护士指工作 5 年以下的护士，精力充沛、思想活跃、行动敏捷、接受能力强，应多加引导和培养。因此，在人员配置的年龄结构上应注意新老搭配，一般高、中、低年资护士比例为 1 : 5 : 10，有利于手术配合和人才培养，确保手术安全。

# 二、日间手术室人员管理

## （一）日间手术室人员管理目的

安全、高效管理和规范日间手术室各级、各类人员的行为，保障患者健康权益。

## （二）日间手术室护理人员管理

层级管理是实施护理人员管理的基础，以护士的学历、工作年限及职称体系为基本条件，以临床专业能力、综合能力为重点考核标准，结合岗位工作量、技术难度、风险系数等指标，对护理人员进行管理。

**1. 护士层级管理** 通常可将护理人员分为 N1～N5 的 5 级。分级标准包括护士的学历、职称、工作年限等基本条件，主要考核标准有护士的工作量、工作质量、业务能力及工作表现等。手术室考核护士的临床工作能力，可以将护士轮转手术专科的多少、能胜任手术的难度级别、承担科室特殊工作的情况、承担教学 / 科研及管理任务的情况、应对紧急抢救手术的能力等作为工作能力的具体考核指标。也可在实际基础上，根据手术室工作的特点继续细化，从而体现护士能力的差别及高级别护士的价值。

**2. 手术室岗位管理** 应遵循医院总体要求，可根据实际需求设置管理岗位、教学岗位、临床护理岗位、后勤支持岗位等，其中临床护理岗位是手术室护理工作的主体，须占护理人力总数 90% 以上，日间手术室的护理人员须完成中心手术室轮转培训，经考核合格后方可进行日间手术相关配合。

**3. 麻醉护士管理** 随着麻醉护理队伍不断壮大，亚专科建设为大势所趋，麻醉护士工作内容、地点和时间段的多样性，为管理者带来管理上的挑战。可通过各项规章制度，如岗位轮转制度、分层管理制度、质控小组制度、排班制度等，对麻醉护士进行规范管理，保证各岗位工作的有序开展。

**4. 辅助人员管理** 日间手术室辅助人员须严格遵守医院及科室的各项规章制度。依据岗位分工不同，制订各岗位工作职责，逐一细化工作流程，将辅助人员的职责严格界定在非护理技术层面，通过制度的有效贯彻，防范并杜绝"以工代护"的不良现象。应设专人定期对辅助人员进行培训。护士长及手术室的每位护士对辅助人员的工作都有监督和督导责任，发现问题及时解决，防患于未然。

## （三）日间手术室门禁管理

手术室是医院风险最高和管理难度最大的科室之一，是患者治疗的特殊场所，国家对手术室的管理有严格的标准。因此凡是进入手术室的人员，必须严格遵守国家和医院的相关规章制度。

各类人员（包括手术医师、辅助科室人员等）进入手术室前，均须取得相应的资质，凭有效身份证明进入手术室。进入手术室须按规定正确着装，并服从手术室管理要求。非手术相关人员（外来人员）进入手术室须符合医院及手术室的管理要求，完善相关资质审核及登记。

（邹世蓉）

**参考文献**

[1] 王兴鹏.日间手术的实践 [M]. 上海：上海交通大学出版社,2009:24-28.

[2] 潘苏，罗惠，夏艳. 现代手术室护理管理 [M]. 济南：济南出版社,2006:177-190.

[3] SU-YUEH C，WEN-CHUAN W，CHING-SHENG C，et al. Job rotation and internal marketing for increased job satisfaction and organizational commitment in hospital nursing staff[J]. J Nurs Manag,2015,23(3):297-306.

[4] 吕晓凡.麻醉护理多岗位的一体化管理实践 [J]. 护理学报,2019,26(20):11-14.

[5] 徐梅.手术室护理人员岗位管理体系的建设与实践 [J]. 中华护理杂志,2017,52(9):1055-1058.

[6] 高莉梅.手术室辅助人员的培训与管理 [J]. 河北医药,2011,33(11):1741-1742.

[7] 郭莉，徐梅.手术室专科护理 [M]. 北京：人民卫生出版社,2019:25-35.

# 第三节　日间手术室设施设备管理

随着日间手术术种及术式的日趋多样化，日间手术室配置了更多种类、更加精密的设施设备。手术室的仪器设备不仅直接关系着患者的手术安全，同时也是医疗机构医疗服务水平的重要体现。

## 一、日间手术室基础设施

### （一）供电设施

1. 宜采用独立双路电源供电，防止因意外停电影响手术进程。

2. 总配电柜应设立于非洁净区内，每个手术间应设置独立的专用配电箱（柜），箱门不应开向手术间内。

3. 洁净手术室用电应与辅助房间用电分开。

4. 洁净手术室的净化空调设备应能在本室内实施远程控制。

5. 手术室内的中央控制箱和插座箱箱体的内腔应密封；用电设施和显示板应与手术室墙面齐平、严密。

6. **电插座箱**　每间手术间内应设置不少于 3 个治疗设备用电插座箱，每个箱内插座不宜少于 3 个；不少于 1 个非治疗设备用电插座箱，箱内插座不宜少于 3 个，其中应至少有 1 个三相插座，并应在面板上有明显的"非治疗用电"标识。

7. 在洁净手术室内地面安装插座时，插座应有防水措施；辅助用房的插座应根据功能及使用者要求布置。

8. **照明**　手术室照度均匀度应不低于 0.7lx；手术台的照明灯具应至少有 3 支灯具有

应急照明电源供电；有治疗功能的房间应至少有 1 支灯具有应急电源供电。

9. 手术室内照明应优选节能灯具，灯具应有防眩光灯罩；应为嵌入式密闭灯带，灯带应布置在送风口之外。

10. 电力电子装置的谐波会严重干扰手术室内医疗器械的正常使用，影响手术室内医疗检测装置的工作精度和可靠性。因此，在手术室竣工验收时，谐波检测标准应遵循《电磁兼容 限值 谐波电流发射限值（设备每相输入电流 ≤ 16A）》（GB 17625.1—2012）和《电磁兼容 限值 对额定电流大于16A的设备在低压供电系统中产生的谐波电流的限制》（GB/Z 17625.6—2003）的要求。

### （二）给水排水设施

1. **给水** 管道均应暗装，横管布置在设备层、技术夹道内；立管可布置在墙板、管槽或技术夹道内；管道穿过洁净室墙壁、楼板处必须设套管，并做好管道和套管之间的密封措施；对于可能结露的管道采取必要的防结露措施。

2. **给水管道** 可选择铝塑复合管、交联聚乙烯（PE-X）管、无规共聚聚乙烯（PP-R）管及不锈钢管和铜管。供水管道应有两路进口且连续正压供水，防止管道外的物质污染洁净手术部的水质。

3. 洁净手术部用水应符合现行国家标准《生活饮用水卫生标准》（GB 5749—2022）的要求，对水质要求较高的手术室，刷手用水除符合饮用水标准外，可安装小型除菌过滤设备，或采用氧化电位消毒水。

4. 盥洗设备应同时设置冷热水系统，当由存储设备供热水时，水温应不低于 60℃；当设置循环系统时，循环水温应不低于 50℃，以保证蓄水温度不利于肺炎球菌的生长温度。可通过安装靠近排放点的调温混合阀，将出水龙头的水温降至 40～45℃，以满足刷手需求。

5. **水龙头** 应设立非手动开关水龙头，目前国内广泛采用肘式、脚踏式、膝式、光电及红外线控制开关。

6. **刷手池** 刷手池应在洁净区域内且邻近手术间，最好在单独的刷手间内；刷手池应可同时供应冷热水，水龙头按照 ≤ 2 个 / 手术间的要求配置。

7. **排水** 洁净手术部内排水设备应在排水口的下部设置高度大于 50mm 的水封装置。洁净区内不应设置地漏，其他地方的地漏应采用设有防污染措施的专用密封地漏，且不得采用钟罩式地漏；排水横管直径应比设计值大一级。

### （三）医用气体

医用气体包括：氧气、压缩空气、氧化亚氮（笑气）、氮气、二氧化碳、氩气（可随设备需要配置）等。应设有负压（真空）吸引以及废气回收排放的装置。

1. 洁净手术部医用气源应符合现行国家标准《医用气体工程技术规范》（GB 50751—

2012）的要求。

2. 气源应从中心供给站单独接入，医用气源不论气态或者液态，都应按日用量储备足够的备用量，不宜少于3天。

3. 中心站气源应设2组，应一用一备，并应具备人工和自动切换报警功能。

4. 手术室内各气源应设置维修阀和调节装置，气体终端一般设悬吊式和壁式2种，起到安全互补作用。气体管道安装应单独做支吊架，不应与其他管道共架敷设；与燃气管、腐蚀性气体距离应大于1.5m，且应有隔离措施；与电线管道平行距离应大于0.5m，交叉距离大于0.3m，当空间无法保证时，应做绝缘防护处理。

5. 气体终端接头应选用插拔式自封快速接头，接头应耐腐蚀、无毒、不燃，安全可靠，使用方便，使用次数不宜少于20 000次；不同种类快速接头不允许有互换性，从结构上防止插错而出事故。

6. 负压吸引终端须设置调压装置，保证术中可调节不同压力；吸引装置上应有防倒吸装置，以防在使用中将污物吸入而堵塞管路。

7. 供气设备使用相关注意事项包括以下几方面。

（1）各类气体终端接口应保持异样性，不具备互换性。

（2）手术间控制面板应有明显的气体标识，并具有超压、低压报警装置。

（3）保持手术间吊塔及墙壁备用气源插口的清洁，每日手术结束后应与手术间物品表面清洁同时进行。

（4）手术结束后应检查气源接口有无漏气；麻醉机氧气应处于完全关闭状态；负压吸引应处于完全关闭状态。

（5）墙壁的备用气源接口应定期检查，确保处于正常功能状态。

（6）使用瓶装气源时应准备足量气瓶，并将气瓶保存于温度适中、远离火源及避免碰撞的区域；进入手术间时保持瓶身清洁，压力表、流量表在功能状态；空瓶应悬挂空瓶标识，并及时移出手术间。

# 二、日间手术间设施设备

## （一）手术间基本设施与数量（表3-3-1）

表3-3-1　手术间基本设施与数量

| 设施名称 | 每个手术间最低配置数量 |
| --- | --- |
| 无影灯 | 1套 |
| 手术床 | 1台 |
| 计时器 | 1只 |

| 设施名称 | 每个手术间最低配置数量 |
| --- | --- |
| 医用气源装置 | 2套 |
| 麻醉气体排放装置 | 1套 |
| 医用吊塔、吊架 | 根据需要配置 |
| 电话 | 1部 |
| 观片灯(嵌入式)或终端显示屏 | 根据需要配置 |
| 温箱 | 1个 |
| 药品柜(嵌入式) | 1个 |
| 麻醉药品柜(嵌入式) | 1个 |
| 器械柜(嵌入式) | 1个 |
| 净化空气参数显示调控面板 | 1块 |
| 记录板 | 1块 |
| 麻醉机 | 1台 |
| 心电监护仪 | 1台 |
| 防火花插座 | 根据需要配置 |
| 负压吸引装置 | 根据需要配置 |

注：可按医疗要求调整所需设施。

1. 无影灯应根据手术要求和手术间面积进行配置，宜采用多头无影灯。

2. 手术室计时器应兼具麻醉计时、手术计时和一般时钟的功能，应有时、分、秒的清楚标识，应在患者不易看到的墙面上方。

3. 医用气源装置应分别设置在手术台患者头部右侧麻醉吊塔上和靠近麻醉机的墙上。距地面高度 1.0 ~ 1.2m，麻醉气体排放装置宜设在麻醉吊塔（或壁式气体终端）上。

4. 观片灯数量应按照手术间大小类型配置，观片灯或终端显示屏宜在手术医师对面墙上的合适位置。

5. 器械柜、药品柜宜嵌入手术台脚端墙内方便的位置，麻醉药品柜宜嵌入手术台患者头侧墙上合适位置。

## （二）手术间特殊设备与数量

手术间特殊设备与数量应根据所在日间手术室所开展的具体术式、数量等实际情况配备，须注意事项如下。

1. 电外科设备避免在富氧环境中使用。

2. 临床常见的腔镜类型有：腹腔镜、胸腔镜、宫腔镜、关节镜、泌尿镜、鼻内镜等，应根据实际手术种类进行配置。

3. 能量平台应遵循使用说明进行使用与维护。

## 三、设备管理与维护

### （一）设备管理

1. 手术室仪器设备作为辅助治疗的重要工具，是保证患者治疗效果的关键。在手术过程中，任何一件仪器设备出现故障，都会影响治疗过程。加强对手术室仪器设备的管理，可降低仪器设备在手术过程中出现故障的概率，延长其使用寿命。

2. 须制订手术室仪器设备管理制度，制订相关仪器的使用及管理标准，并按照标准对护士进行培训。仪器维护管理宜做到四定：定点放置、定人管理、定期培训、定期考核。

3. 设立日间手术室固定资产档案进行设备管理。

4. 可由专人负责建立设备信息维护及保养档案。该档案应能清晰地反映设备具体信息，及时准确地录入设备维护、保养、报废等情况，为设备质量持续改进提供参考依据。设备基本信息包括：设备名称、启用日期、生产厂家、型号、固定资产码、设备产品序列号、使用追溯码、存放位置、厂家维修联系方式等。宜配备设备图片，包括主机、附件及使用耗材，图文并茂，便于区分与识别。设备维护保养信息包括：维修保养日期、原因、费用、结果及人员。

5. 设立特殊仪器使用登记。登记信息应有仪器设备名称、使用日期、使用手术间、患者姓名、登记号及使用者签名。如设备出现问题，可方便寻找上一次使用情况。

6. 制作统一管理标签。为手术室设备仪器制作统一标签粘贴在设备机身及其所携带附件上，即使物品丢失或者串入其他手术间，也能根据标识找寻。

7. 可采用空间分区管理。按专科、使用频率、占地面积等顺序，对仪器设备进行空间分区管理。可用红色胶带划分"停车位"并标识仪器设备名称，同时在仪器间墙壁醒目位置贴上仪器设备分布图，根据仪器分布图、仪器名称进行取用和归位。

8. 建议加强关于仪器使用的培训，可采取知识讲解、操作比赛等线下方式，也可使用微信等工具进行线上培训。

9. 根据自身条件可引进信息化的管理方法，如：①无线射频识别（radio frequency identification，RFID）技术，对设备进行追踪和管理，了解设备安全状态以便改善设备质量；②可将二维码技术应用于医院设备管理，对仪器设备信息（包括仪器一般信息、使用流程和方法、维护规范、追踪信息等）整理生成二维码，通过扫描二维码获取信息。

### （二）设备养护管理

通过科学的维护保养，可降低医院运行成本，延长仪器设备的使用寿命。

1. 充分重视医疗仪器设备的工作环境。安装医疗仪器设备时注意安装环境，附近区域的机械振动对仪器设备的影响较大，应注意避免。

2. 为医疗仪器设备的应用营造良好的环境，避免接触有强腐蚀的化学物质；做好外部防尘工作及内部清洁工作，避免电路板因细小灰尘聚集而在天气潮湿时出现短路，损坏仪器设备。

3. 完善仪器设备维护保养制度，建立多元化责任制，将仪器设备维护保养管理要求印刷成册以供阅读，仪器设备出现故障或者损坏，参与手术的人员均需承担责任。

4. 践行分级管理模式，形成仪器设备维护保养三级管理机制，确定不同分级人员的主要责任。

5. 完善仪器设备维护保养内容和记录。制订仪器设备的三级保养计划，一级维护保养主要是日常常规保养；二级维护保养主要是仪器设备使用者以及专业维护保养人员来制订检查清理的计划；三级维护保养需要专业人员参与，进行精密度的调整以及零部件的更换等。做好相应的维护保养记录工作，对出现故障的时间以及内容等进行详细记录，提高维护保养质量。

（杨加彬）

## 参考文献

[1] 何春艳,刘红,向文娟,等.PDCA 循环管理法在手术室护理安全与质量改进中的应用效果分析 [J]. 实用临床医药杂志 ,2017,21(16):106-108.

[2] 李秀华,郭莉,徐梅,等.手术室专科护理 [M]. 北京 : 人民卫生出版社 ,2018.

[3] 余遥,赵体玉,刘俊雅.基于 RFID 技术的麻醉药品管理系统设计与应用 [J]. 中国数字医学, 2017,12(12):30-32.

[4] 余涛,李莉萍,纪云兆,等.二维码在手术室仪器设备管理中的应用 [J]. 医疗装备 ,2019, 32(6):69-70.

[5] 黄海晓.医疗仪器设备预防性维修的意义及措施 [J]. 山东工业技术 ,2016(20):267.

[6] 周斌.医疗仪器设备维护与保养方法 [J]. 设备管理与维修 ,2018(22):95-97.

[7] 刘芹.探讨新常态护理管理模式在手术室医疗设备维护保养中的应用效果 [J]. 中西医结合心血管病电子杂志 ,2020,8(5):126,152.

# 第四节　日间手术室医院感染管理

日间手术患者住院时间短，患者术前及术后居家状态难以控制，一旦发生医院感染，可能不会立刻表现出症状，患者归家后因感染再入院，会给患者造成额外的负担，因此做好日间手术室的医院感染管理尤为重要。有效预防和控制医院感染，既能保证患者的安全、提高患者满意度，又能保障医疗安全、提高医疗质量。

日间手术室的医院感染管理应以《中华人民共和国传染病防治法》、《医院感染管理办法》、《医务人员手卫生规范》（WS/T　313—2009）、《消毒技术规范》等为基础，结合各医疗机构的实际情况，制订适合本单位的医院感染管理制度并进行管理。

# 一、日间手术室医院感染管理组织构架与职责

**1. 组织架构**　目前我国医院感染管理体系实行三级网络结构体系，由医院感染管理委员会、医院感染管理科（部门）和科室医院感染管理小组组成。日间手术室的医院感染管理应当根据各医疗机构的情况实行三级管理，负责日间手术室的感染管理工作。

**2. 日间手术室感染管理小组工作职责**

（1）小组成员按时参加医院感染管理会议，动态了解医院感染管理工作要求，推进各项工作的落实。

（2）根据实际情况制订适合的医院感染管理工作手册，按计划、按时间进行相关工作，通过有效干预，预防、降低医院感染的发生。

（3）定期进行自查，召开感染管理小组会议，针对检查中发现的问题进行原因分析，制订整改措施，追踪改进效果，持续质量改进。

（4）加强手术室重点环节、重点人群及重点部位的医院感染管理与监督。

（5）负责对科室各级各类人员进行医院感染相关知识与技能的培训与考核。

# 二、日间手术室环境管理

## （一）空气净化

1. 手术室常用的空气净化方法有自然通风、机械通风、空气过滤和洁净技术、紫外线消毒、化学消毒等。

2. 日间手术室的空气标准应达到《医院空气净化管理规范》（WS/T 368—2012）、《医院消毒卫生标准》（GB 15982—2012）的要求。

3. 定期对手术间的空气质量进行监测，并将结果备案。

## （二）空气净化设备的保养

1. 遵循《医院空气净化管理规范》（WS/T 368—2012）的要求，对手术室空气净化设施进行维护与保养。

2. 定期对空气处理机组、新风机组进行检查，保持清洁。

3. 设立专职人员对空气净化系统进行维修与保养，制订运行手册，要有跟踪、有记录。

4. 按时更换手术间回风口过滤网及排气口过滤网，发现堵塞和污染及时更换。

5. 感染患者手术必须按规定进行消毒处理，如负压手术间或其他手术间进行了空气、飞沫隔离手术时，应及时更换回风口过滤网及排气口过滤网，并用消毒剂清洁回风口内表面。

### （三）手术室环境表面清洁与消毒

环境卫生是手术室医院感染防控的基石，严格落实《医疗机构消毒技术规范》（WS/T 367—2012）的要求，做好手术室环境表面清洁与消毒，切断各种病菌的传播途径，避免交叉感染，杜绝医院感染不良事件发生，确保患者安全。

1. 由手术室医院感染管理人员落实本区域的自查项目，医院感染管理科人员定期或不定期到科室督查，发现问题及时反馈、分析、整改，并在医院感染管理手册上做好记录备查。

2. 按照《医疗机构消毒技术规范》（WS/T 367—2012）中对环境物表、清洁用品清洁消毒的要求，对手术室进行清洁消毒。手术间环境表面日常清洁消毒使用 500mg/L 含氯消毒剂，如遇血液、体液污染及感染手术如肝炎、梅毒、艾滋病等用 2 000mg/L 含氯消毒剂清洁消毒物体表面、地面。

3. 加强重点环节的质量监管，如连台手术及终末环境表面清洁消毒、感染手术消毒隔离、含氯消毒剂正确配制及使用等。

4. 制订标准化的清洁与消毒方法操作规程，包括工作流程、时间与频率等，清洁消毒时有序进行，遵循由上而下、由周围区向中心区、由清洁区向污染区的原则。

5. 加强对保洁人员的培训及督查，并对手术室环境清洁情况进行抽查，针对存在问题与保洁人员共同制订整改计划，持续改进。

6. 定期对手术间物体表面、医务人员手消毒、使用中消毒液等进行环境卫生学监测，要求环境表面菌落数监测合格率 100%。

## 三、日间手术室人员行为管理

### （一）工作人员行为规范

各医疗机构可根据实际情况制订工作人员行为规范，严格管理各级各类人员在手术区域内的行为，包括规范着装、严格无菌技术操作等，以保护患者和医务人员安全，降低手术部位感染的风险。

1. 工作人员须经工作人员通道进入手术室，在指定区域更换专用鞋及手术服装，帽子应当完全遮盖头发，口罩遮住口鼻面部，内穿衣物不能外露于工作服、洗手衣裤或参观衣外。

2. 外科口罩及洗手衣裤或工作服一旦被污染或可疑污染须立即更换；使用后的洗手衣裤及保暖夹克应每天更换，并统一回收进行清洗、消毒；外科口罩及一次性手术帽摘下后放入黄色垃圾袋中；防护鞋一人一用一消毒。

3. 临时需要外出人员，须穿好外出衣、外出鞋，规范着装外出。

4. 严格按照无菌原则进行操作，不得有违反无菌技术操作的行为。

5. 对各级人员着装、行为等进行指导与监督。

### （二）工作人员手卫生管理

手卫生是医务人员在从事职业活动过程中的洗手、卫生手消毒和外科手消毒的总称。手卫生是降低医院感染发生率最基本、最简单且行之有效的手段。日间手术时间短、节奏快，医务人员洗手频率增加，依从性会有所下降，为了预防医院感染的发生，保障患者的安全，各医疗机构应按照《医务人员手卫生规范》（WS/T 313—2009）的要求严格执行。

1. 接触患者前、清洁/无菌操作前，接触患者、患者体液/血液、周围环境后应当进行卫生手消毒（"两前三后"）。

2. 应按照手术间的数量配备洗手池，每2～4间手术间应独立设置1个洗手池，水龙头数量不少于手术间数量，水龙头开关应为非手触式。

**3. 外科手消毒**

（1）外科手消毒应遵循的原则：①先洗手，后消毒；②不同患者手术之间、手套破损或手被污染时，应重新进行外科手消毒。

（2）外科洗手方法与要求：①洗手之前应先摘除手部饰物，修剪指甲，指甲长度不超过指尖；②取适量清洁剂采用刷手或免刷手方法，清洗双手、前臂和上臂下1/3，并认真揉搓，注意清洁指甲下的污垢和手部皮肤的褶皱处；③流动水冲洗双手、前臂和上臂下1/3；④使用干手物品擦干双手、前臂和上臂下1/3。

（3）外科手消毒方法：①冲洗手消毒方法，取适量手消毒剂涂抹至双手每个部位、前臂和上臂下1/3，并认真揉搓2～6分钟，用流动水冲净双手、前臂和上臂下1/3，无菌巾擦干。流动水应达到《生活饮用水卫生标准》（GB 5749—2022）规定。特殊情况水质达不到要求时，在戴手套前应用醇类消毒剂再消毒双手后戴手套。手消毒剂的取液量、揉搓时间及使用方法应遵循产品说明书。②免冲洗手消毒方法，取适量免冲洗手消毒剂涂抹至双手每个部位、前臂和上臂下1/3，认真涂抹直至消毒剂干燥。手消毒剂的取液量、揉搓时间及使用方法遵循产品说明书。

### （三）医务人员职业防护管理

手术室是发生职业暴露的高风险区域，日间手术时间短、节奏快，容易发生职业暴露，在日常工作中应当采用标准预防，加强培训，保护患者及医务人员。

1. **标准预防** 针对医院所有患者和医务人员采取的一组预防感染的措施,包括手卫生,根据预期可能的暴露选用手套、隔离衣、口罩、护目镜或防护面屏及安全注射器。也包括穿戴合适的防护用品处理患者环境中污染的物品与医疗器械。

2. 配备足够的防护用品,防护用品放置的位置应便于取用,定期检查以保证使用。

3. 制订发生职业暴露后的应急预案,加强培训,人人掌握职业暴露的应急处理流程。

4. **发生职业暴露的应急处理流程** 发生针刺伤如有伤口,应由近心端向远心端挤压,避免挤压伤口局部,尽可能挤压出损伤处的血液,再用流动水冲洗,消毒后包扎。发生黏膜暴露,应用流动水清洗被污染的皮肤,使用生理盐水冲洗被污染的黏膜。

5. 建立职业防护上报制度,持续质量改进。

## 四、日间手术室无菌物品管理

1. 建立无菌物品管理制度,无菌室宜设专人管理。

2. 一次性无菌物品应专库储存,按不同种类、不同型号分别放置。

3. 无菌物品需按有效期先后顺序摆放,遵循先进先出原则,所有无菌用品一律高于地面 20cm 存放,物品距离墙壁距离不小于 5cm,距天花板 50cm。

4. 无菌物品库房必须设立在洁净区内,室内保证洁净、阴凉、干燥,温度保持在 18~20℃,湿度为 40%~60%。

5. 所有无菌物品应标签完整、清洁,灭菌合格并在有效期内,如有包装破损、潮湿等情况应严禁使用。

6. 无菌物品由专人发放,并有记录。

7. 宜根据日间手术的种类,设置日间手术专用包,并单独管理使用。

## 五、日间手术室医疗废物管理

日间手术室应依据《医疗废物管理条例》《医疗卫生机构医疗废物管理办法》《医疗废物分类目录》等法律法规,加强对医疗废物的安全管理。

1. 加强手术间垃圾分类管理,按规范对垃圾进行收集、分类,不得混装,手术间垃圾做到每台清理。

2. 一般医疗垃圾装入黄色塑料袋,锐器类物品放入专用容器内,生活垃圾放入黑色塑料袋,液体软包装袋等放入白色垃圾袋,专袋专用,严禁复用和取出。

3. 医疗垃圾应按要求规范张贴相应标识,扎紧袋口,应采用鹅颈式扎袋,注意在运输过程中不允许有渗漏、溢出等,如垃圾袋有破损,应在外再加套黄色垃圾袋。

4. 传染病患者或者疑似传染病患者产生的医疗垃圾,应使用双层医疗垃圾袋盛装,并及时密封。

5. 医疗垃圾需上锁管理，严格交接制度，由专人督导医疗垃圾的回收称重、规范登记，记录至少保存 3 年。

# 六、手术部位感染管理

手术部位感染（SSI）是指发生在手术切口的感染，包括在手术期间病原菌进入邻近组织形成的深部感染。

## （一）手术部位感染因素

**1. 内源性相关因素**　年龄、基础疾病、营养状况等。

**2. 外源性相关因素**　手术物品消毒灭菌、无菌技术、医院环境等。

## （二）手术部位感染预防措施

**1. 术前自身准备**　控制血糖，戒烟等。

**2. 术前正确的皮肤准备**　入院前一天晚上沐浴；如需皮肤准备，最好术前在手术室备皮，不推荐用剃刀。

**3. 手术室环境**　严格控制手术室人员的数量，减少不必要的走动。

**4. 手术部位皮肤消毒**　选用碘附等作用持久的消毒剂，遵循消毒原则进行皮肤消毒。

5. 建议使用手术皮肤贴膜。

6. 根据手术需求，合理预防性使用抗生素。

7. 保证手术器械无菌，严格无菌操作。

**8. 术后伤口管理**　保持清洁干燥，按时换药。

（曹　羽　施　莉）

参考文献

[1]　徐世兰, 吴佳玉, 等. 医院评审评价之医院感染管理常见问题解答 [M]. 成都：四川大学出版社, 2017:1-5.

[2]　胡必杰, 胡国庆, 卢岩, 等. 医疗机构空气净化最佳实践 [M]. 上海：上海科学技术出版社, 2012:3-4.

[3]　曹春淼, 李丹, 唐静, 等. 临床实用护理技术 [M]. 长春：吉林科学技术出版社, 2017:243-247.

# 第五节　日间手术室手术安全管理

影响医疗质量与安全管理的五大要素主要是人员、物资、仪器设备、制度和时间。日间手术模式下,日间手术室承担着整个医疗流程中最关键的一部分,手术安全影响着后续环节的顺畅进行。因此,日间手术室的安全管理须规范化,其中,相关制度的建立是保证日间手术质量和安全的关键。

## 一、日间手术室护理人员配备与培训管理

### (一)日间手术室安全组织框架

护理安全是管理的重要内容,构建有效的医疗质量保障体系至关重要。因此,应成立日间手术室管理小组,小组成员应包括科室各级管理人员,负责管理手术室的安全事务。宜采取三级管理模式,落实人人参与管理。

### (二)人员配置

日间手术室护理人员应具备丰富的临床经验,能全面、准确评估日间手术患者除手术相关疾病外的其他身体状态;还应具有较强的沟通能力。根据日间手术室特点,实施护理人员能级管理,有效管理各能级护理人员可以提升护理质量。

### (三)日间手术室护理人员培训

日间手术室护理人员应进行全方位的日间手术知识培训,强化安全意识。包括但不限于以下方面的内容:专业知识、法律法规、护理风险预警、警示教育、护理安全及风险管理、风险隐患、不良事件征兆、护理不良事件风险应急预案、沟通技巧等,以此保障患者高质量的护理。以多种形式开展技能培训和专业知识讲座,提供学习与提升的机会,更新手术室安全管理知识库,开展案例分析、管理查房等,均有利于护理人员理解和掌握相关制度,提高护理技能。

建设专科化护理团队,以提高护理质量进而达到安全管理的目的。制订标准化工作流程有助于细化和量化护理工作,减少工作中的遗漏和差错,有利于日间手术患者的安全。

## 二、日间手术室环境安全管理

环境设施作为护理服务质量的载体,越来越多的管理者已经开始重视环境设施的管理,以此来提高环境区域的安全性。

1. 日间手术室的建筑布局应按照相关规范及日间手术治疗流程,做到合理分区与布

局，符合功能流程合理和洁污分区的原则，标识醒目、清晰。进出通道宽敞、明亮、无障碍物，地面无水渍、无障碍物，及时清理杂物，根据实际情况放置警示标识。有通风设备，空气无异味。

2. 手术间环境需保持安静、整洁，各类仪器设备放置位置合理。

3. 特殊患者有专用的处置区域及使用规范。

4. 进入手术室的各类人员应严格遵守手术室的相关制度，服从手术室的监督管理，任何人（包括手术室工作人员）非工作需要，不得随意进入手术室或在手术室内逗留。

5. 手术室常规环境由指定人员按要求进行维护，环境安全应由专人定期负责检测。

6. 手术室区域内严禁吸烟，严禁用火（包括电热设备），特殊情况必须经安全管理小组讨论通过。

## 三、日间手术室患者安全管理

### （一）手术安全管理

手术安全核查制度是医疗质量安全核心制度之一。手术安全核查是由具有执业资质的手术医师、麻醉医师和手术室护士三方（以下简称"三方"），分别在麻醉实施前、手术开始前和患者离开手术室前，共同对患者身份和手术部位等内容进行核查。无论是日间手术或是择期手术，均应落实手术安全核查制度。

落实日间手术患者身份核查制度，防止不良事件的发生。日间手术患者均应佩戴腕带以便核查。患者的身份识别应采取至少2种方式，如患者姓名和登记号，患者或家属应参与共同核查。核查内容包括：①患者个人信息与腕带信息是否一致；②带入物品及药品；③手术部位标识；④其他情况核查，如禁饮禁食、特殊药物的使用、其他疾病状态评估等。任何一个环节或内容存疑时，均应暂停手术。

### （二）管道管理

日间手术常规不放置引流管、鼻胃管、导尿管。如确需安置管道，护理人员应做好解释工作，包括安置管道的目的、重要性和注意事项，取得患者配合。加强各类导管的管理，包括妥善固定管路，做好管路标识。对不清醒、不配合或躁动的患者进行评估，必要时进行适当约束，防止意外拔管。一旦发生管路脱落，应立即按照应急预案处理。

### （三）用药管理

安全用药是患者10大安全目标之一。日间手术涉及病种较多，使用药品品种、规格繁多，存在一定的用药安全管理风险。因此，应建立标准化的用药流程及药品使用方法，加强医护药各方沟通，保障药物正确、安全地使用。药师作为具有药学专业资质的人员，是保证药品质量和用药安全的关键技术力量，在用药管理中让药师共同参与管理不失为一种较好的办法。

## （四）意外伤害的预防管理

手术室是一个特殊的场所，日间手术室患者病种繁多，涉及各年龄段，可能致伤的因素众多，常见的意外伤害包括但不限于跌倒坠床、医疗器械相关性损伤、低温烫伤、各类烧伤等。同时，因日间手术患者术前准备情况不确定，也可能导致意外伤害的发生。因此围手术期加强评估，针对患者情况采取个性化的防范措施，避免患者意外伤害，是所有医护人员共同的职责。

**1. 皮肤管理** 手术压力性损伤发生率是评价手术室护理质量的重要指标。规范手术室压力性损伤管理制度，实施三级护理管理和监控，能有效预防手术患者压力性损伤的发生。对日间手术患者进行全面评估，采取相应护理措施，有利于预防损伤发生；对于术前已存在的压力性损伤，应详细记录压力性损伤的情况，包括发生的部位、面积、分期、已采取的处理、转归等；对评估高危和已经发生压力性损伤的患者，应严格对皮肤情况进行交接。

**2. 跌倒坠床管理** 预防跌倒坠床同样是患者 10 大安全目标之一。日间手术于院前完成检查的特点，使日间手术患者的术前准备存在不确定性，患者术前病情及用药情况的不确定，均会增加患者跌倒坠床的风险。可从制订规范的跌倒坠床管理规程、对护理人员进行相关知识的培训、增加相关知识和判断能力、加强对家属和患者的宣教、制订应急处理预案等多个环节预防跌倒坠床的发生。

（张世辉）

**参考文献**

[1] YEILADA F,DIREKTOR E.Health care service quality：a comparison of public and private hospitals[J]. Afr J Business Manag,2010,4(6):962-971.

[2] 陈勤芳，戴珍娟.日间手术中心护理人员的能级管理 [J].护理学杂志,2015,30(2):42-44.

[3] 戴燕，马洪升，张雨晨.华西日间手术护理管理制度规范构建与实践 [J].华西医学,2017,32(4):497-499.

[4] 李红娣，张利，吴玉文.护理警示标识在眼科护理安全管理中的应用 [J].护理实践与研究,2013,10(19):64-65.

[5] 陆晔峰，林靖怡，冯佳琪，等.日间手术护理管理的研究进展 [J].护理研究 2018,32(10):1499-1503.

[6] 李霞，陈忠兰，刘华英，等.日间手术患者身份识别方案的应用效果评价 [J].护士进修杂志,2013,28(11):981-984.

[7] 朱道珺，张世辉，戴燕，等.四川大学华西医院日间手术室护理管理规范 [J].华西医学,2019,34(2):140-

143.

[8] 王瑾, 郑明琳, 樊萍. 规范化药品管理在日间手术病房中的探索与实践 [J]. 华西医学, 2020,35(2):207-209.

[9] 宋芳, 赵倩楠, 赵杰. 手术室患者术中压力性损伤形成的相关危险因素分析及其护理对策 [J]. 护理实践与研究, 2019,16(16):15-17.

# 第六节 日间手术室应急管理

应急管理是针对重特大事故灾害的危险问题提出的。日间手术室的应急管理是指日间手术室对手术突发事件的事前预防、事发应对、事中处理和善后恢复过程，通过建立必要的应对机制，采取一系列必要措施，应用科学、技术、规范的管理手段，保障手术患者安全。日间手术具有较为严格的评估、筛选流程，手术、麻醉风险较小，但仍可能存在各类突发事件，需具备完善的应急管理能力。

## 一、日间手术室应急管理组织体系

### （一）应急管理体系组织框架

日间手术室宜成立应急小组，麻醉科主任、手术室护士长是主要负责人，各区域的组长为第二责任人。执行者包括麻醉医师、外科医师、手术室护士、设备工程人员、工勤人员等。

### （二）职责与分工

各医疗机构应结合实际情况，完善应急管理体系。可根据现场情况，将人员分为指挥组、通信组、现场处置组、救助组等，分别负责处理各项事务。各组成员均应遵守救助原则，即患者第一、工作人员次之。

## 二、应急物品管理

### （一）日间手术应急器械管理

日间手术室应保证急救物品准备充足，应急物资定位放置，各专业急救器械宜就近放置，专人定时查看使用状态及有效期，保证日间手术应急器械的有效使用。

### （二）日间手术应急耗材管理

一次性耗材储备在日间手术库房即二级库房，按手术量配置常用耗材基数，由专人管理，定期根据手术间基本物资使用情况进行补充。常规手术过程中需要用到的物品均须术前充分准备。应急耗材须保证数量的相对固定，定期专人检查，确保急救物品的有效性。应急物资的储备是实施日间手术应急预案的可靠保障。

## 三、日间手术室术中应急预案

针对日间手术患者术中可能发生的突发情况，最重要的预防措施是：医务人员须在术前了解患者病情尤其是过敏史，术前备好各种抢救物品及药品；术中巡回护士密切观察患者生命体征，及时与麻醉医师、手术医师沟通。

### （一）手术患者呼吸、心搏骤停的应急预案

1. 保持患者呼吸道通畅，必要时行气管插管。
2. 快速建立静脉通道，必要时中心静脉置管。
3. 准备抢救药物、手术器械和一次性耗材，保证除颤仪、呼吸机等仪器功能正常。
4. 严格执行三查八对制度和无菌操作规范，积极配合手术医师、麻醉医师进行抢救。
5. 遵医嘱给予抢救药物，对于口头医嘱须复述经医师确认无误方能执行。药瓶、药袋保留至抢救结束，以便查对。
6. 密切监测生命体征变化，并准确记录输液量、尿量。
7. 完善抢救记录，安全转运患者持续生命支持。

### （二）过敏性休克的应急预案

1. 一旦发现患者出现过敏性休克，立即报告麻醉医师、手术医师，并立即逐级汇报。科室主任、护士长视情况安排增援人员。
2. 评估可能导致过敏的药物，立刻停止药物的输注，并保存输注的药物。
3. 巡回护士遵医嘱给药配合治疗，必要时增加静脉输液通道。
4. 洗手护士配合手术医师台上操作。
5. 密切观察患者血压和尿量，防止由低血压引起的组织灌注不足、对重要脏器的损伤，密切观察尿量，保持肾脏功能。
6. 若心搏骤停，按心搏骤停应急措施处理。
7. 完善抢救记录，安全转送患者。

### （三）术中大出血的应急预案

1. 发现患者大出血，立即通知手术医师、麻醉医师，报告科室主任、护士长，视情况安排增援人员。
2. 评估出血原因、部位及出血量，评估患者静脉通道是否满足抢救需要，必要时增

加静脉通道，行中心静脉置管。

3. 准备抢救药、液体及血液制品。遵医嘱进行补液、输血等扩容处理。

4. 洗手护士密切配合手术医师手术止血，巡回护士遵医嘱给药配合治疗，保证负压吸引器通畅。

5. 完善抢救记录，安全转送患者。

## 四、日间手术室突发事件应急预案

突发事件是指突然发生造成严重社会危害，需要采取应急处置措施予以应对的自然灾害、事故灾难、公共卫生事件和社会安全事件。

### （一）停电应急预案

**1. 预防措施** 手术室应配置应急照明工具（照明灯、手电筒等），定期检查、充电；专人负责定期检查各种仪器、设备的蓄电情况，仪器设备蓄电池应长期保持备用状态。

**2. 计划停电** 做好停电准备→应用应急设备，关闭无蓄电功能的仪器设备→密切观察病情，紧急情况处置→恢复供电→调整仪器参数→恢复正常工作→异常情况报告→如有异常及时处理并持续改进。

**3. 突然停电** 立即启动应急设备→通知后勤查找原因→密切观察病情，紧急情况处置→关闭无蓄电功能的仪器设备→恢复供电→调整参数→恢复正常工作→异常情况报告并备案→持续改进。

### （二）火灾的应急预案

**1. 预防措施** 制订火灾的应急预案和流程图，配备火警逃生路线图和消防器械、设施；定期开展火灾应急预案演练，加强火灾安全教育。处理火情时应确保手术患者及医务人员安全。

**2. 火灾的应急处理措施**

（1）发现火情后，立即仔细查看，判断火情是否可以控制。

（2）第一发现人立即呼救并通知周围人员，现场有 2 人及以上时，应自发形成分工展开灭火、报警，并逐级汇报。

（3）初起火险有蔓延风险应尽快抢救出易燃易爆危险品（如酒精等），防止二次火灾风险。

（4）如火情可控，应立即进行灭火。使用灭火器时，站在上风口连续使用灭火器灭火。

（5）如果是电气火灾，或着火区域内有电气线路设施，则在使用消火栓前，由专人负责将局部用电关掉（关闭前务必让现场人员知道）。

（6）经评估火灾无法控制时，则由消防救援队伍开展专业性灭火。

（7）根据情况使用疏散引导柜内救援物品，将患者、工作人员转移或疏散至安全地带，保证患者和自身生命安全。根据现场火势大小，按"先评估后疏散"原则开展疏散。利用安全通道逃生，不得搭乘电梯。手术室的患者由医护人员连同病床、呼吸器等必备的医疗设备，向同层相对安全的区域或其他楼层配置生命支持仪器区域疏散。疏散时，在确保安全的情况下，可撤出重要仪器设备及重要资料。

（8）制止无关人员或再次返回火场人员。

（9）善后处置：保护现场，各相关部（处）、科（室）按相关的职责分工负责处理好火灾事故的善后工作。

（10）进行原因分析，加强管理和宣教。

**3. 火灾的应急流程**

（1）发现火情→判断火情（可控）→立即灭火→上报相关部门并备案→分析原因→持续改进。

（2）发现火情→判断火情（不可控）→报警→上报相关部门→转移/疏散患者→尽可能控制火势和减少损失→做好善后处理→分析原因→持续改进。

## （三）使用中设备故障的应急预案

发现仪器故障→简单排除故障→不能排除，告知手术医师和麻醉医师、护士长→更换同类仪器→通知维修人员→故障仪器上标明"仪器故障"及故障出现时间→按设备维修程序进行处理。

## （四）泛水的应急预案

预防措施：加强安全巡视，定期检查水、电、气管道情况，发现异常及时更换；遇到停水应及时关闭总阀门，避免因突然来水后造成泛水；发现设备供水系统出现问题应及时报告维修。

应急流程：发现泛水→寻找原因→立即解决→不能解决通知后勤维修、上报→警示、断电→转移重要物资设备→现场清理→不良事件上报→分析原因持续改进。

日间手术通过优化流程在一定程度上提高了医疗资源的利用率，是一种安全有效的管理方式，但在运行过程中仍存在一些风险。通过完善日间手术室的应急管理，可以有效提高日间手术医疗及护理的安全性。

（罗艳丽　杨　茜）

**参考文献**

[1] 谭君梅,白晓霞,张健.柯氏评估模型在手术室应急预案培训效果评估中的应用[J].护理研究,2015,29(8):2737-2740.

[2] 戴燕,马洪升,张雨晨.华西日间手术护理管理制度规范构建与实践[J].华西医学,2017,32(4):497-499.

[3] 朱道珺,张世辉,戴燕,等.四川大学华西医院日间手术室护理管理规范[J].华西医学,2019,34(2):140-144.

[4] 中国研究性医院学会加速康复外科专业委员会,中国日间手术合作联盟.胆道外科日间手术规范化流程专家共识(2018版)[J].中华外科杂志,2018,56(5):321-327.

[5] 廖春花,贺吉群,刘秋秋.三甲医院手术室消防安全的规范化管理[J].当代护士,2017(1):160-161.

[6] 徐海峰.安全隐患自查模式在手术室护理风险管理中的应用效果观察及对护士综合能力的影响[J].医学理论与实践,2018,31(8):161-162.

# 第七节　日间手术室人力资源及排程管理

手术室护理人力资源是指具有从事手术室护理工作智力能力和体力能力的人员,即具有护理专业中专及以上学历、通过全国护士执业考试(或获得免试资格)并取得护士从业资格证书、在医疗机构直接为手术患者提供围手术期护理服务的护理人员。

近年来,由于各专科的发展,日间手术室所纳入的手术向更精准、快速、微创等方向发展,日间手术量持续增长,工作节奏逐渐加快,护理人力绝对或相对不足问题日益凸显,需要科学的岗位管理。

## 一、日间手术室人力资源管理

### (一)岗位设置原则

岗位设置是人力资源管理的重要环节,遵循岗位设置基本原则,同时应遵循医院人力资源管理的整体原则,基于临床实际工作,以医院发展和护士职业发展为目标,以护理人员层级管理为切入点,设置责、权、位相匹配的岗位。

**1. 按需设岗原则**　即以满足手术患者需要,设置岗位类别、职数、职责,同时结合日间手术室工作流程,与护士自身的职称、年资、职位等没有关系。

**2. 最低数量原则**　即以尽可能少的岗位来承担尽可能多的护理任务,限制在能有效完成护理工作所需岗位的最低数,最大限度提高人力资源使用效率,降低人力成本,实现效益最大化。

**3. 目标 - 任务原则** 岗位设置应有利于医院及科室的整体发展目标，服从医院及科室发展的大局，关键岗位的任务体现科室的主要工作目标。

**4. 动态调整原则** 岗位的设置不是一成不变的，而是要通过岗位评估判断岗位是否合理，岗位人是否称职，调整和优化作用发挥不到位的岗位，合并性质相同的重复岗位，增设遗漏岗位，并对现任岗位人进行优化，达到人与岗位的匹配。同时，岗位设置要随着专业发展、手术患者需求的变化而变化，更要符合医院体制、制度等变革的需要。

日间手术室护理管理者需要有敏感性和预见能力，不断调整、不断优化岗位设置，建立更为灵活的用人机制，以满足日间手术患者、医院和社会的需要。

### （二）护理人员准入及要求

结合日间手术室的实际工作情况，决定需要设置的岗位、如何设置岗位、如何摆正各岗位之间关系，其核心是明确关键岗位和制订标准化岗位工作流程。

关键岗位即需要关键技能、不易被取代、在手术室的护理工作中起到至关重要作用或重要辅助作用的岗位。关键岗位的特点是专业性强、技能要求高、责任重大、风险大，需要由临床工作经验丰富、业务能力强的高年资护士担任。

明确岗位后需要制订标准化岗位工作流程。清晰描述岗位的名称、性质、工作目标、任务、职责、任职条件等，同时明确界定与该岗位相匹配的责、权、利，明确绩效考核标准，从而调动岗位任职护士的工作主动性和积极性。

日间手术室护理人员准入及要求应具备丰富的临床经验，有较强的沟通能力。根据日间手术室特点实施护理人员能级管理，建议具体配置为：N5 级护士占 20%，N4 级护士占 50%，N3 级护士占 30%，无 N2 级、N1 级护士。配置关键岗位为护士长、教学组长、医院感染护士、质控护士、高值耗材管理员、无菌物品管理员等。关键岗位要和巡回护士、洗手护士、后勤供应护士、恢复室护士、设备供应科等其他岗位相互协调、相互匹配，默契衔接，使手术配合达到最佳效果。

## 二、日间手术室排程管理

### （一）我国日间手术开展的主要模式

1. 我国日间手术发展模式按主导方式来分，主要有 2 种模式，即医院自主开展和政府主导开展。医院自主开展主要以提高效率、降低平均住院日为目的，结合医院硬件条件自主发展；政府主导开展主要是为加强市级医院质量和效率管理。

2. 按医疗机构运行模式来分，主要分为集中收、集中治模式；分散收、分散治模式；集中收、分散治模式。

（1）集中收、集中治模式：设立有独立的病房、独立的手术室的日间手术中心，多科患者汇集到中心，以集中收入院、集中安排手术及集中随访的模式进行管理。

（2）分散收、分散治模式：临床各专科根据具体情况安排一定的床位作为日间手术病床，按日间手术流程运行，共用医院手术室，预约排程及随访由科室自行完成。

（3）集中收、分散治模式：临床各专科根据具体情况安排一定的床位作为日间手术病床，共用医院手术室，住院期间的患者管理由专科医护人员完成，日间手术的预约排程及随访由日间手术管理部门统一完成。

## （二）日间手术室排程管理

手术预约排程是手术室资源调配控制的关键环节。日间手术快速运转模式需要流程中每个环节工作高速呈现，与住院患者入院排程有一定的区别，规范日间手术排程，有利于有效利用手术室资源，提高手术运转效率。

手术排程系统是手术调度中心安排手术顺序、手术间及相关手术资源的信息化程序。手术相关科室可在规定时间内通过系统提交手术预约信息，预约信息通过系统汇总形成排程池，手术调度中心通过系统对排程池内预约信息进行手术资源分配，排程方式包括但不限于手术医师信息、拟手术名称、特殊感染等。

**1. 日间手术根据患者的收治方式进行排程**　集中收治患者由日间预约中心预约手术，直接进入日间排程，于独立日间手术室进行手术；分散收治患者由住院病房预约手术，并注明 DS（day surgery，日间手术），进入相应住院手术室排程，日间手术排程原则上优于择期手术，即同一手术医师名下，优先排程日间手术。

（1）日间手术中心排程：日间手术预约中心根据手术时间长短合理预约手术患者，于手术前 1 天将预约情况上报手术调度中心。手术调度人员则根据外科医师手术轮次、手术间的开放情况安排手术间和手术顺序，排程结果最迟于手术当日早晨返回日间手术病房，便于病房护士进行术前准备。

（2）手术联合排程：所有分散收治的日间手术患者术前均由病房电话确认赴约情况，并在手术前 1 天将手术信息导入排程系统，注明 DS 提交手术室调度中心。手术信息须在每日规定时间内提交，便于确认日间手术患者信息。分散收治的日间手术将与次日择期手术进行联合排程，根据类型、所需专科仪器设备、外科医师手术轮次、择期手术时间长短合理安排第 2 天手术间及手术顺序。

**2. 日间手术根据患者聚类原则进行排程**　将同一类手术排在一起，方便医师进行连续操作和护士进行手术准备。按照麻醉方式不同，将全麻手术、局麻手术按照是否需要观察复苏分别进行排程；按照手术风险分级标准中手术切口的清洁程度分，将较为清洁的手术排在前面，有污染的手术排在后面。排程时主要考虑的目标是最小化完成时间和各手术室之间的均衡性。

## （三）日间手术室排程管理的特点

日间手术室人力资源及排程管理，遵循医院管理的整体原则，同时，要充分体现手术室专科特色。

**1. 配置科学化** 通过制订手术室工作流程、岗位职责,通过科学设置岗位、人员分层级管理、绩效考核量化等手段,通过合理手术排程、资源有效配置,缩短手术运营过程,保证手术实施过程顺利和手术患者安全。

**2. 管理信息化** 信息技术飞速发展,引起一系列管理模式和方法的变革,利用信息化手段,服务于管理,用数据统计分析,更客观地展现工作人员工作量及工作环节中存在的问题,真正落实管理制度化。

**3. 流程标准化** 科学的流程设计是保证手术工作正常进行和持续发展的重要因素,而日间手术室在时间短、节奏快高速运转模式下,更需要从流程上节约手术室人力成本,进行有效时间管理,缩短手术运营过程,提升医疗服务收益。

**4. 运营柔性化** 柔性管理的本质是以人为中心的人性化管理,在追求高效的同时,还应激发日间手术室工作人员的主观能动性和工作创新性,提高对工作中易变性与复杂性问题的应变能力,确保日间手术患者安全与提升患者满意度。

（安晶晶　兰　燕）

## 参考文献

[1] SANTIBANEZ P,CHOW V S, FRENCH J,et al.Reducing patient wait times and improving resource utilization at British Columbia Cancer Agency's ambulatory care unit through simulation[J].Health Care Manag Sci,2009,12(4):392-407.

[2] 马洪升.日间手术[M].北京:人民卫生出版社,2016:82-85.

[3] 朱红,谢浩芬,费惠,等.日间手术护理安全管理现状及研究进展[J].中华现代护理杂志,2018,24(15):1737-1740.

[4] 朱道珺,张世辉,戴燕,等.四川大学华西医院日间手术室护理管理规范[J].华西医学,2019,34(2):140-144.

[5] 刘常清,任宏飞,李继平,等.日间手术管理模式与发展现状[J].护理研究,2016,30(10A):3466-3469.

[6] 中国研究性医院学会加速康复外科专业委员会,中国日间手术合作联盟.胆道外科日间手术规范化流程专家共识(2018版)[J].中华外科杂志,2018,56(5):321-327.

[7] 国际日间手术学会.日间手术手册[M].北京:人民卫生出版社,2015:21-27.

[8] 郭莉,徐梅.手术室专科护理[M].北京:人民卫生出版社,2018:365-369.

[9] 安晶晶,牛玲,张倩,等.联合管理模式对提高日间手术管理效率的探讨[J].华西医学,2015,30(5):839-841.

# 第八节　日间手术室患者麻醉复苏管理

## 一、概述

麻醉复苏期即停止麻醉药物的使用至药物作用完全消除这一段时间，亦称麻醉恢复期。因麻醉、手术和患者等多方面因素影响，此阶段患者可经历一系列生理病理变化，甚至发生顽固性低血压、心律失常和低氧血症等严重并发症，进而威胁其生命安全。因此，有必要对患者实施严密的监护和治疗，保障其顺利渡过麻醉复苏期。相较于住院手术患者，日间手术风险较小、患者身体状况较好。但在复苏期仍有可能出现各种并发症，轻者增加其不适感和痛苦，重者可影响术后恢复、延长住院时间和增加医疗费用。因此，日间手术患者麻醉复苏管理也是日间手术管理中极其重要的内容。

## 二、日间手术麻醉复苏室的设置

### （一）日间麻醉复苏室组织结构

1. 与住院手术麻醉复苏室相同，日间手术麻醉复苏室在麻醉科主任统一领导下，由至少一名高年资麻醉主治或以上级别的医师负责医疗管理工作，护士长负责护理管理工作。

2. 专职麻醉医师和经过麻醉护理培训的麻醉护士负责麻醉复苏室具体监测和治疗工作。国家卫生健康委员会办公厅印发的《麻醉科医疗服务能力建设指南（试行）》指出，复苏室护士编制与床位比不低于 1∶1，麻醉领域专家共识建议此比例不低于 1∶3，建议各医院在此基础上结合自身情况决定麻醉护士数量。

3. 根据复苏床位数和开放时间配备转运和保洁人员，负责接送患者时的转运工作和复苏室卫生保洁工作。

### （二）日间麻醉复苏室地点与设施

1. 日间麻醉复苏室应设在毗邻日间手术室的位置，既方便麻醉医师和手术医师随时了解、处理患者病情，当患者出现紧急情况时又能立即返回手术间做进一步处理。

2. 根据手术间数量和开展的手术类型确定复苏室床位数，日间麻醉复苏室床位数与手术台比不低于 1∶1。

3. 整个复苏室应是开放式的大房间，室内设有护士站，复苏床以护士站为中心呈圈状或扇状分布。床间距不得少于 1.2m。

4. 室内设有层流净化系统，环境安静，光线充足，室温维持在 20～25℃，湿度 50%～60%。每天进行空气消毒，定期进行空气中细菌监测。

5. 复苏室的病床有车轮和刹车固定装置，方便接收和转送患者。床旁装有可升降护栏，床头可随意抬高，变换不同体位。

6. 采用独立双路电源供电，重要的仪器和设备应有 24 小时不间断电源供电。

7. 每张复苏床旁墙壁上均配有电源开关、电源插座、中心供氧终端、压缩空气终端和负压吸引终端。

### （三）仪器设备

**1. 床旁常规仪器设备** 配置监测心电图（ECG）、血氧饱和度（$SpO_2$）和无创血压的监护仪、吸氧管、吸氧面罩、简易呼吸器、口咽/鼻咽通气管、吸痰管和吸引管等。

**2. 抢救用仪器设备** 包括气管插管车 1 辆，里面放置各种气管插管用物（普通喉镜镜筒及不同型号镜片、各种可视化喉镜、不同型号和类型的气管导管、导管管芯、喉罩、牙垫和呼吸机管路等），以及除颤仪、起搏器、起搏电极、环甲膜穿刺包和气管切开包等。

**3.** 麻醉机和呼吸机至少各 1 台，选择性配备保温风机、超声检查仪和有创血压监测、中心静脉压监测、呼气末二氧化碳分压监测、肌松监测装置等。

**4. 其他物资** 清洁和无菌手套、注射器、留置针、消毒液、棉签、纱布、输液器和输血器等。

### （四）药品

1. 根据麻醉复苏期常见并发症配备各种急救药品。常备药物见表 3-8-1。

表 3-8-1 常备药物

| 药物种类 | 常用药品 |
| --- | --- |
| 拮抗药和中枢神经兴奋药 | 新斯的明、氟马西尼、纳洛酮、尼可刹米、多沙普仑、二甲弗林等 |
| 镇静药、镇痛药 | 咪达唑仑、丙泊酚、地西泮、氯丙嗪、舒芬太尼、芬太尼、曲马多、吗啡、地佐辛、帕瑞昔布钠等 |
| 升压药和抗高血压药 | 间羟胺、麻黄碱、去甲肾上腺素、肾上腺素、多巴胺、尼卡地平、硝酸甘油、硝普钠、乌拉地尔等 |
| 强心药和抗心律失常药 | 地高辛、米力农、去乙酰毛花苷、艾司洛尔、利多卡因、普罗帕酮、维拉帕米、阿托品、氯化钾等 |
| 平喘药和肌松药 | 氨茶碱、硫酸沙丁胺醇、异丙托溴铵、琥珀胆碱、顺式阿曲库铵、维库溴铵、罗库溴铵等 |
| 抗组胺药和止吐药 | 苯海拉明、异丙嗪、盐酸昂丹司琼、格拉司琼、盐酸托烷司琼等 |
| 激素、利尿药和脱水药 | 氢化可的松、琥珀酸氢化可的松、甲泼尼龙、地塞米松、呋塞米、甘露醇等 |

续表

| 药物种类 | 常用药品 |
|---|---|
| 促凝血药和抗凝血药 | 凝血酶、人纤维蛋白原、维生素K、肝素钠等 |
| 其他 | 静脉用晶体溶液和胶体溶液、胰岛素、10%葡萄糖酸钙、5%碳酸氢钠等 |

2. 药品标识清晰，分门别类放于药品推车内。根据药品有效期按左进右出原则摆放。

3. 储存药品的房间应有温湿度记录，特殊药品储存条件符合药品说明书要求。

4. 专人管理，定期检查、定期清理。麻醉药品和第一类精神药品严格执行《麻醉药品管理办法》，实行三级（药库、药房、临床科室）、五专（专人负责、专柜加锁、专用账册、专册登记、专用处方）和批号管理。

5. 高危药品、易混淆药品应有统一专用标识提醒。

6. 药品使用后及时补充，建立药品交接记录本，实行班班交接。

# 三、日间手术麻醉复苏室收治与转出标准

日间手术麻醉方式包括局部浸润麻醉、监测下的麻醉管理、区域阻滞、椎管内麻醉和全身麻醉，其中以全身麻醉应用最为广泛。

## （一）复苏室收治标准

1. 全麻未苏醒或未完全恢复者。

2. 椎管内麻醉阻滞平面在$T_6$以上者。

3. 术中病情不稳定，需短期观察者。

## （二）复苏室转出标准

日间麻醉复苏室主要负责日间手术患者麻醉后早期恢复阶段（麻醉结束至保护性反射和运动功能恢复）的监护和治疗工作。患者转出复苏室标准见表3-8-2。

表3-8-2　复苏室转出标准

| 麻醉方式 | 标准 |
|---|---|
| 全身麻醉 | 据中华医学会麻醉学分会《麻醉后监测治疗专家共识(2021)》,可使用改良Aldrete评分对患者行出室评估,评分≥9分即可离开复苏室,具体标准如下<br>1. 意识完全恢复<br>2. 气道通畅且保护性反射恢复,呼吸和氧合恢复至术前水平<br>3. 循环稳定,心输出量能维持充分的外周灌注<br>4. 疼痛、恶心呕吐等不适得到控制 |

续表

| 麻醉方式 | 标准 |
|---|---|
| 椎管内麻醉 | 1. 阻滞平面在 $T_6$ 以下<br>2. 距离最后一次用药已达 1 小时<br>3. 生命体征稳定<br>4. 手术局部区域无异常<br>5. 复苏室内使用镇静药、镇痛药后观察已达 30 分钟以上 |

经麻醉医师评估，开具出室医嘱后方可离开麻醉复苏室，返回日间病房。改良 Aldrete 评分标准见表 3-8-3。

表 3-8-3  改良 Aldrete 评分表

| 项目 | 评分 | 项目 | 评分 |
|---|---|---|---|
| 运动 | 2= 能自主或按指令活动四个肢体<br>1= 能自主或按指令活动 2 个肢体<br>0= 不能自主或按指令活动 | 意识 | 2= 完全清醒<br>1= 可唤醒<br>0= 对刺激无反应 |
| 呼吸 | 2= 可深呼吸和有效咳嗽<br>1= 呼吸困难或浅呼吸<br>0= 无呼吸 | 氧饱和度 | 2= 吸空气 $SpO_2 \geqslant 92\%$<br>1= 需吸氧气维持 $SpO_2 \geqslant 92\%$<br>0= 吸氧气 $SpO_2 < 92\%$ |
| 循环 | 2= 基础血压 ±20% 以内<br>1= 基础血压 ±（20% ~ 49%）<br>0= 基础血压 ±50% 以上 | | |

## 四、日间手术麻醉复苏患者的护理

### （一）复苏患者的转入

1. 手术结束，患者转入复苏室前麻醉医师应先通知复苏室护理人员，简要告知患者情况，以便复苏室备好相应人力和监护设备。

2. 患者应由麻醉医师、手术医师和手术室护士等护送至复苏室，常规携带简易呼吸器和呼吸面罩，病情不稳定者可使用便携式监护仪监测生命体征，携带相应的治疗、抢救药物。在转运过程中麻醉医师应在患者头侧，便于观察患者意识和呼吸变化，注意有无呼吸暂停、呼吸道梗阻等发生。对于躁动不配合者应用保护带约束，确保转运过程中患者安全。

3. 患者到达复苏室，护士立即妥善固定患者，行心电监护，监测 ECG、无创血压、氧饱和度、脉搏和呼吸，了解患者循环和氧合情况。常规经鼻导管吸氧，鼻部不通畅者，可经口鼻导管吸氧，必要时放置鼻咽（口咽）通气道。整理患者衣物和床单位。

4. 确认患者生命体征平稳后，手术间麻醉医师与复苏室医、护做详细交班，包括：①患者姓名、年龄、体重、术前合并症、手术名称、麻醉方式及麻醉术中特殊情况等；②麻醉期间药物使用情况及效果，包括术前用药、麻醉诱导用药、麻醉维持用药、肌松药及拮抗药、镇痛药、止吐药、血管活性药等；③麻醉术中生命体征情况；④术中输液（血）种类及量、尿量和失血量等；⑤预计复苏期可能发生的并发症；⑥皮肤情况；⑦病历、影像学资料等物品交接。

## （二）复苏期间的护理

1. **环境**　复苏室应光线明亮，温度 20 ~ 25℃，湿度 50% ~ 60%，保持床单位干净、整洁，营造安静舒适的复苏环境。

2. **体位护理**　常规行去枕平卧位，有呕吐不适者，可将头偏向一侧。对躁动不安者可行保护性约束，随时观察约束肢体状况。

3. **体温护理**　定期监测体温，诉寒冷不适者可通过加盖被子、保温风机加温等方式维持患者体温在正常范围内。

4. **病情观察**　连续动态监测 ECG、脉搏和血氧饱和度，病情平稳者每间隔 3 ~ 5 分钟测量 1 次无创血压，必要时可行有创动脉血压监测。定期评估患者意识、呼吸频率、节律、幅度及气道通畅度等，清除呼吸道分泌物。发现异常应立即通知麻醉医师处理。

5. **手术部位护理**　定期观察伤口敷料有无渗血、渗液，切口周围皮肤有无肿胀等。

6. **液体通路护理**　液体通路的数量、通畅程度、正在输注液体类型、输注量和速度，观察注射部位血管、皮肤状况，妥善固定液体通路。

7. **皮肤护理**　定期观察皮肤情况，高危患者可通过变换体位、使用压疮垫等措施，预防压疮发生。

8. **疼痛及恶心呕吐护理**　详见常见并发症护理。

9. **麻醉恢复程度评估**　根据改良 Aldrete 评分表评估患者麻醉恢复程度。

将以上监测评估内容制成复苏室麻醉记录单，至少每 15 分钟评估记录 1 次。所有患者在复苏室至少观察 30 分钟。

## （三）复苏患者的转出

1. 评估患者恢复程度达复苏室转出标准后，麻醉医师开具转出医嘱，麻醉护士告知患者恢复情况，使其做好相应心理准备。

2. 通知日间病房做好迎接准备，书写出室护理记录。

3. 检查转运床，准备呼吸简易器和吸氧面罩以及其他必须携带的护送设备，并确认都能正常使用。

4. 再次确认患者生命体征平稳后结束监护，麻醉护士护送患者返回日间病房，转运途中护士站于患者头侧，以便观察患者意识和呼吸变化。

5. 待患者安置妥当后，与病房护士交接患者病情、皮肤状况、病历和其他物品，书写交接记录。

### （四）常见并发症护理

**1. 疼痛** 每位外科手术后患者都将经历不同程度的术后疼痛。日间手术虽已采用多个时点、多种机制镇痛药、多种镇痛方式联合的多模式镇痛来减轻患者术后疼痛，但仍有部分患者复苏期出现中度至重度疼痛，需进一步治疗和护理。可采取护理措施有以下几方面。

（1）监测记录患者生命体征变化。

（2）评估患者疼痛程度，达中度及以上时，通知麻醉医师，遵医嘱使用镇痛药，评价镇痛效果和不良反应，并做好相应记录。

（3）病情允许情况下协助患者取舒适体位。如腹部手术可取半卧位，减轻腹部张力，四肢手术的患者可抬高患肢，减轻患肢肿胀。

（4）保持环境安静舒适。

（5）耐心倾听患者的诉说，尊重理解患者的感受，使其感受到来自医务人员的关爱。

**2. 恶心呕吐** 恶心呕吐是日间手术后仅次于疼痛的第二大常见并发症，其发生率高达 20% ~ 30%，可致患者感到明显不适，同时延迟出院时间，增加误吸风险。其护理措施包括以下几方面。

（1）提供安静舒适的复苏环境，协助患者采取合适的体位。

（2）评估患者恶心呕吐风险，密切关注高危患者病情变化。

（3）患者出现恶心呕吐时，应立即将其头偏向一侧以防呕吐物误吸，清理患者口腔及口周呕吐物，同时报告麻醉医师，遵医嘱使用止吐药，评估疗效和副作用。

（4）针对病因分析，进一步改善患者的不适感。

（5）对焦虑、紧张的患者行心理疏导，帮助其消除不良心理。

**3. 舌后坠** 舌后坠是全麻复苏期最常见的上呼吸道梗阻现象。因患者意识和肌力尚未完全恢复，在重力作用下，松弛的下颌角和舌肌易发生下坠，从而部分或完全阻塞气道，导致患者出现吸气费力、随呼吸发出强弱不等的鼾声、三凹征、胸腹部反常呼吸、口唇发绀和进行性血氧饱和度下降等症状和体征，严重者甚至发生窒息死亡。护理措施包括以下内容。

（1）处理：症状轻微者可将头偏向一侧或在病情允许下取侧卧位；大多数舌后坠可通过托起下颌解除；仍不能缓解者，可放置鼻咽或口咽通气管；必要时置入喉罩或行气管插管。

（2）鼻导管或面罩加压给氧，改善患者氧合。

（3）及时清除呼吸道分泌物。

（4）严密监测生命体征，观察病情变化，特别是血氧饱和度、口唇颜色、呼吸频率、节律、幅度和呼吸道通畅度。

（5）做好护理记录，准确记录处理过程。

**4. 低血压** 复苏期低血压与血容量不足、全身血管阻力降低及心脏收缩力减弱有关，是麻醉复苏期比较常见的并发症，其影响虽不如舌后坠紧急，但处理不当或不及时，也可引起重要器官灌注不足，造成缺血性损伤。护理措施有下面几方面。

（1）常规监测无创血压，每 3～5 分钟测量 1 次血压。必要者可行有创血压监测，实时动态监测血压变化。

（2）分析引起低血压的病因，遵医嘱加快输液速度、给予升压药或强心药，评价用药效果。外科切口大量渗血者应立即通知手术医师，必要时做好再次手术止血的准备。

（3）保持输液通道通畅。

（4）暂停使用镇静药、镇痛药。

（5）根据患者情况保暖、吸氧，并行心理护理，消除患者紧张、焦虑。

**5. 高血压** 复苏期高血压通常指血压大于 160/90mmHg 或高于基础血压 20% 或以上。文献报道年轻患者发生率为 4.4%，中年患者为 10.9%，老年患者为 17.3%。常见原因包括术前合并高血压、伤口疼痛、各种操作刺激、躁动、低体温、低氧和二氧化碳蓄积等。护理措施有以下几方面。

（1）加强对血压的监测，至少每 3～5 分钟测量 1 次血压。

（2）遵医嘱使用抗高血压药，维持血压在正常范围。

（3）镇痛、镇静、保温、吸氧、停止操作刺激等对因处理。

（4）心理疏导，缓解患者紧张情绪。

**6. 心律失常** 复苏期心律失常常见有窦性心动过速、室性期前收缩和室上性心律不齐等几类。其发生原因较为复杂，手术刺激、疼痛、电解质及酸碱平衡紊乱、低血容量、低温、低氧血症和高碳酸血症等均可引起。轻者可无任何自觉症状，重者可出现严重的血流动力学障碍致器官灌注严重不足。其护理措施有以下几方面。

（1）密切关注心率、心律及血压变化，能分辨常见心律失常类型。

（2）遵医嘱使用抗心律失常药，观察用药后反应。

（3）针对病因处理：镇痛、纠正电解质及酸碱平衡紊乱、补充血容量、保温、吸氧等。

（4）必要时准备除颤仪，行心肺复苏。

**7. 躁动** 苏醒期躁动是一组发生于全麻复苏期以定向力障碍、情绪激动、躁动不安等为主要表现的精神行为异常。术前焦虑情绪、麻醉药物残留作用、手术切口疼痛和吸痰刺激等都是引起苏醒期躁动的原因。躁动会致患者心率加快、血压升高，增加手术切口出血和各种物理性伤害的风险，必须给予及时处理。其护理措施有以下内容。

（1）升起床边护栏，防止患者因躁动发生坠床；躁动严重者可行保护性约束，注意观察约束肢体血液灌注情况。

（2）遵医嘱使用镇静药、镇痛药，观察药物效果和用药后呼吸、循环功能变化。

（3）麻醉药物残留作用所致躁动，患者易发生通气不畅和通气不足，因此应密切关注患者呼吸状况，保持呼吸道通畅。

（4）行心理护理，安抚患者情绪。

（张小燕　王　恒）

## 参考文献

[1] 鲍杨，贺广宝，张丽峰.日间手术麻醉安全性探讨 [J]. 医学与哲学,2014,35(4):86-87.

[2] 国家卫生健康委办公厅.国家卫生健康委办公厅关于印发麻醉科医疗服务能力建设指南（试行）的通知 [EB/OL].[2019-12-09].http://www.nhc.gov.cn/yzygj/s3594q/201912/7b8bee1f538e459081c5b3d4d9b8ce1a.shtml.

[3] 中华医学会麻醉学分会.麻醉后监测治疗专家共识（2021）[J]. 临床麻醉学杂志,2021,37(1):89-94.

[4] 杨威，蒋晖.日间手术麻醉实施方案的优化策略 [J]. 临床麻醉学杂志,2012,28(3):301-303.

[5] 欧阳文.日间手术麻醉专家共识 [J]. 临床麻醉学杂志,2016,32(10):1017-1022.

[6] 张国辉.麻醉患者复苏期的护理 [J]. 海南医学,2011,22(15):152-154.

[7] 罗婷，吴安石.日间手术麻醉的管理 [J]. 临床麻醉学杂志,2016,32(10):1027-1030.

[8] 唐文雅.全麻术后舌后坠开放气道患者护理进展 [J]. 齐鲁护理杂志,2015(8):44-46.

[9] 廖礼平，王曙红.全身麻醉术后患者苏醒期并发症发生情况调查分析 [J]. 护理学杂志,2016,31(2):61-63.

[10] 王春光，赵小祺，要彤.围手术期心律失常的原因与机制 [J]. 中国老年学杂志,2015(2)538-540.

[11] 李政花，谭金梅.麻醉恢复室患者麻醉苏醒期躁动发生的影响因素分析与护理对策 [J]. 护理实践与研究,2020,17(2)24-26.

[12] 邓小明，姚尚龙，于布为.现代麻醉学 [M].4 版.北京：人民卫生出版社,2014:1877-1885.

[13] 刘保江，晁储璋.麻醉护理学 [M]. 北京：人民卫生出版社,2013:257-272.

[14] 郭曲练，姚尚龙.临床麻醉学 [M].4 版.北京：人民卫生出版社,2016:467-473.

# 第九节　日间手术加速康复外科理念的术中应用管理

加速康复外科（ERAS）不仅是一种理念，而且是一整套可行的临床操作方法。ERAS 理念与日间手术在缩短住院时间、降低手术并发症、促进患者康复以及提高医疗资源利用效率等方面是一致的，因此将 ERAS 管理理念融入日间手术，是日间手术顺利、安全开展的重要保障，而且随着 ERAS 理念不断优化和推广，未来可能会促成更多、更复杂的手术通过日间手术途径实现。

# 一、加速康复外科的概念及其特点

## （一）定义

ERAS 是基于循证医学依据提出的关于围手术期处理的一系列优化措施，其目的是减少手术患者的生理及心理创伤应激，尽可能减少手术患者的功能损伤和促进功能恢复，达到快速康复，从而减少并发症，缩短住院时间，降低再入院及死亡风险，同时降低医疗费用，既往又称快速通道外科（fast track surgery，FTS）、加速康复路径等。

## （二）特点

ERAS 的核心理念是患者快速康复，减少手术创伤带来的机体应激反应，并不是某种革命创新的前沿技术或者某种单一的诊疗手段，而是一种医疗模式，是对现有的、成熟的围手术期管理流程的优化理念。

加速康复理念有以下几大特点。

1. 加速康复需要围绕患者为中心的多学科团队合作。

2. 通过一系列措施来解决导致患者延迟康复或者增加术后并发症发生率的影响因素。

3. 所有改进措施均有循证医学依据。

4. 通过持续观察和统计分析来改进加速康复的措施。

ERAS 理念的实施既要遵循循证医学证据，又要尊重医院特别是患者的客观实际。特别应强调，临床实践中不可机械、教条地简单化理解 ERAS 理念及各种优化措施，应坚持在一般原则指导下个体化地实施 ERAS 路径，使患者最大获益。

# 二、加速康复外科理念在日间手术中的应用

## （一）疼痛管理

疼痛是患者术后主要的应激因素之一，可导致患者术后早期下床活动或出院时间延迟，阻碍外科患者术后康复、影响患者术后生活质量。因此，疼痛管理是日间手术 ERAS 非常重要的环节。

**1. 减少手术刺激** 疼痛管理的原则是微创操作减少手术伤害性刺激和纤溶亢进引起的炎症反应，药物阻断疼痛信号的产生和传导，达到控制术后早期疼痛的目的。

微创手术的理念应贯穿整个手术过程，术中应注意尽量减少组织牵拉、电刀灼烧等操作对手术区域组织的损伤，提高操作精确性，减少或避免不必要操作，对手术切口进行疼痛干预，最终达到术后镇痛的目的。

**2. 优化麻醉方案** 术中选择短效麻醉药物和减少阿片类麻醉药物的使用，实现患者

手术结束后快速复苏。有研究发现，术中使用右美托咪定可以减少术后阿片类药物的用量，降低患者在麻醉恢复室（postanesthesia care unit，PACU）中的疼痛评分。麻醉前局部使用镇痛药物以达到预防性镇痛，超前镇痛减少应激反应的目的，利用加速康复外科超前镇痛和多模式镇痛的理念减少术后疼痛诱导的康复延迟，促进患者康复。

**3. 多模式镇痛**　根据创伤程度和患者疼痛耐受程度，应采用多种模式麻醉镇痛和个体化镇痛方式。多种模式麻醉镇痛方式应根据手术类别个体化实施。《成人日间手术镇痛专家共识（2017）》《加速康复外科中国专家共识及路径管理指南（2018版）》推荐切口局部浸润麻醉和外周神经阻滞，可为日间手术提供极佳的麻醉体验和镇痛效果。

（1）手术切口周围浸润镇痛：对需要缝合及手术操作干扰的组织周围进行多点、逐项注射一种或多种局部麻醉药物，可有效减轻患者术后疼痛，减少患者术后对阿片类药物需求，同时不影响肢体肌力，以达到促进患者加速康复的目的。

（2）外周神经阻滞：通过在神经周围注入局麻药物（如罗哌卡因等），从而阻断疼痛信号传导，达到神经支配区域内的镇痛效果。

（3）通过关节腔内镇痛、硬膜外给药、使用中长效阿片类药物和非甾体抗炎药等多种镇痛方式减轻术后早期疼痛。

日间手术的疼痛管理应注意手术的特殊性，应遵循个体化、预防性和多模式镇痛的原则，各种方法灵活应用，从不同位点阻断疼痛信号产生和传导，缓解围手术期疼痛。

## （二）麻醉管理

日间手术患者的麻醉方法和药物选择，应满足日间模式需要，采用个体化麻醉方案，同时兼顾手术医师及术后护理的要求。全身麻醉、区域阻滞及两者的联合使用等均为ERAS 理念下可选的麻醉方式，既能满足镇静、镇痛等基本要求，又能有效减少手术应激，促进患者术后康复。

**1. 全身麻醉**　日间手术麻醉方案推荐全身麻醉，可复合神经阻滞，遵循个体化原则；推荐使用起效快、作用时间短、消除快、肝肾毒性小的麻醉药物，如丙泊酚、依托咪酯、七氟烷、地氟烷等均可安全用于日间手术麻醉。为了使患者快速苏醒及恢复，麻醉维持阶段可用静脉麻醉药丙泊酚或辅以短效吸入麻醉药，存在术后恶心呕吐（PONV）高风险的人群，建议使用全静脉麻醉。为了达到适合的麻醉深度，建议行麻醉深度监测，并且麻醉过程中应常规进行无创血压、心电图、脉搏及血氧饱和度监测，必要时行有创动脉血压监测、血气分析或肌松监测等。

**2. 椎管内麻醉**　椎管内麻醉存在出血、感染、尿潴留等风险，因此不推荐在日间手术麻醉中使用。

**3. 区域神经阻滞麻醉**　可使用中效的神经肌肉阻滞药、进行脑电双频指数监测、避免容量负荷过重和采取肺保护性通气策略，有助于早期拔除气管插管和减少术后并发症。实施区域神经阻滞麻醉时应注意局部麻醉药的浓度和剂量，避免影响术后肢体运动功能，特别是下肢神经阻滞，须慎重选择和仔细评估。

**4. 局部浸润麻醉联合监测麻醉（monitored anesthesia care，MAC）** 应用局部浸润麻醉联合监测麻醉或镇静，可为加速患者术后恢复，以及最小化麻醉相关不良反应提供新的可行技术。《直肠肛门日间手术临床实践指南（2019 版）》中提出，局部浸润麻醉加监测下麻醉管理是直肠肛门日间手术最具成本效益的麻醉方式。

麻醉方式的选择需要根据患者的具体情况权衡风险和收益，实施个体化的麻醉方案，综合考虑各方面因素，力争实施对患者生活质量干扰最小的麻醉方案。

### （三）气道管理

围手术期气道管理是加速康复外科的重要组成部分，尤其是在胸外科，可以有效减少并发症、缩短住院时间、降低再入院率及死亡风险、改善患者预后、减少医疗费用。

可根据患者的基本情况及手术方式选择气管插管或喉罩，但是喉罩在术中可能移位，须严密观察潮气量和气道压。术中评估神经肌肉阻滞程度，推荐进行肌松监测，避免肌松药过量，并有助于指导气管拔管；术毕可在机械通气的保护下等待肌松药作用消失，也可使用胆碱酯酶抑制剂逆转非去极化类肌松药的作用，做到安全拔管。

### （四）呼吸管理

1. 日间手术术中呼吸管理以维持有效通气和氧合为目标，控制吸入氧浓度至动脉氧分压与氧饱和度正常即可。尽可能避免长时间高浓度氧（$FiO_2 > 80\%$）吸入，因为全麻期间纯氧通气可增加术中及术后肺不张的风险。

2. 手术时间长、腹腔镜手术患者及合并肺部疾病的患者建议采用保护性肺通气策略，主要措施有低潮气量（6～8ml/kg）、呼气末正压通气及肺复张手法等。

3. 术中应根据呼气末二氧化碳分压调整通气参数，而对于特殊体位或腹腔镜手术的患者，呼气末二氧化碳分压并不能如实反映动脉血二氧化碳分压，必要时根据动脉血气水平指导呼吸参数的调节。

4. 拟行区域阻滞麻醉、MAC 的患者建议术中也应予以吸氧，必要时进行呼气末二氧化碳监测。

### （五）循环及液体管理

1. 优化循环及液体管理是 ERAS 的重要组成部分，避免因灌注不足引起器官功能障碍，或灌注过多引起的心功能不全和组织水肿。

2. 推荐术中输液以晶体溶液为主，可以加入适当胶体溶液以维持血流动力学稳定和胶体渗透压，增加微血管血流量，保证组织细胞氧供。

3. 低、中风险手术患者，建议采用非限制性补液，可降低术后 PONV 的发生率，有利于术后快速康复，可遵循标准方案（生理需要量＋术前液体丧失量＋液体再分布量＋麻醉后血管扩张）补充平衡晶体溶液；术中失血量可按 1 : 1 补充晶体溶液、胶体溶液和 / 或血制品。

4. 监测呼吸频率、心率和血氧饱和度，据此评估患者的容量状况及麻醉深度，评估容量和心血管功能的匹配程度。

5. 推荐使用目标导向的液体管理策略，按照患者体重、疾病特征、全身状态、血液循环容量状况等指标，选择个体化的补液策略，限液措施，以减少尿潴留的发生率，在实施过程中，需要动态监测患者容量反应性指标，保证组织灌注正常，降低术后并发症的发生率。

### （六）管道管理

1. 日间手术不常规放置鼻胃管及导尿管。

2. 手术野引流管的留置尚存在争议，建议应根据术中具体情况选择性放置引流管，对于存在吻合口漏的危险因素如血运、张力、感染、吻合不满意等情形时，建议留置引流管；术后在排除吻合口漏与感染的情况下应早期拔除引流管。

### （七）体温管理

术中体温过低会影响药物代谢，可增加术中出血、心脏病发病、切口感染风险，诱发凝血功能障碍，影响机体药物代谢，导致麻醉苏醒延迟等不良事件发生的风险，术后寒战还会增加耗氧量而加重疼痛，故应注意预防。维持手术患者术中体温，可降低平均住院时间、减轻术后应激反应、降低围手术期心血管事件发生率及病死率、减少机体分解代谢，促进患者术后康复。

1. 推荐采取措施来保持患者正常体温，如压力暖风毯、保温床垫、循环水毯和加温输液、冲洗液等加热设施，保证围手术期体温恒定。

2. 围手术期常规进行体温监测，及时处理低体温，将患者核心体温维持在36℃以上。

3. 术前应评估患者是否存在低体温风险，监测并记录体温，保持患者温暖直至安全转运至手术间。

4. 全麻手术麻醉时间 >30 分钟的患者，术中进行体温监测并予主动保温至患者体温 ≥ 36℃。

5. 术后应连续监测、记录体温，确保患者离开手术室时体温 > 36℃。

### （八）术后并发症预防管理

1. **深静脉血栓（DVT）**  在日间手术的术前麻醉评估中，对 DVT 的初始评估是必要的。

（1）应当遵循关于 DVT 风险评估和预防的相关指南，建议术中使用下肢加压装置预防下肢深静脉血栓形成。

（2）患者应在出院前恢复正常活动，如不能完全恢复活动，则应提供适宜的预防DVT的措施，而且对于儿童日间手术，也应考虑DVT的预防。

**2. 术后恶心呕吐（PONV）** 术后恶心呕吐可导致患者术后住院时间延长、痛苦增加，降低术后恶心呕吐基础风险的推荐措施有以下几种。

（1）应用局部麻醉，避免全身麻醉。

（2）避免使用吸入麻醉药，避免使用氧化亚氮和挥发性麻醉药。

（3）静脉麻醉药首选丙泊酚。

（4）对接受腹部手术和致呕性麻醉药/镇痛药的所有患者预防性使用止吐药。

（5）适当水化。

（6）术前禁饮时间尽可能缩短，术中充分补液。

（7）尽量限制使用阿片类药物，减少新斯的明剂量等。

（8）如果术后出现恶心、呕吐，选择2种不同类型的止吐药联合应用可达到较好效果。

（9）术中血糖控制，使用胰岛素控制血糖接近正常（<10mmol/L），并注意避免低血糖等相关并发症的发生。

**3. 术后肠麻痹和便秘** 术后肠麻痹和便秘可延迟患者早期经口进食时间，导致患者不适，延长住院时间，预防术后肠麻痹的术中推荐策略包括以下内容。

（1）应用多模式镇痛策略，减少阿片类药物用量。

（2）术中应尽量减少液体的输入，术中大量液体的输入可能导致肠黏膜水肿，延迟肠道功能的恢复。

（3）麻醉方法和用药等优化选择（如选用中胸段硬膜外阻滞）。

（4）实施微创手术。

（5）术中不安置鼻胃管。

**4. 术后谵妄** 术后谵妄是指患者在经历外科手术后出现的谵妄，常发生在术后1~3天，是急性发作的意识混乱，伴注意力不集中、思维混乱、不连贯以及感知功能异常。术中可采用的相关预防措施包括以下内容。

（1）麻醉药物选择方面，七氟烷吸入麻醉可能优于丙泊酚静脉麻醉，如果必须实施丙泊酚镇静麻醉，尽可能采用浅镇静麻醉。

（2）哌替啶可增加谵妄的发生，原则上不应限制阿片类药物的使用，完善的镇痛可减少谵妄的发生，但应避免使用哌替啶。

（3）有研究发现加巴喷丁用作术后镇痛辅助药物可明显减少谵妄的发生，将对乙酰氨基酚和非甾体抗炎药（NSAIDs）用作多模式镇痛的一部分，也可减少术后谵妄的发生。

## 三、加速康复外科理念规范日间手术流程

规范的日间手术流程应包括 ERAS 管理的各个环节，不仅应关注日间手术的围手术期镇痛管理与术后恶心呕吐的预防，还应优化麻醉方案、术中液体管理、体温管理等。有指南指出，对于某些日间手术，可推荐标准化的麻醉方案或技术，建立由麻醉医师和手术医师主导，以患者为中心的一站式日间手术流程，为患者提供更为标准、规范、细致的个体化围手术期管理，尽量减少医疗干预，增加医疗服务，最大限度地实现患者安全、快速康复，实现医患共赢。但是前提是要保障患者手术安全，切忌一味追求缩短住院时间而影响医疗安全和治疗效果。

目前，由于医患传统观念、医院管理模式、医疗保险相关制度等方面与日间手术流程尚存在某些不匹配或冲突，日间手术各项流程仍有待进一步磨合与完善。

## 四、结语

日间手术的开展和 ERAS 理念的实施都是创新的治疗康复模式，均是为了促进患者快速康复，使患者更为安全地渡过围手术期，两者目标相契合。日间手术的蓬勃发展可以促进 ERAS 理念的广泛传播与推广，ERAS 理念的充分贯彻实施可以进一步促进更多类型日间手术的开展，两者相得益彰。

（王　辰）

参考文献

[1]  KEHLET,HENRIK. Enhanced recovery after surgery（ERAS）：good for now，but what about the future?[J].  Can J Anaesth,2015,62(2):99-104.

[2]  CARLI,FRANCESCO.Physiologic considerations of enhanced recovery after surgery（ERAS）programs: implications of the stress response[J].Can J Anaesth,2015,62(2):110-119.

[3]  GRANT M C,YANG D,WU C L,et al.Impact of enhanced recovery after surgery and fast track surgery pathways on healthcare-associated infections:results from a systematic review and meta-analysis[J].Annals of Surgery,2017,265(1):68-79.

[4]  LJUNGQVIST O,SCOTT M,FEARON K C.Enhanced recovery after surgery:a review[J].Jama Surgery,2017,152(3):292-298.

[5]  中国加速康复外科专家组.中国加速康复外科围手术期管理专家共识（2016）[J].中华外科杂志,2016,54(6):413-418.

[6]  中华医学会麻醉学分会.成人日间手术后镇痛专家共识（2017）[J].临床麻醉学杂志,2017,33(8):812-

815.

[7] 中国康复技术转化及发展促进会, 中国研究型医院学会, 中国医疗保健国际交流促进会, 等. 中国骨科手术加速康复围手术期疼痛管理指南 [J]. 中华骨与关节外科杂志, 2019,12(12):929-938.

[8] 中华医学会外科学分会, 中华医学会麻醉学分会. 加速康复外科中国专家共识及路径管理指南（2018版）[J]. 中国实用外科杂志, 2018,38(1):1-20.

[9] 顾永丽, 葛卫红, 谢菡, 等. 右美托咪定用于全身麻醉后减少术后阿片类药物用量的 Meta 分析 [J]. 药学与临床研究, 2013,21(4):377-382.

[10] ZHANG Z H,SHEN B.Effectiveness and weakness of local infiltration analgesia in total knee arthroplasty：a systematic review[J].J Int Med Res,2018,46(12):4874-4884.

[11] LI Q，TANG X H，TAO T，et al.A Randomized controlled trial of comparing ultrasound-guided transversus abdominis plane block with local anesthetic infiltration in peritoneal dialysis catheter implantation[J].Blood Purification,2018,45(1/3):8-14.

[12] OLLE L J,RICHARD D,URMAN,et al.Essential elements of multimodal analgesia in enhanced recovery after surgery （ERAS）guidelines[J].Anesthesiology Clinics,2017,35(2):e115-e143.

[13] WIEGEL,MARTIN,MORIGGL,et al.Anterior suprascapular nerve block versus interscalene brachial plexus block for shoulder surgery in the outpatient setting a randomized controlled patient and assessor-blinded trial[J].Reg Anesth Pain Med,2017,42(3):310-318.

[14] 多学科围手术期气道管理中国专家共识（2018 版）专家组. 多学科围手术期气道管理中国专家共识（2018 版）[J]. 中国胸心血管外科临床杂志, 2018,25(7):545-549.

[15] KARIM L,MARCOS F V M,DUNCAN J M,et al.Intraoperative protective mechanical ventilation and risk of postoperative respiratory complications:hospital based registry study[J].BMJ,2015,351(8018):13.

[16] STAEHR-RYE A K,MEYHOFF C S,SCHEFFENBICHLER F T,et al.High intraoperative inspiratory oxygen fraction and risk of major respiratory complications[J].Br J Anaesth,2017(119 ):140-149.

[17] 中华医学会麻醉学分会, 成人日间手术加速康复外科麻醉管理专家共识工作小组. 成人日间手术加速康复外科麻醉管理专家共识 [J]. 协和医学杂志, 2019,10(6):562-569.

[18] MC CRACKEN,GRAHAM C,MONTGOMERY JANE.Postoperative nausea and vomiting after unrestricted clear fluids before day surgery:A retrospective analysis[J].Eur J Anaesthesiol,2018,35(5):337-342.

[19] WANG T L,ZHANG ,HEERDT,et al.Blood pressure targets in perioperative care：provisional considerations based on a comprehensive literature review[J].J Am Heart Assoc,2018,72(4):806-817.

[20] PEARSE R M,HARRISON D A,MACDONALLD N,et al.Effect of a perioperative,cardiac output-guided hemodynamic therapy algorithm on outcomes following major gastrointestinal surgery:a randomized clinical trial and systematic review[J].JAMA,2014,311(21):2181-2190.

[21] 中华医学会外科学分会, 中华医学会麻醉学分会. 加速康复外科中国专家共识暨路径管理指南（2018）[J]. 中华麻醉学杂志, 2018,38(1):8-13.

[22] SCOTT,ANDREW V,RIVERS,et al.Compliance with surgical care improvement project for body

temperature management（SCIP Inf-10） is associated with improved clinical outcomes[J].Anesthesiology,2015,123(1):116-125.

[23] MORGAN J,CHECKETTS M,ARANA A,et al.Prevention of perioperative venous thromboembolism in pediatric patients:Guidelines from the Association of Paediatric Anaesthetists of Great Britain and Ireland(APAGBI)[J].Pediatric Anesthesia,2018(28):382-391.

[24] BAILEY C R,AHUJA M,BARTHOLOMEW K,et al.Guidelines for day-case surgery 2019:Guidelines from the Association of Anaesthetists and the British Association of Day Surgery[J]. Anaesthesia,2019(74):778-792.

[25] 朱维铭，许奕晗，黎介寿. 围手术期处理进展——ERAS、围手术期外科之家与围手术期医学 [J]. 中国实用外科杂志 ,2019,39(2):118-121.

[26] GRAY,OPPENHEIM,MAHIDA.A history of infection prevention and control in 100 volumes.[J].J Hosp Infect,2018,100(1):1-8.

[27] LIU,VINCENT X,ROSAS,et al.Enhanced Recovery After surgery program implementation in 2 surgical populations in an integrated health care delivery system[J].JAMA Surgery,2017,152(7):e171032.

# 第十节 日间手术室手术配合标准化管理

日间手术以时间短、节奏快为特点，手术本身标准化、流程化，应用标准化理念进行日间手术配合管理，有利于提高日间手术室的工作效率和护理质量。

## 一、概述

### （一）定义

标准操作规范（standard operating procedure，SOP），是一套记载实验室／机构内日常或重复进行的技术操作及管理或编辑程序的书面文件，将某一作业依照操作目的、操作步骤、操作要求，以统一的格式描述出来，用来指导和规范日常的工作，并能促进最终产品或结果质量的一致性和完整性。将 SOP 应用于日间手术配合中，有利于手术配合规范化、标准化、同质化。

### （二）日间手术团队

团队是指为了实现某一目标而相互协作的个体所组成的正式群体。是由员工和管理层组成的一个共同体，它合理利用每一个成员的知识和技能协同工作解决问题，达到共同的目标。日间手术团队不仅包括外科和麻醉学专家，还包括护理专家和其他健康相关领域专业人士。

日间手术团队涉及多部门、多学科，需要通过临床路径和团队精神进行有机结合。完整的日间手术团队应包括管理人员、手术医师、麻醉医师、手术室护士、辅助人员等。手术医师来自各个临床外科，承担相应病种的手术及医疗诊治。麻醉医师负责麻醉评估、麻醉以及麻醉复苏。手术室护士负责相关的手术宣教、术前准备、手术配合等任务。辅助人员负责患者的安全转运及环境清洁。团队之间相互协作，配合完成手术。

本节主要介绍日间手术室护理人员的标准操作规范。

## 二、日间手术标准化配合

### （一）术前准备

**1. 工作人员自身准备** 工作人员进入手术室须更换洗手衣和手术室专用拖鞋，正确佩戴口罩以及工作帽。修剪指甲，指甲长度不得超过指尖。不得佩戴首饰，如耳环、项链、戒指等。

**2. 环境准备** 检查手术间环境，包括层流状态、温湿度、照明情况、清洁状态。如发现异常，应及时处理。调节手术间温度和湿度，检查医用气体，校准时钟。做好手术间仪器、台面清洁。

**3. 用物准备** 检查各仪器设备处于功能状态。确认手术所需物品，包括体位用物、一次性无菌物品、手术器械以及手术所需耗材。

### （二）巡回护士标准化配合

**1. 术前一日** 了解患者病情及手术方式等基本情况，提前进行手术相关环境、仪器设备等的准备。

**2. 术前准备** ①向患者做自我介绍，了解关心患者，做好人文关怀；②三方核查，联合手术医师和麻醉医师核查患者信息、手术信息、手术部位等；③评估患者基本情况，包括皮肤、用药等，特殊情况及时上报，必要时应采取相应保护措施；④建立有效静脉通道，必要时遵医嘱合理使用抗生素；⑤遵医嘱执行术前操作，如导尿、备皮、安置手术体位等；⑥严格执行手术用物清点制度，并完成相应记录；⑦根据手术类型、时长等，准备适当的体温保护设备，如保温毯、液体加温装置等。

**3. 术中配合** ①正确连接各类仪器设备，于手术开始前再次进行三方核查，重点核查手术部位，记录手术开始时间；②密切关注手术进程，及时供应术中所需物品，并做好相关记录；③密切观察患者生命体征，保持静脉通路通畅，保证负压吸引器通畅；④根据手术间管理要求，严格控制手术间人员数量，避免手术间感应门反复开关，维护手术无菌区域，保证手术区始终在层流中心区域内；⑤如术中出现病情变化或其他事件，应能根据情况及时处理，必要时按流程逐级上报。

**4. 术后配合** ①保护患者隐私，为患者做好保暖工作，正确约束患者，防止坠床或

129

非计划拔管的发生；②与主刀医师、洗手护士共同核对手术标本，按照相关规定正确留送标本；③再次检查患者皮肤完整性；④检查并保持各管道通畅，正确粘贴管路标识，并妥善固定；⑤确认患者去向，与转运人员进行交接；⑥整理手术间。

### （三）洗手护士标准化配合

**1. 术前一日**　了解患者病情及手术方式等基本情况，熟悉手术相关解剖知识及手术流程。

**2. 术前准备**　①备齐手术相关物资及器械；②关注患者输血前全套检查，做好标准预防，选择合适的防护用品，减少职业暴露；③严格按照相关制度规定，准确进行手术用物清点。

**3. 术中配合**　①主动关注手术进程，迅速准确传递手术器械，积极主动配合手术医师完成手术；②正确管理手术台上的无菌物品，保持无菌台面清洁整齐，及时擦拭手术器械上的血渍，传递前和使用后均须检查器械敷料等手术物品的完整性；③严格执行并督导手术人员的无菌技术操作，做好无菌技术操作和无瘤技术操作；④妥善安置术中切除的所有组织并与手术医师核对，严格按照标本管理制度管理术中标本。

**4. 术后配合**　①再次进行手术用物清点；②正确分类处理垃圾；③在患者离开手术室前，洗手护士应联合手术医师、麻醉医师、巡回护士完成手术核查，此次核查的重点是用物清点、标本留送、管道管理、患者皮肤；④按要求分类归还器械并登记，避免遗失；⑤返回手术间协助巡回护士整理手术间，补充手术间用物。

## 三、培训与维护

日间手术室护理人员 SOP 的培训与维护主要方式有以下几种。

**1. 标准化工作手册**　包括疾病介绍、解剖特征、用物准备、体位安置、收费等，可细化到每个医疗组的习惯，定期更新。

2. 开展专题讲座、案例分析、操作培训、翻转课堂等多形式培训，力求做到规范化、标准化、同质化。

3. 建立线上学习、讨论、交流群等多形式沟通渠道，专家团队答惑解疑。

（干　琳）

### 参考文献

[1] 马洪升. 日间手术 [M]. 北京：人民卫生出版社,2016:47-51.

[2] 谭永琼，廖安鹊，叶辉. 图解普外科手术配合 [M]. 北京：科学出版社,2015:10-11.

[3]　张莹 . 耳科手术护理配合标准作业程序的构建与应用 [J]. 护理学杂志 ,2019,34(20):16-19.

# 第十一节　日间手术室人文关怀管理

## 一、概述

外科手术作为一种治疗手段，同时也是重要的应激源，可使手术患者产生一系列的生理、心理反应，包括心率血压改变、血糖升高、睡眠障碍、紧张、焦虑、恐惧等，影响手术麻醉的顺利进行和患者的康复。在日间手术模式下，入院治疗时间压缩到 1 天，患者与医务人员接触时间短、有效沟通少，相较于住院择期手术患者，面临着更为明显的术前应激问题。

关怀作为社会支持的一种表现形式，能够为个体提供信息支持、情感关注和技术帮助。因此，十分有必要对日间手术患者进行人文关怀，提高患者应激应对能力，改善身心健康，从而进一步促进患者康复。

此外，日间手术室工作内容复杂，风险高，潜在不良事件较多，日间手术室的工作人员面临着手术节奏快而带来的各种挑战与压力，同样需要日间手术室的管理人员给予人文关怀，以保证工作人员的工作积极性与职业归属感。

## 二、日间手术患者的人文关怀

### （一）日间手术患者术前心理需求

**1. 对疾病及相关治疗信息知识的需求**　包括治疗方案、各种护理操作的目的、术前准备、术后护理等。患者缺乏对疾病及相关治疗信息的知识，易导致无法有效参与自身照护。

**2. 对术前自身准备信息的需求**　包括术前禁食禁饮时间、沐浴更衣、携带物品、用药史、生理周期等。术前准备信息的缺乏可影响手术进度及安全，甚至造成手术取消。

**3. 对手术室环境认知的需求**　包括手术室内布局、设备仪器、人员组成等信息。陌生环境易引起焦虑与恐惧情绪，不利于手术治疗与术后康复。

**4. 对手术过程认知信息的需求**　包括对术前处理、意义、手术治疗的目的及主要过程等的解释。研究显示患者希望了解手术的过程与程序。

**5. 对术后疼痛管理信息的需求**　术后疼痛不仅使患者体验感差，同时可能引起一系列生理、心理变化，如心肌氧耗增加、肺不张、低氧血症等。

### （二）手术患者的人文关怀措施

**1. 完善术前访视评估** 初步了解患者及家属对各种信息的知晓程度及心理状态，建立良好的护患关系，为围手术期的沟通奠定基础。各医疗机构可根据实际情况，通过多种形式与方法对日间手术患者进行术前访视评估，包括但不限于手术室术前访视评估、麻醉访视评估等。内容可包含日间手术围手术期注意事项、手术室环境介绍、日间手术模式流程介绍等。形式可包括电话访视、门诊访视、口头沟通、图文沟通等。

**2. 术前再评估** 日间手术当日手术前，宜对患者进行再次评估，包括患者各项基础情况、用药情况、生理周期、心理状态等，对患者进行全面评估，避免因评估不到位导致的临时手术取消，增强患者信心。

**3. 围手术期信息支持** 满足日间手术患者的信息需求有助于降低手术患者的术前焦虑水平，因此可针对性地提供手术或麻醉相关知识、手术室环境、医务人员技术水平、手术过程等，以缓解其术前焦虑状态。形式包括但不限于提供图文资料、视频播放、面对面交流、集体授课等，使患者感受到爱护与关怀，交流过程中，注意尽量避免使用专业术语。

**4. 术前心理干预** 医疗机构宜提供良好的术前等候体验，如改善术前等候区环境、采用辅助放松疗法等。辅助放松疗法简单易行且安全有效，包括暗示疗法、松弛疗法、触摸疗法、音乐疗法等心理学技术，可帮助患者转移注意力，增强手术信心。

## 三、日间手术室护理人员的人文关怀

### （一）日间手术室护理人员的压力源

**1. 工作量及时间分配方面的问题** 我国医疗技术迅速发展，人民群众对医疗服务的需求增高，尤其在日间手术模式下，手术量庞大，而护理人员不足，从而导致护士工作量增加，超时工作现象较为常见，超负荷、高强度的紧张工作是手术室护士最为常见的工作压力源之一。

**2. 护理专业及工作方面的问题** 手术室工作具有较大的潜在风险，手术室护士在手术配合、抢救中常常扮演重要的角色，护士的能力甚至直接关系到手术的效果。而大部分手术室护士认为付出与收入不成正比，且无法得到患者及家属的认可，从而可能导致手术室护士心理不平衡，最终产生职业精神压力。

**3. 工作环境与资源方面的问题** 手术室工作环境相对封闭，设备仪器众多，且工作中经常性接触有害气体如麻醉废气、电外科烟雾等，同时，手术室环境容易发生职业暴露，对手术室护士的生理健康造成了潜在的威胁，易导致护士的工作压力。

**4. 患者护理方面的问题** 主要与患者的安全相关，如手术清点风险、抢救危重患者、皮肤管理等，尤其日间手术模式下，手术患者当日入院，院前准备及术前准备无法预计，可能存在手术患者不配合，或意外情况多的现象，心理高度紧张与身体的极度疲乏，均是手术室护士重要的压力源。

**5. 管理及人际关系方面的问题** 手术室作为平台科室，手术室护士需要与手术医师、麻醉医师、医技人员、辅助人员等多方人员进行沟通，人际关系复杂，任何一方关系处理不当，都可能引起护士反面、消极的情绪。而管理者如对临床护理人员不理解、不支持，则更会给手术室护士带来心理压力，进而影响到工作质量与效率。

### （二）日间手术室护理人员的人文关怀措施

**1. 人性化管理** 日间手术室管理在制订工作对策时，应注意关注手术室护士的心理健康，缓解护士的工作压力。合理配置并优化护理人力资源，实施弹性排班有利于提高手术室护士直接护理时间。避免出现高峰时段人力不足，而低峰时段人力富余的情况。根据手术的需求注意不同年资护士的搭配；采取有效的激励措施，制订合理可执行的薪酬和绩效激励机制，充分体现劳有所得、多劳多得、优劳优得的公平、良好的竞争氛围；随时关注手术室护士的心理状态和工作状态，为护士提供合理有效的问题排解渠道；增强手术室护士的心理调适能力，可定期进行心理疏导；可给予手术室护士参与科室管理的机会，让护士参与科室日常管理，并给予积极的支持，调动护士的主观能动性，增加护士的科室归属感。

**2. 护理专科化发展** 积极开展手术室专科知识和技能的培训，设置科学的培训方案，提供学习、提升的机会，使手术室护士意识到专业的价值和意义，稳定护理队伍；优化护理队伍的组织架构及人员能力，建立专科化、标准化护理路径，保证手术配合质量、提高工作效率的同时增加护士的自信心，增加职业归属感；科学的职业生涯发展与规划对提高护理人员的工作积极性和稳定护士队伍起着至关重要的作用，明确护士的发展方向，提高工作满意度。

**3. 有效防护措施** 加强医院感染管理知识的培训，提供充分、有效的职业防护用品，降低手术室护士的职业暴露；医疗机构宜具有安全的安保机制，保护手术室护士的人身安全，增加护士的执业安全感。

**4. 团队文化建设** 医院管理者的支持直接影响护理人员的工作满意度和心理健康。积极创建磁性医院，营造支持性工作环境、积极向上的团队文化氛围，有利于缓解护士的心理压力。例如：充分保证护士的休息时间，不在夜班后安排各种会议、学习、培训等；建立多种缓解压力的平台，如论坛、沟通群、意见箱等；对身体不适者，适当安排休息调整并协助就诊；组织集体活动，联络集体情谊；慰问患病家属并协助就诊，争取家庭的理解与支持，解决后顾之忧；对表现优异者进行表彰奖励等。

日间手术模式下，手术室的管理与发展同样面临着全新的挑战与机遇，面对新模式下新的流程与要求，需要管理者采取适宜的措施，针对日间手术患者的需求、护理人员的心理需求，充分开展人文关怀，在温暖患者的同时，温暖护理人员，打造有温度的手术室。

（朱道珺）

## 参考文献

[1] 谢丽霞,蒋维连,蒋丽.手术室护士对缓解职业倦怠与行为期望的质性研究[J].护理研究, 2011,25(29):2700-2702.

[2] 白晓霞.四川省三甲医院手术室护士工作压力源的现状调查[J].当代护士,2014(12):3-5.

[3] 蒋维连.手术室专科护士核心能力探讨[J].护士进修杂志,2014,29(6):504-506.

[4] 吴灵英,沈丽娟.手术室护士工作压力与亚健康状况的相关分析[J].护士进修杂志,2012,27(3):264-266.

[5] 李妍,张玲娟,郝建玲,等.磁性医院护理管理模式下护士工作体验的质性研究[J].中华现代护理杂志,2016,22(8):1149-1152.

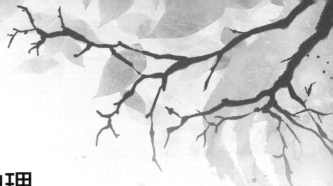

# 第四章

# 日间手术主要疾病护理

## 第一节　日间手术患者常规护理

### 一、日间手术主要疾病种类

随着外科技术和麻醉技术的不断成熟，日间手术已逐步从二、三级手术向四级手术迈进。目前已开展的病种有结肠癌、甲状腺癌、乳腺癌、肺癌、胃肠息肉病综合征、甲状腺结节、胆囊良性疾病、胆管结石、梗阻性黄疸、成人疝、小儿腹股沟疝、隐匿阴茎、隐睾、鞘膜积液、肾盂积水术后、下肢静脉曲张、肢体血管瘤、脑血管疾病、耳前瘘管、分泌性中耳炎、外耳道胆脂瘤、扁桃体肥大、声带息肉、会厌囊肿、会厌乳头状瘤、声带白斑、腺样体肥大、鼻中隔偏曲、鼻骨骨折、鼻息肉、慢性鼻窦炎、鲜红斑痣、眼科疾病、膀胱肿瘤、输尿管结石及女性压力性尿失禁等 300 种，几乎涵盖了所有外科的疾病。

### 二、围手术期护理的意义

围手术期是从患者决定接受手术治疗到治疗基本康复的过程，需为患者提供专业、舒适、全面的优质护理，使患者更快、更好地恢复健康。日间手术的围手术期护理包括入院前、住院期间及出院后护理。入院前采用护理工作前移模式，推进精准排程，缓解术前患者紧张焦虑情绪，缩短术前禁食禁饮时间；住院期间融入加速康复外科理念，促进患者术后的早期康复；出院后进行医院社区一体化随访，研究显示该模式有助于了解术后康复情况，及时处理和降低并发症发生率，提高日间手术围手术期安全性。围手术期护理标准化管理流程的制订，优化了工作流程，提高了医疗护理工作的效率，保障了患者围手术期的安全。

### 三、术前护理

#### （一）健康宣教

健康宣教可以增强患者及家属对治疗的信心和提高疾病管理能力，降低外科手术给患者带来的心理应激反应，减轻患者焦虑和术后疼痛等。

1. 告知患者手术及麻醉方式、可能出现的并发症及解决方案。

2. 指导患者术前停药时间，如利血平停药或抗凝血药停药 1 周，糖尿病患者手术当日暂停降糖药物使用，可指导高血压患者在术前 2 小时口服抗高血压药。

3. 根据不同的麻醉方式、疾病类型对患者进行详细的饮食指导。

4. 告知入院时间，住院地点，医疗文书资料、生活物品的准备，家属陪伴，社保报账等相关内容。主要形式：多媒体、纸质资料及口头健康宣教，并针对患者提出的问题进行详细解答。

5. **心理护理** 日间手术住院时间不超过 24 小时，但仍不能忽视患者的心理状况。结合患者年龄、文化程度、疾病等特点及个性化需求，为患者提供有针对性的心理干预，耐心地向患者解释日间手术的概念及模式，及时解答患者的疑惑，获得患者的信任，缓解患者的焦虑、紧张不安等负面情绪，帮助其树立战胜疾病的信心；指导患者术前保证充足的休息、睡眠时间，以良好的心理状态准备手术。

## （二）常规术前准备

1. **病史询问** 询问患者有无基础疾病（如高血压、糖尿病等），及时监测血压及血糖变化，了解患者过往病史，有无药物过敏史，有无感冒等。

2. **患者准备** 入院后更换清洁病员服，取下眼镜、耳环、戒指、项链、手表、活动性义齿、发夹等物品交与家属保管，女患者长发用橡皮筋扎成束。

3. **静脉通路准备** 按照手术要求选用不同型号留置针建立静脉通路，穿刺部位根据手术要求进行选择。其中成人全麻患者常规使用 18G 留置针，儿童患者及成人胃肠息肉病综合征手术、数字减影血管造影手术患者使用 24G 留置针。乳腺癌、甲状腺癌手术患者选择双下肢静脉进行穿刺，肺癌患者选择患侧肢体进行穿刺，下肢静脉曲张及成人腹股沟疝患者选择健侧上肢进行穿刺，肠癌、耳鼻咽喉疾病、胆囊息肉患者等选择左上肢进行穿刺，胃肠息肉病综合征手术、数字减影血管造影手术患者均可选择双上肢进行穿刺。

## （三）饮食指导

1. **术前饮食指导** 局麻患者术前可正常进食，全麻患者术前饮食指导详见表 4-1-1。

表 4-1-1　全麻患者术前饮食指导

| 时间节点 | 饮食类型 | 具体饮食 |
|---|---|---|
| 术前 8 小时 | 固体食物 | 米饭、馒头、蛋类、肉类 |
| 术前 6 小时 | 流质食物 | 牛奶、配方奶粉 |
| 术前 2 小时 | 无渣饮料 | 清水、糖水、清茶和各种无渣果汁,总量不得超过 5ml/kg 或 200ml |

**2. 术后饮食指导** 术后局麻患者无恶心、呕吐等不适即可进食，全麻患者术后饮食指导详见表 4-1-2。

表 4-1-2 全麻患者术后饮食指导

| 时间节点 | 饮食类型 | 具体饮食 |
| --- | --- | --- |
| 术后 2 小时内 | 禁食,可少量饮水 | 返回病房 30 分钟可试饮水 10 ~ 20ml,若无呛咳、恶心等不适, 15 分钟后适量增加饮水量 |
| 术后 2 小时 | 汤类流质饮食 | 患儿可予母乳或配方奶、无渣果汁(按平时量的 50% 开始至 80%),3 岁以上可予营养粉 |
| 术后 4 小时 | 清淡易消化流质饮食 | 稠米汤、藕粉、蒸蛋羹、蛋花汤、菜汤、牛奶、面条、粥等 |
| 术后 6 小时 | 清淡日常饮食 | 蔬菜、水果、瘦肉等 |

## 四、日间手术常见疾病的准入标准

目前，日间手术已经开展术式近 700 种，几乎涵盖所有的外科病种，精准管控患者的术前准入可有效降低手术取消率，保障医疗质量与安全，本书所涉及的日间手术疾病准入标准详见表 4-1-3。

表 4-1-3 日间手术不同疾病患者准入标准

| 日间手术疾病 | 准入标准 |
| --- | --- |
| 肺癌 | 1. 年龄 < 45 岁<br>2. 肺结节 ≤ 3cm<br>3. 心肺功能无明显受损<br>4. 无吸烟史<br>5. 无严重合并症,重要脏器功能无明显的异常<br>6. ASA 评分 < Ⅲ级 |
| 结肠癌 | 1. 年龄 < 75 岁<br>2. 近 1 个月内无发热及急性腹痛发作病史<br>3. 无严重合并症,重要脏器功能无明显异常<br>4. ASA 评分 < Ⅲ级 |
| 小肠造瘘术后 | 1. 造瘘术后 3 ~ 6 个月<br>2. 患者年龄 < 75 岁<br>3. 近 1 个月内无发热及急性腹痛发作病史<br>4. 无严重合并症,重要脏器功能无明显异常,ASA 评分 < Ⅲ级 |

| 日间手术疾病 | 准入标准 |
|---|---|
| 胆囊良性疾病 | 1. 胆囊良性疾病包括有症状的胆囊结石、慢性胆囊炎、合并胆囊结石的胆囊腺肌症、胆囊隆起性病变等,且近1个月内无急性上腹痛发作病史<br>2. 年龄≤65岁<br>3. 无严重合并症,重要脏器功能无明显的异常<br>4. ASA评分＜Ⅲ级 |
| 胃肠息肉病综合征 | 1. 年龄14～80岁<br>2. 内镜下息肉≤1.5cm<br>3. 无严重心、肺疾病,其他重要脏器功能无明显异常者<br>4. ASA评分＜Ⅲ级 |
| 成人疝 | 1. 年龄＜70岁<br>2. 无严重合并症,重要脏器功能无明显的异常<br>3. ASA评分＜Ⅲ级 |
| 膀胱肿瘤 | 1. 非肌层浸润性膀胱肿瘤患者,或肌层浸润型膀胱肿瘤患者需病理检查者<br>2. 无严重心脑血管及肺部疾病<br>3. 凝血功能无明显异常<br>4. 无急性尿路感染,无脊柱、骨盆及下肢畸形,能耐受膀胱截石位<br>5. 无尿道狭窄或尿道狭窄经扩张后可置入膀胱镜的患者<br>6. 无严重合并症<br>7. ASA评分＜Ⅲ级 |
| 输尿管结石 | 1. 输尿管中下段结石以及体外冲击波碎石术(ESWL)失败后的输尿管上段结石、结石并发可疑的尿路上皮肿瘤、X线片显示阴性输尿管结石、停留时间长的嵌顿性结石而ESWL碎石困难的患者<br>2. 无明显心肺功能异常<br>3. 无未控制的尿路感染<br>4. 未合并严重的尿道狭窄<br>5. 无严重髋关节畸形,可耐受膀胱截石位的患者<br>6. 无严重合并症<br>7. ASA评分＜Ⅲ级 |
| 女性压力性尿失禁 | 1. 非手术治疗效果不佳或预期效果不佳的患者<br>2. 不能坚持或不能耐受非手术治疗的患者;中重度压力性尿失禁严重影响生活质量<br>3. 对生活质量要求较高的患者<br>4. 伴有盆腔脏器脱垂等盆底功能病变须行盆底重建者,同时存在压力性尿失禁时无严重髋关节畸形,可耐受膀胱截石位的患者<br>5. 无严重合并症,ASA评分＜Ⅲ级 |
| 小儿腹股沟斜疝、隐匿阴茎、隐睾、鞘膜积液 | 1. 年龄≥1岁<br>2. 无严重合并症,重要脏器功能无明显异常<br>3. ASA评分＜Ⅲ级 |

| 日间手术疾病 | 准入标准 |
| --- | --- |
| 肾盂积水术后 | 1. 年龄 ≥ 6 月<br>2. 近期无尿路感染<br>3. 无严重合并症,重要脏器功能无明显异常<br>4. ASA 评分 < Ⅲ级 |
| 乳腺癌 | 1. 年龄小于 70 岁<br>2. 无严重合并症,重要脏器功能无明显的异常<br>3. ASA 评分 < Ⅲ级 |
| 乳腺良性肿瘤 | 1. 彩色多普勒超声检查明确疾病类型<br>2. 无凝血功能障碍<br>3. 无重要器官严重疾病<br>4. 非月经期 |
| 甲状腺癌 | 1. 18 ~ 55 岁<br>2. 无严重合并症,重要脏器功能无明显异常<br>3. 良性包块 ≤ 5m,恶性包块 ≤ 1cm<br>4. ASA 评分 < Ⅲ级 |
| 甲状腺结节 | 1. 年龄 < 70 岁<br>2. 有强烈的消融术治疗意愿,拒绝开放手术<br>3. 无严重合并症,重要脏器功能无明显异常<br>4. ASA 评分 < Ⅲ级 |
| 手脚多汗症 | 1. 18 岁 ≤ 年龄 ≤ 60 岁<br>2. 经专科医师确认为中、重度手汗症患者<br>3. 术前排除甲状腺功能亢进(简称"甲亢")等内科疾病导致的多汗症<br>4. 无严重合并症,重要脏器功能无明显异常,ASA 评分 < Ⅲ级 |
| 脑血管疾病 | 1. 患者年龄 < 70 岁,无精神行为异常行为,能配合完成手术<br>2. 怀疑血管本身病变或寻找脑血管病病因<br>3. 怀疑脑静脉病变<br>4. 脑内或蛛网膜下腔出血病因检查<br>5. 头面部富血供肿瘤术前检查<br>6. 了解颅内占位病变的血供与邻近血管的关系<br>7. 实施血管介入或手术治疗前明确血管病变和周围解剖关系<br>8. 急性脑血管病需动脉溶栓或其他血管内治疗<br>9. 头面部及颅内血管性疾病的治疗后复查 |
| 下肢静脉曲张 | 1. 经过超声、造影等检查,确诊为原发性下肢静脉曲张<br>2. 年龄 < 75 岁<br>3. 无严重的慢性静脉疾病合并症,如严重的色素沉着、未愈合的静脉溃疡<br>4. 下肢无明显的外伤<br>5. 无严重合并症,重要脏器功能无明显异常,ASA 评分 < Ⅲ级<br>6. 无下肢深静脉血栓 |

续表

| 日间手术疾病 | 准入标准 |
|---|---|
| 肢体血管瘤 | 1. 第一诊断必须符合肢体血管瘤疾病编码 ICD-10 ：D18.006<br>2. 当患者同时具有其他疾病诊断，但在住院期间不需要特殊处理也不影响肢体血管瘤手术流程实施<br>3. 麻醉门诊风险评估风险 ASA 评分＜Ⅲ级<br>4. 无明显心、肺疾病及其他器官严重合并症<br>5. 近期无破溃出血、感染等合并症<br>6. 患者有家属陪伴，具有一定的家庭护理和照顾能力，能保持与医院电话联系通畅<br>7. 患者及家属理解日间模式，愿意接受日间手术治疗 |
| 鲜红斑痣 | 1. 诊断毛细血管畸形，包括鲜红斑痣、毛细血管扩张，以及伴有毛细血管扩张的综合征（如斯特奇 - 韦伯综合征、精曲小管发育不全）<br>2. 年龄＞1 岁<br>3. 无严重合并症，重要脏器功能无明显异常<br>4. ASA 评分＜Ⅲ级 |
| 耳前瘘管 / 分泌性中耳炎 / 外耳道胆脂瘤 / 扁桃体肥大 / 声带息肉 / 会厌囊肿 / 会厌乳头状瘤 / 声带白斑 / 腺样体肥大 / 鼻中隔偏曲 / 鼻骨骨折 | 1. 经门诊医师及手术医师诊断<br>2. 年龄＜85 岁<br>3. 排除严重合并症<br>4. 无严重血液系统疾病（血常规、凝血、心电图、胸片均无异常）<br>5. ASA 评分＜Ⅲ级，经麻醉医师评估后可进行日间手术的患者 |
| 鼻息肉 / 慢性鼻窦炎 | 1. 年龄＜85 岁<br>2. 近 1 周内无急性上呼吸道感染，无急性鼻窦炎，排除凝血功能异常患者<br>3. 需排除有精神行为异常、症状与客观检查不符的患者<br>4. 无严重合并症，重要脏器功能无明显异常<br>5. ASA 评分＜Ⅲ级 |
| 眼部疾病 | 1. 患者身体状况较好没有合并症，或者有合并症但近期控制较好、病情稳定，拟实施手术的方案简单<br>2. 患者术后康复较快速，极少可能发生意外再入院<br>3. 术中、术后出血风险极低，恶心及呕吐发生率低<br>4. 术后疼痛轻、且可以良好控制<br>5. 手术持续时间小于 90 分钟 |

（罗　婷）

# 第二节　肺癌患者日间手术护理

## 一、概述

肺癌发生于支气管黏膜上皮，也称支气管肺癌。目前，肺癌排全世界癌症死因的首位，且其发病率仍逐年上升。肺癌的发病右肺多于左肺，上叶多于下叶。起源于主支气管肺、叶支气管位置靠近肺门的肺癌称为中央型肺癌；起源于肺段支气管以下在肺的周围部分的肺癌称为周围性肺癌。电视胸腔镜手术是一种用于诊断和治疗胸内疾病的微创胸外科手术方式，通过胸腔镜实现手术视野的可视化，早期肺癌患者可获得根治术切除肿瘤的临床效果，手术创伤小、手术时间短，术后疼痛度低，肺功能恢复良好，其手术治疗的有效性和安全性不逊色于常规外科开胸术，目前已广泛、成熟地应用于肺结节和早期肺癌患者的临床诊疗中。

## 二、入院前护理

1. 按照入院规范指导专科术前检查，检查项目详见表 4-2-1。

表 4-2-1　肺癌患者术前专科检查

| 检查类型 | 检查项目 |
| --- | --- |
| 实验室检查 | 血常规、凝血常规、输血前传染病检测、电解质全套＋肝肾功、血糖、血脂、肌酶、血型 |
| 专科检查 | 心电图、肺功能测定 |
| 影像学检查 | 头、胸、上腹部增强 CT，全身骨扫描或 PET/CT |
| 麻醉评估 | 术前麻醉访视 |

2. **康复准备**　指导患者做好术前预康复准备，并掌握呼吸训练器的使用方法，每次 10～15 分钟，2～3 小时 1 次。锻炼时应缓慢吸气，屏住呼吸 5～10 秒，重复 10 次，促进吸气训练及激励式肺量计（详见术后呼吸道护理）。

3. **特殊心理护理**　据临床研究表明，患者的负面心理状态可引起神经内分泌的改变，从一定程度上削弱机体的免疫力，从而导致患者手术耐受性的下降，对手术的安全性及术后的康复效果均有着不良的影响。首先，为肺癌患者制订个性化的心理护理计划显得尤为重要，通过术前教育帮助患者提高肺癌疾病及相应治疗方式的认知水平，从而缓解其忧虑、恐惧等心理，提高患者对术前准备的配合度。其次，通过心理指导帮助患者保持平稳的情绪，同时建立良好的护患关系及信任程度。针对患者的预后，通过肯定与鼓励消除患者的疑虑与担忧，培养其康复信心。最后，利用环境与家庭氛围对患者进行积极正面的引导。

# 三、住院期间的护理

**1. 全麻术后护理常规**

（1）了解术中、切口和引流情况，并做好交接及相关护理记录。

（2）术后 24 小时持续予以 2L/min 的低流量氧气吸入，以缓解术后呼吸状况。

（3）术后遵医嘱安置床旁心电监护仪，严密监测生命体征。

（4）准确进行跌倒风险评估，床档保护患者防坠床。

**2. 术后具体护理细节**

（1）伤口观察及护理

1）观察伤口有无渗血渗液，必要时及时通知医师更换敷料。

2）观察伤口周围有无皮下捻发感、有无皮下气肿等。

（2）管道观察及护理

1）留置针妥善固定，输液管道通畅，观察穿刺部位皮肤。

2）胸腔闭式引流管是肺癌术后常见的管道，应密切观察引流管情况，帮助患者快速康复，快速拔管。具体观察细节详见第二章第八节。

（3）疼痛管理：根据笔者中心的疼痛调查显示，肺癌术后疼痛发生率为 6.88%，但疼痛仍是影响术后快速康复的重要因素。因此，针对肺癌患者制订了详细的镇痛方案，降低患者因疼痛导致的负面影响，加速患者康复，具体方案详见第二章第四节。

（4）呼吸道护理

1）常规进行雾化吸入，雾化吸入给药方式可使药物直接作用于气道黏膜，治疗剂量小，可避免或减少全身给药的不良反应。同时定时协助翻身、拍背、咳痰，保持呼吸道通畅。

2）激励式肺量计吸气训练——深呼吸训练器的使用：患者取易于深吸气的体位，一手握住呼吸训练器，用嘴含住咬嘴并确保密闭不漏气，然后进行深慢地吸气直至白色浮标升至预设的目标值，然后移开咬嘴屏气约 5 秒，再呼气。

**3. 饮食指导**　饮食指导是肺癌术后康复的重要环节，为了提升患者的康复进度，特联合胸外科、营养膳食科制订了肺癌精细化的术后饮食方案。

（1）术后饮食：在全麻术后饮食的基础上，精准落实 ERAS 饮食方案，具体方案如表 4-2-2。

表 4-2-2　肺癌患者术后饮食方案

| 时间节点 | 饮食类型 | 具体食物 |
|---|---|---|
| 全麻清醒返回病房 | 清水 | 少量试水,总量控制在 100ml 以内 |
| 术后 2 小时 | 流食 | 100ml 温开水,无恶心、呕吐可口服营养膳食科配制的开胃流食 250ml |
| 术后 6 ~ 8 小时 | 均衡清淡易消化饮食 | 如清粥、清汤面条、蔬菜、水果等 |

（2）术后 1 ~ 3 天的饮食方案还应加强蛋白质的摄入，示例详见表 4-2-3。

表 4-2-3　肺癌患者术后 1 ~ 3 天饮食详细方案示例

| 时间 | 举例 |
|---|---|
| 早餐 | 主食 75g、原味榨菜 15g、无油蔬菜 100g |
| 午餐 | 主食 75g、水煮蔬菜 250g、豆腐 75g |
| 晚餐 | 主食 75g、水煮蔬菜 250g、鸡胸脯肉 40g |
| 三餐后 2 小时 | 肠内营养制剂 50g,使用 200 ~ 250ml 温开水冲调 |

注意事项：①主食可为白馒头、稀饭、白米饭、白面条等未加油脂的主食；②蔬菜水果可以自由选择替换；③优质蛋白质食物替换：豆腐 75g 或鸡胸脯肉 40g 或豆腐干 50g 或虾仁 60g 或不带皮低脂鱼肉 40g 或脱脂奶 200ml 或鸡蛋白 50g；④不能进食高脂肉类、肉汤、纯牛奶、酸奶、豆浆；⑤饮水以淡茶、果汁饮料、白开水为主。

（3）术后第 4 天起逐渐恢复正常饮食，逐渐增加脂肪含量，不宜过早恢复正常脂肪饮食。

**4. 体位与活动**

（1）采取半卧位，床头从 30° 开始逐渐抬高至坐位，以患者耐受为准。

（2）回病房后即可进行床上活动，如每半小时床上进行上肢屈伸运动及踝泵运动、变化体位等（详见第二章第六节），全麻患者清醒 6 小时后可下床活动，以无疲劳感为宜。

（3）翻身及下床活动时注意保护引流管，避免管道脱落。

**5. 出院指导**

（1）康复训练：①继续坚持呼吸功能训练（同术后）；②预防深静脉血栓训练：下肢踝泵运动（详见第二章第六节）；③患侧肩关节活动训练：将患侧手放于枕部，触摸对侧耳朵。

（2）伤口护理指导：观察伤口敷料是否有渗血、渗液，应关注伤口周围是否有皮下气肿，如捻发感、脖颈增粗等情况。避免伤口敷料污染、脱落，每 3 天更换敷料，术后 1 周拆线。

（3）活动指导：根据自身情况适量活动，如散步；避免剧烈运动，如跑步、打球、跳舞等；避免重体力劳动，如提重物、抬重物等。

（4）饮食指导：严格按照肺部术后饮食护理患者教育指导内容合理安排饮食。

**6. 常见并发症处理及护理**

（1）出血：密切观察伤口术后出血情况，若伤口敷料有新鲜血液渗出，予以保守治疗，用药止血；观察胸腔闭式引流管引流情况，如果引流液为鲜红色血性液，引流量 > 100ml/h，持续 3 小时以上，提示有活动性出血，应及时通知医师处理，必要时再次行手术治疗。

（2）肺部感染、肺不张：发热、咳嗽、痰多，呼吸浅促、呼吸音低，心率增快、$SpO_2$ 下降，胸片示肺浸润性改变、密度增加。处理：早期活动，注意呼吸道护理、有效咳嗽咳痰、深呼吸、使用抗生素、纤支镜吸痰。

（张　黎）

---

参考文献

[1]　龚仁蓉，张尔永，白阳静.胸心外科护理手册 [M]. 北京：科学出版社,2011:14-20.

[2]　曹春燕.个性心理护理对肺癌手术患者术前焦虑与术后恢复的影响研究 [J]. 中国全科医学,2021,24(S1):191-193.

[3]　马洪升.日间手术 [M]. 北京：人民卫生出版社,2016:59-147.

[4]　杨梅，林琳.胸外科手术患者加速康复护理手册 [M]. 长沙：中南大学出版社,2018:24-60.

# 第三节　结肠癌患者日间手术护理

## 一、概述

结肠癌是肠黏膜上皮在环境或遗传等多种致癌因素作用下发生的恶性病变，是消化系统常见的肿瘤，患者早期症状一般不明显，随着肿瘤的增大而表现出排便习惯改变，便血、腹泻、腹泻与便秘交替、局部腹痛等症状，晚期患者则表现出贫血、体重减轻等全身症状。目前首选的结肠癌治疗方式为外科手术，腹腔镜结肠癌根治手术是结直肠外科常见的手术，术后发生吻合口瘘和出血的概率不到 3%，手术安全性较高，术后恢复快。笔者医院已达到技术成熟、基本无副损伤及并发症的程度，适宜在日间手术开展。

## 二、入院前护理

1. **指导患者完成专科相关术前检查** ①血常规、术前凝血常规、输血前传染病检测、电解质全套＋肝肾功血糖血脂肌酶、血型、肿瘤标志物（CEA 和 CA19-9）；②结肠镜及活体组织检查（简称"活检"）；③心电图、全套肺功能测定；④胸部 CT 平扫和全腹部增强 CT；⑤麻醉评估。

2. 术前按照全麻手术常规进行术前准备，详见第四章第一节。

3. **心理护理** 加强对患者及家属的心理建设，通过介绍成功案例等方式缓解患者焦虑、紧张的情绪，增强治疗的信心。与患者及家属建立良好的护患关系，掌握患者的具体情况，并根据患者的反馈信息进行重点教育。

## 三、住院期间的护理

1. 术后 6 小时使用心电监护仪进行生命体征和氧饱和度的监测，遵医嘱予以 2L/min 氧气吸入，以改善患者呼吸及促进麻醉药物代谢。观察腹部体征，观察患者有无出血、感染等症状发生。

2. **伤口护理及指导** 观察伤口敷料有无渗血渗液，指导患者如发现伤口有渗血渗液时请及时告知医护人员，及时更换。术后每 3 天换 1 次药，2 周左右拆线。

3. **血浆引流管护理** 须密切关注血浆引流液的颜色、性状及量，若连续 3 小时内引流出红色引流液量均＞200ml，则提示有活动性出血，应立即进行处理。若进食含脂肪食品后有乳白色引流液，则提示可能有乳糜漏发生。告知患者及家属血浆引流管的目的及护理注意事项；妥善固定引流管，防止引流管发生折叠、扭曲、受压、牵拉，防止小血块堵塞引流管，每 2 小时从上至下挤压引流管 3～5 次。保持管道完整性，按照无菌操作原则，及时倾倒引流液或更换引流袋；如不慎拔除血浆引流管，用无菌敷料保护引流口，并到医院及时处理。排便后 1～2 天无发热及腹痛（5～7 天）即可拔除。

4. **导尿管护理** 注意观察尿液的颜色是否为较清澈的淡黄色，24 小时尿量在 1 000～2 000ml。当出现尿量、颜色等异常时应及时进行医疗综合处理，保持导尿管固定通畅，防止发生折叠、扭曲、受压、牵拉；术后 1～2 天即可拔除。拔除后注意观察患者自解小便是否通畅，若患者再次出现排尿异常，则须及时重新安置导尿管（详见第二章第八节）。

5. **饮食指导** 结肠癌术后在遵循肠癌术后饮食方案表（表 4-3-1）的前提下，宜少食多餐，提倡健康饮食，避免进食易产气食物（如白菜、洋葱、苏打水、豆类），宜少食多餐（6～10 次 /d）。在不引起不适的情况下，更快恢复进食总量至术前水平有利于后期治疗。若进食明显不足正常进食量，可在医师指导下服用促进食欲的中药或中成药或在社区医院输营养液补充营养。

表 4-3-1 肠癌术后饮食方案表

| 时间节点 | 饮食类型 | 详细方案 |
|---|---|---|
| 术后 6 小时 | 温水 | 少量饮用,总量控制在 200ml 以内,以不感到口渴为主 |
| 术后第 2 天 | 流质饮食 | 如米汤、鸡汤、排骨汤等 |
| 肛门排气后 | 半流质饮食 | 稀饭、蛋羹等 |
| 术后 1～2 周 | 普通饮食 | 水果、蔬菜、面条、瘦肉、鱼等 |

6. **排便护理** 如果出现腹泻或排便次数明显增多（超过 5 次 /d），可服用止泻药，无效时就诊咨询医师。发生便秘时，可进食有助排便的食物（如水果、香油等），必要时请就诊咨询医师。

7. **活动指导** 术后鼓励深呼吸、早期咳嗽；左侧卧位、右侧卧位、半卧位等体位交替变化；屈膝、踝泵运动等促进下肢血液回流。第 2 天即可下床活动，出院后逐步恢复适度的运动，对恢复患者体力及食欲有帮助。从事非重体力劳动的患者一般可在出院后 1～3 个月逐步恢复工作。半年内应避免使心率超过 120 次 /min 的运动。

8. **心理护理** 要理解、同情患者，注意观察患者的情绪和行为的变化，耐心听取患者的诉说。对产生依赖心理的患者，在给予必要的合理照顾的同时，要密切观察患者，配合暗示疗法，鼓励患者自我锻炼，消除疑虑，增强自理能力的信心。对有沮丧、绝望心理的患者，应多关怀、体贴、鼓励，争取患者家属和朋友的积极支持，鼓励和帮助患者共渡难关。对盲目自信、产生自持心理的患者，应加强健康宣教，提高患者对疾病的正确认识，发挥患者对诊治和护理的主观积极性。

9. **疼痛管理** 根据笔者医院的调查数据显示，肠癌术后疼痛发生率在 11.54%，位居日间手术术后疼痛发生率第二，因此加强肠癌患者围手术期的疼痛综合管理仍有待提升，具体疼痛管理方案详见第二章第四节。

10. **VTE 护理** 肠癌术后因活动减少及手术应激和麻醉等因素，会增加术后 VTE 的发生率，因此肠癌患者也应加强 VTE 护理，具体方案详见第二章第六节。

11. **复诊指导** 肠癌术后常规复查类型及频次详见表 4-3-2，当有特殊情况，如有明显的便血、寒战或发热、体温 >38.5℃，恶心呕吐或剧烈腹泻、腹痛、腹胀，乳糜漏，腹部切口疼痛、红肿加剧等情况，则须到医院及时就诊。

表 4-3-2 肠癌术后复诊详细方案表

| 复诊类型 | 复诊时间 | 复诊频次 |
|---|---|---|
| 门诊随访 | 2 年内 | 每 3～6 个月 1 次 |
| | 2～5 年 | 每 6 个月复查 1 次 |
| | 5 年后 | 每年 1 次 |

| 复诊类型 | 复诊时间 | 复诊频次 |
|---|---|---|
| 结肠镜检查 | 术前第 1 次<br>检查无阳性指标<br>检查有阳性指标 | 每 2 ~ 6 个月复查 1 次<br>每 3 年 1 次<br>每年 1 次 |
| 肿瘤标志物 | 2 年内<br>2 年后 | 每 3 个月 1 次<br>常规每 6 个月 1 次,若指标升高则改为<br>每 3 个月 1 次 |
| CT 或 MRI | 每年 1 次 | 持续 5 年 |

（蔡雨廷 王 瑾）

**参考文献**

[1] 白如 , 张经 , 王超 . 腹腔镜手术与开腹手术在结直肠癌根治术中临床疗效及远期疗效的对比研究 [J]. 中国药物与临床 ,2018,18(11):1954-1956.

[2] 徐国凤 , 邱丽敏 , 周美娜 . 腹腔镜下肠癌围手术期护理体会 [J]. 吉林医学 ,2010,31(4):563-564.

[3] 任克彦 . 经腹腔镜下直肠癌根治术与开腹手术的近期疗效比较 [J]. 中国普通外科杂志 ,2013,22(3):374-376.

[4] 王墨飞 , 李春雨 , 胡祥 , 等 . 腹腔镜和开腹结肠癌根治术远期疗效分析 [J]. 中国现代普通外科进展 ,2010,13(3):202-205.

[5] 孙玉萍 , 韩雪 . 腹腔镜下直肠癌患者围手术期护理 [J]. 国际护理学杂志 ,2012,31(6):1007-1009.

[6] 王桂梅 , 尹小兵 , 陈淑娟 , 等 . 围术期静脉血栓栓塞症预防及管理的证据总结 [J]. 护士进修杂志 ,2022,37(3):248-253.

# 第四节 肠造瘘口还纳术患者日间手术护理

## 一、概述

直肠癌是指从直肠乙状结肠交界处至齿状线之间发生的肿瘤，是消化道最常见的恶性肿瘤。病因相对复杂，可能是由环境、饮食及生活习惯和遗传因素等共同作用的结果。直肠癌的治疗应采取个体化综合治疗的原则，医师根据患者的身体状态、肿瘤的病理类型、侵犯范围，有计划地应用多种治疗手段，以期最大限度地治疗肿瘤，提高治愈率。其中临时性肠造瘘口是预防直肠癌术后吻合口瘘的有效治疗措施，虽然不能降低吻合口瘘的发生率，但却能够有效降低吻合口瘘的严重程度。

肠造瘘口还纳术是急性肠梗阻、肿瘤或外伤在实施结直肠手术时，无法进行一期手术缝合，而将回肠做单腔或双腔造瘘，暂时缓解肠道压力，待3个月后肠功能恢复，将其造瘘口还纳腹腔进行肠吻合，恢复肛门排便而实施的手术。开展日间模式下的肠造瘘口还纳术，可有效缩短住院时间，充分发挥加速康复外科的作用。该手术可消除患者腹部造瘘口带来的不便，减少造瘘带来的并发症，减轻患者的心理创伤，提高其生活质量。

## 二、入院前护理

1. 按照入院规范指导患者完成相关术前常规检查及专科检查。

2. **饮食准备** 嘱患者术前3天进少渣饮食，因少渣饮食可以尽量减少食物纤维对胃肠的刺激和梗阻，减慢肠蠕动，减少粪便量，降低患者感染发生率及缩短住院时间。少渣食物如精细米面制作食物（粥、烂饭、面包、软面条、饼干），切碎制软烂的嫩肉、动物内脏、鸡肉、鱼肉等，豆浆、豆腐脑，乳类、蛋类、菜水、菜汁，去皮制软的瓜类、番茄、胡萝卜、土豆等。

3. 其他准备按照全麻常规术前准备，详见第四章第一节。

## 三、住院期间的护理

1. **护理常规** 术前半小时遵医嘱使用抗生素预防感染，术后监测患者的生命体征、腹部体征，观察有无出血、感染等症状的发生。

2. **取消常规机械肠道准备** 因机械性灌肠容易造成电解质紊乱、肠黏膜水肿等不良反应，故术前不用进行常规灌肠，可减轻患者术前恐惧、焦虑心理，有利于术后肠功能的恢复。

3. **饮食指导** 精细化的术后饮食指导有利于患者术后的加速康复，饮食可分为4个阶段，见表4-4-1。

表4-4-1 饮食指导

| 各个阶段 | 时间节点 | 饮食类型 |
| --- | --- | --- |
| 第1阶段 | 术后6小时 | 无腹胀、恶心等不适，可少量多次饮水 |
| 第2阶段 | 术后24小时 | 以清流质饮食为主，如米汤等 |
| 第3阶段 | 病情稳定后 | 可进食流质饮食，如酸奶、粥等 |
| 第4阶段 | 排气后 | 可进食正常饮食，以清淡易消化食物为主，如米饭、面条、蔬菜、水果等 |

**4. 伤口护理** 指导患者及家属学会观察伤口有无渗血、渗液、红肿、感染等不适，保持敷料的整洁与干燥，如遇潮湿、污染或敷料脱落时及时到就近正规医院换药。术后 10 ~ 14 天视伤口恢复情况拆线。拆线后 1 ~ 2 天，伤口无特殊，便可正常洗澡。

**5. 疼痛管理** 根据笔者医院调查数据显示，本病种术后疼痛发生率为 7.94%，仍可进行综合管控。例如在术前半小时遵医嘱使用镇痛药进行预防性镇痛，向患者讲解引起疼痛的原因，避免因情绪紧张引起的不适；术后教会患者认识疼痛的评估方法并掌握，使患者能准确表达自己的疼痛。根据疼痛的程度，采取非药物（分散注意力）或药物方法进行镇痛。疼痛评估方法及镇痛方案详见第二章第四节。

**6. 活动指导** 指导患者半卧位，对有排痰障碍的患者，可轻轻敲打其背部帮助其排痰。术后以休养为主，可根据自身情况进行术后早期活动。术后 1 ~ 2 天指导患者进行四肢康复运动，上肢运动主要包括旋肩、抬臂、肘关节伸屈及握拳，下肢运动主要包括髋关节外展、直腿抬高、膝关节伸屈等，运动量不宜过大，在家属的协助下活动。随着康复进程的推进，可让患者独立完成穿衣、洗漱、如厕等日常活动。术后 3 个月内避免重体力劳动（如搬提重物等）及体育锻炼（如跑步、打球、游泳等）。

**7. 排便护理** 肠造瘘口还纳术后常出现腹泻或便秘、肛门坠胀、控便能力差、肛门潮湿疼痛等不适。如果出现腹泻或排便次数明显增多，可先服用益生菌调理肠道功能紊乱引起的异常，再服用止泻药，无效时就诊咨询医师。发生便秘时，可服用有助排便的食物（如水果、香油等），必要时请就诊咨询医师。术后 1 个月加强收缩肛门锻炼有助于改善肛门控便能力。必要时进行热盐水坐浴，可有助于缓解患者排便困难、肛门坠胀及肛门疼痛。

**8. VTE 护理** 肠造瘘口还纳术后因活动减少及手术应激和病史、麻醉等因素，会增加术后 VTE 的发生率。因此，此疾病的患者也应加强 VTE 护理，具体方案详见第二章第六节。

**9. 心理护理** 肠造瘘口的患者易出现焦虑、恐惧、自我形象紊乱、悲哀等心理问题。术前医护人员运用良好的沟通技巧，对患者进行有针对性的心理护理，鼓励患者将焦虑与情感表达出来。通过介绍成功案例、谈心、解释等方式缓解患者及家属的紧张、焦虑情绪，增加其手术治疗的信心。术后及时巡视病房加强对患者的关心，及时解决患者及家属的需求与疑虑，重点加强健康宣教。

**10. 复查指导** 肠造瘘口还纳术后患者常规复查时间为术后 2 周门诊随访。如突发腹痛腹胀、心悸、气促、心率加快、发热及时告知医务人员或急诊就诊。

## 四、常见并发症处理与护理

**1. 切口感染** 术前遵医嘱使用抗生素预防感染。术后及时更换伤口敷料，避免切口感染，并密切观察切口有无充血、水肿、剧烈疼痛及生命体征的变化。

**2. 吻合口瘘** 术中误伤、吻合口缝合过紧影响血供，患者营养状况不良，术后护理不当等都可能导致吻合口瘘。术后密切观察有无吻合口瘘，如突然腹痛或腹痛加重，部分患者可有明显腹膜炎体征，甚至能触及腹部包块。一旦发生，应禁食、胃肠减压，进行急诊手术相关术前准备。

**3. 肠梗阻** 术后密切观察有无肠梗阻的临床表现，如腹痛、腹胀（可表现为阵发性绞痛、持续性腹痛等）、呕吐（梗阻后肠管逆蠕动使患者呕吐，开始呕吐为胃内容物，以后为肠内容物）、肛门排气停止与排便异常等。

（温苏婷）

**参考文献**

[1] 钟就娣,辛明珠,孔丽丽.快速康复外科理念在食管癌患者术前免灌肠的应用[J].护士进修杂志,2010,25(5):443-444.

[2] 李红芳.术后早期运动护理对胃肠道肿瘤手术患者术后恢复的影响[J].临床医学研究与实践,2017,2(26):162-163.

[3] 张素雯,温玉枝,窦晓蒙.临床心理护理程序对食管癌患者生活质量及术后恢复情况的影响分析[J].实用临床护理学电子杂志,2019,4(39):137-157.

[4] 许东波,阙长榕.小肠造口还纳术的临床分析[J].腹部外科,2017,30(2):127-130.

[5] 张军.肠造口还纳手术137例临床分析[J].临床医学,2014,34(7):29-30.

[6] 李苗苗,温肇霞.医院-社区-家庭一体化护理模式对肠造口患者生活质量的影响[J].齐鲁护理杂志,2015,21(4):33-34.

# 第五节 胆道系统疾病患者日间手术护理

## 一、胆囊良性疾病患者日间手术护理

### （一）概述

腹腔镜胆囊切除术（laparoscopic cholecystectomy，LC）是以一种特制导管插进腹膜腔，再注入二氧化碳 2~5L，达到一定压力后再在腹部开 4 个直径 0.5~1.5cm 的小洞，解剖胆囊三角区结构，离断并夹闭胆囊管、胆囊动脉，然后切除包括结石在内的整个胆囊。

## （二）入院前护理

1. 院前护士指导患者完成相关术前检查，详见表 4-5-1。

表 4-5-1　术前检查项目

| 检查类型 | 检查项目 |
| --- | --- |
| 实验室检查 | 血常规、术前凝血常规、输血前传染病检测、电解质全套 + 肝肾功血糖血脂肌酶、血型 |
| 专科检查 | 心电图、腹部彩色多普勒超声检查 |
| 影像学检查 | 胸部 CT 平扫 / 胸部 X 线片 |
| 麻醉评估 | 术前麻醉访视 |

2. 常规术前准备详见第四章第一节。

## （三）住院期间的护理

1. **术后监测**　术后 2 小时使用心电监护仪进行生命体征和氧饱和度的监测，及时进行记录，若各项指标出现异常则须立即启动医疗综合处理。

2. **氧气疗法**　术后 6 小时遵医嘱予以 2L/min 氧气吸入，以改善患者呼吸及促进麻醉药物代谢。

3. **专科观察**　观察腹部体征及皮肤巩膜颜色，若患者术后出现发热、腹胀腹痛、皮肤巩膜黄染或引流管引流出胆汁样液体等情况，则须加强观察并启动医疗综合处理。

4. **伤口护理及指导**　观察伤口敷料有无渗血渗液，指导患者正确观察伤口敷料，如发现伤口有渗血渗液时请及时告知医护人员更换。术后每 3 天换 1 次药，若伤口有缝线则于 1 周左右拆线。

5. **血浆引流管护理**　须密切关注血浆引流管引流液的颜色、性状及量，如伤口敷料渗血多或腹腔引流管内引流出血性液体增多（每小时超过 100ml，持续 3 小时以上），或患者出现腹胀、血压下降伴面色苍白、脉搏细数等表现，应立即报告医师，遵医嘱进行处理。告知患者及家属血浆引流管的目的及注意事项；妥善固定引流管，防止发生折叠、扭曲、受压、牵拉引流管，防止小血块堵塞引流管，每 2 小时从上至下挤压引流管 3 ~ 5 次。保持管道完整性，按照无菌操作原则，及时倾倒引流液或更换引流袋；如不慎拔除血浆引流管，用无菌敷料保护引流口，并到医院及时处理。常规 1 ~ 3 天可拔除。

6. **饮食指导**　胆囊切除术后遵循胆囊切除术后饮食方案表（表 4-5-2），如患者术后恶心呕吐，暂禁食禁饮，并遵医嘱用药，术后恶心呕吐防治详见第二章第五节。出院后 2 周进食清淡易消化食物（如面条，稀饭，少量瘦肉、鱼肉、鸡肉等）。饮食以不引起腹胀、腹泻为原则。

表 4-5-2　胆囊切除术后饮食方案

| 时间节点 | 饮食类型 | 具体方案 |
| --- | --- | --- |
| 术后 2 小时内 | 禁食,可少量试饮水 | 返回病房 30 分钟可试饮水 10 ~ 20ml,若无呛咳、恶心等不适 15 分钟后适量增加饮水量 |
| 术后 2 小时 | 流质饮食 | 主要成分为碳水化合物的营养制剂 |
| 术后 4 小时 | 半流质饮食 | 米汤、主要成分为蛋白质的营养制剂 |
| 术后 6 小时 | 普通饮食 | 水果、稠米汤、粥等 |

**7. 活动指导**　术后鼓励患者早期下床活动,活动遵循循序渐进的原则,以不引起疲劳感为宜。出院后 1 个月内禁止提超过 5 千克重物和重体力劳动,避免腹部张力增加引起伤口疼痛及伤口裂开。

**8. 疼痛管理**　根据疼痛的程度,采取非药物或药物方法镇痛。告知患者疼痛原因,教会患者正确认识疼痛,学会疼痛评估方法。观察疼痛的部位、程度、性质、持续时间、疼痛诱因及缓解相关因素。协助患者采取舒适体位,达到放松和减轻疼痛的效果,指导患者循序渐进活动。采用预防性多模式镇痛方案,具体疼痛管理内容见第二章第四节。

**9. 复诊指导**　当有特殊情况,如明显的便血,寒战或发热、体温 > 38.5℃,恶心呕吐或剧烈腹泻、腹痛、腹胀,乳糜漏,腹部切口疼痛、红肿加剧等情况,则需到医院及时就诊。

（殷　宇）

## 二、胆管结石患者日间手术护理

### （一）概述

胆管结石是临床胆石症的一种,根据结石所在部位,分为肝外胆管结石和肝内胆管结石。位于胆总管下端的结石称为肝外胆管结石;而分布于肝叶内胆管的结石称为肝内胆管结石。此外,将胆管内形成的结石统称为原发性胆管结石,而胆囊结石因为各种原因排至胆总管者称为继发性胆管结石。临床上最常见的症状是上腹部疼痛,可呈胀痛或绞痛,部分患者伴有发热,胆管梗阻时,可出现黄疸。肝胆管结石术后常规留置 T 管,T 管是指 T 形的腹腔引流管,主要用于胆道手术,尤其是胆总管结石。手术后行 T 管造影及超声检查,若存在结石,一般术后 6 周进行胆道镜检查及取石术,对于年老体弱患者可适当延长时间。对于结石较多、较大,需要碎石治疗患者须再次或多次取石。

日间胆道镜检查及取石术具有高质量、高安全性、住院周期短等特点。

### （二）入院前护理

按照局麻手术进行术前准备,详细内容见第四章第一节。

### （三）住院期间护理

**1. 饮食指导** 胆道取石患者因胆肠功能及胆汁流体动力学发生改变，常出现消化液反流、脂性腹泻等情况，因此术后宜进食清淡易消化及低脂低蛋白食物，如粥、面条、瘦肉、新鲜的蔬菜水果等，每日饮水量宜在 2 000 ~ 2 500ml，以促进患者新陈代谢及稀释胆汁浓度。

**2. 活动指导** 由于患者术后腹部安置 T 管，为避免 T 管移位或脱落，应指导患者循序渐进活动，避免跌倒，避免剧烈运动（如跑步、打篮球、踢足球等活动幅度较大的运动）。活动时动作尽量轻柔，活动时可将引流袋固定在衣物上随身携带，但引流袋必须低于引流口，避免造成逆行感染。

**3. T 管护理** 更换引流袋必须严格无菌操作，术后 T 管持续开放引流 2 ~ 3 天，密切观察引流液颜色、性状、量，正常成人每天分泌黄绿色胆汁 800 ~ 1 000ml，若超过此范围则应及时启动医疗综合处理。在日间活动及休息中，应防止管道反折，避免 T 管脱落或移位（详见第二章第八节）。观察 T 管有无脱出，观察胆汁颜色、性状、量，如胆汁引流量少于 800ml，但无腹痛、腹胀、发热等症状，T 管未移位，是正常情况。若短期内引流量较多如超过 100ml/h，连续 3 小时呈鲜红色血性液体，则应警惕并发出血情况的可能，应及时就医。引流袋每 1 周左右可到医院更换 1 次。如 T 管脱落或部分滑出，应用无菌纱布覆盖伤口处，并尽快（24 小时内）到就近医院进行处理。

**4. 疼痛管理** 由于胆道镜取石过程中器械刺激奥迪括约肌，引起胆道下段梗阻、窦道细小导致胆管内压增高，从而引起腹痛，或因手术器械的反复进出摩擦，T 管窦道发生急性炎性水肿、痉挛，从而引起腹壁疼痛。胆道镜术后腹痛症状一般可自行缓解。

**5. 伤口护理** 胆道镜术后 T 管用缝线固定于腹部，应保持 T 管伤口处无菌纱布及敷贴清洁干燥，密切观察伤口情况，如出现脏污或出血及时更换伤口敷料。

**6. 心理护理** 由于胆道镜取石术可能出现多次手术的情况，所以患者焦虑及恐惧的心理会比较常出现，医务人员应以和蔼、耐心的态度为患者讲解疾病及手术相关知识，告知患者可能出现的不适及处理方法。加强心理建设，多为患者举例成功案例，尽量消除患者的不良心理活动。

**7. 常见并发症及护理**

（1）胆道出血：可能是由于术中损伤黏膜下血管导致的，也可能是残余结石引起溃疡所致，应注意鉴别，一旦发生立即通知手术医师并及时处理。

（2）寒战、发热：可能是由于术后应激反应或术中胆汁逆流感染所致，护理中应严格无菌操作，保持 T 管引流通畅，严密观察引流液的性状、颜色等，密切观察患者体温变化，如患者高热不退，应及时通知医师，遵医嘱予物理降温及抗感染治疗。

（3）恶心、呕吐、腹痛：可能是由于胆管压力过大导致，护理工作中对 T 管护理时应尽量动作轻柔，尽量减少引流管对患者的刺激。并应及时做好护理相关记录，必要时启动医疗综合干预。

（4）胆瘘：可能由于窦道形成尚未牢固、手术时动作粗暴等原因造成，护理时应密切观察患者引流液颜色、性状，观察患者有无黄疸情况，必要时遵医嘱根据患者病情做出相应处理。

（辜玉飞）

# 三、梗阻性黄疸患者日间手术护理

## （一）概述

梗阻性黄疸是临床上较常见的病理状态，主要由于肝外或肝内胆管部分或完全机械性梗阻，胆汁由胆管排入肠道的过程受到阻碍，导致胆汁淤滞、结合胆红素反流入血引起的黄疸。由于胆汁及其诸多成分不能流入肠内（尤其是完全性梗阻者），导致胆管内压升高、肝血流改变及一系列包括体内生物化学、免疫功能及其他脏器功能的改变，对机体的正常功能造成严重的影响。

经皮经肝穿刺胆道引流术是在影像技术（CT、X线透视或超声检查）引导下经皮经肝在胆道内放置引流管的一项技术手段，使胆汁由引流管流出体外或流入十二指肠。对很多胆道疾病来说，经皮经肝穿刺胆道引流术（percutaneous transhepatic cholangial drainage，PTCD）是首选的治疗方案，也是姑息性治疗方法之一。

## （二）入院前护理

本疾病按照局麻手术相关要求进行术前准备即可，详见第四章第一节。

## （三）住院期间护理

**1. 饮食指导**　术后 6 小时可进食高热量、高维生素及清淡易消化、低脂膳食。

**2. 活动指导**　术后患者采取半卧位或者平卧位休息，尽量减少活动。

**3. 伤口护理**　保持伤口敷料清洁、干燥，纱布脱落或污染时及时进行更换。

**4. 引流管护理**　妥善固定引流管，观察引流液颜色、性状及引流量，保持引流管通畅，避免引流管折叠、受压或脱落（详见第二章第八节）。

**5. 疼痛管理**　根据笔者医院的调查数据显示，PTCD 术后疼痛发生率高达 28.57%，位居日间手术各疾病之首。因此，应加强 PTCD 患者的疼痛管理。疼痛管理方案详见第二章第四节。

**6. 生活护理**　协助患者采取舒适体位，指导患者循序渐进活动，叮嘱患者戒烟、戒酒。

**7. 常见并发症与护理**

（1）胆道出血：由于手术穿刺时损伤胆道所致，应密切观察患者血压、脉搏及引流液的颜色，如果出现持续引流出血性液体，应及时通知医师，遵医嘱使用止血药，做出正确处理。

（2）胆汁漏：由于引流管移位或脱位导致胆汁流入腹腔，从而引起胆汁性腹膜炎。术后应严密观察患者腹部体征及引流管情况，包括引流量、引流液颜色、性状等，若出现异常则需启动医疗综合处理。

（3）胆道感染：这类疾病患者通常术前就有胆道感染，术后可能因为引流管移位、引流管堵塞等情况引起胆道感染。术后应密切观察患者体温变化及引流液颜色。固定及更换引流袋时应严格无菌操作，防止胆汁逆流引起感染，如出现感染症状，立即通知医师，遵医嘱积极进行抗感染治疗。

**8. 健康宣教**

（1）饮食：可进食高热量、高蛋白质、高维生素及清淡易消化膳食（如瘦肉、鱼肉、鸡胸肉、蔬菜、水果、杂粮等），禁食辛辣刺激饮食，并戒烟戒酒。

（2）活动：活动时应动作轻柔，适当减少活动，避免剧烈运动，以防止引流管脱出、移位或穿刺点出血。

（3）伤口：保持伤口敷料清洁干燥，3~5 天到医院更换 1 次敷料，如伤口有出血或污染，应立即到医院更换敷料，避免伤口感染。

（4）引流管护理：每周应更换引流袋两次（详见第二章第八节）。

（5）日常生活：养成规律良好的生活作息习惯，早睡早起，尽量避免熬夜。

（6）如出现其他异常情况，及时就医。

（辜玉飞）

## 参考文献

[1] 马洪升, 戴燕. 日间手术 [M]. 北京: 人民卫生出版社, 2016:59-147.

[2] 戴燕, 张雨晨, 马洪升. 四川大学华西医院日间手术护理规范 [J]. 华西医学, 2017,32(11):1693-1695.

[3] 戴燕, 马洪升, 张雨晨. 华西日间手术护理管理制度规范构建与实践 [J]. 华西医学, 2017,32(4):497-499.

[4] 马洪升, 程南生, 朱涛, 等. 华西医院日间手术快速康复 (ERAS) 规范 [J]. 中国胸心血管外科临床杂志, 2016,23(2):104-106.

[5] 中国研究型医院学会加速康复外科专业委员会, 中国日间手术合作联盟. 胆道外科日间手术规范化流程专家共识 (2018 版 )[J]. 中华外科杂志, 2018,56(5):321-327.

[6] 杨伟. 腹腔镜胆囊切除术并发出血的相关危险因素分析 [J]. 中国药物与临床, 2020,20(8):1367-1368.

[7] 栾伟, 杭晨, 贾润宇, 等. 日间手术医院 - 社区联合随访模式的应用及效果评价 [J]. 中华医院管理杂志, 2019,35(7):533-535.

[8] 吉琳, 苦怡, 李益行, 等. 日间胆道镜手术治疗胆道术后残余结石临床疗效 [J/OL]. 中华肝脏外科手术学电子杂志, 2020,9(4):352-355.

[9] 张欢. 腹腔镜联合胆道镜取石术治疗胆囊合并胆总管结石的疗效观察 [J]. 当代医学, 2021,27(35):97-99.

[10] 张磊. 胆总管结石患者的围手术期护理 [J]. 中国医药指南, 2015,13(23):252.

[11] 祁君慧.电子胆道镜在胆道残余结石治疗中的应用及护理[J].世界最新医学信息文摘,2019,19(70):217-254.

[12] 李岩.恶性胆管梗阻性黄疸PTCD术后预防并发症的临床护理分析[J].中国医药指南,2019,17(34):268-269.

[13] 纪萍,刘瑾,徐春艳.护理干预对恶性梗阻性黄疸经皮肝穿刺胆道引流术疗效的影响[J].实用临床护理学电子杂志,2019,4(43):80.

[14] 高星梅.恶性梗阻性黄疸PTCD术后常见并发症及护理对策分析[J].循证护理,2018,4(7):656-659.

# 第六节　胃肠息肉疾病患者日间手术护理

## 一、概述

胃肠息肉疾病是消化道常见病、多发病，有部分息肉无症状，有部分可能出现腹痛、腹胀、腹泻、便血等症状。笔者医院日间手术胃肠息肉疾病纳入大致分为多发性息肉和单发性息肉，从病理上可分为腺瘤性息肉疾病和错构瘤性息肉疾病。其中，经内镜治疗是首选的治疗方法。

## 二、入院前护理

### （一）术前准备

**1. 指导患者完善专科术前检查**　血常规、心电图、凝血常规、输血前传染病检测、电解质全套＋肝肾功、血糖、血脂、肌酶、时效在1年半以内的胃肠镜报告。

2. 血栓风险高的患者均应提前看内科专科门诊，在专科医师指导下确认术前停药和术后重启药物时间（表4-6-1），明确抗血栓药在消化道内镜治疗前后的应用。

3. 其余入院前护理参照全麻手术患者入院前护理，详见第四章第一节。

表4-6-1　术前停药和术后重启药物时间

| 抗血栓药 | | 相关风险 | 术前停药时间 | 术后重启药物时间 |
|---|---|---|---|---|
| 抗血小板药 | 阿司匹林 | 无论有无冠脉支架 | 5～7天 | 未出血尽快恢复 |
| | 氯吡格雷/普拉格雷/替格瑞洛 | 无冠脉支架 | 5天 | 术后3～5天 |
| | | 有冠脉支架 | 药物洗脱冠脉支架>12个月或裸金属支架植入>1个月:5天 | |

| 抗血栓药 | | 相关风险 | 术前停药时间 | 术后重启药物时间 |
|---|---|---|---|---|
| 抗凝血药 | 华法林 | 主动脉瓣金属瓣膜置换术后、异种心脏瓣膜移植术后、静脉血栓栓塞后>3个月、血栓形成倾向综合征 | 5天,INR[1] < 1.5 | 手术当晚重启华法林,1周后复查国际标准化比值INR |
| | | 二尖瓣金属瓣膜置换术后、人工心脏瓣膜置换术后伴房颤,房颤伴二尖瓣狭窄 | 5天,停2天后启用低分子肝素,手术前1天应用末次低分子肝素 | 手术当晚重启华法林,同时应用3天低分子肝素 |
| | 达比加群、利伐沙班、阿哌沙班、依度沙班 | 根据肾功能情况 | 正常:停2天,GFR[2] 30 ~ 50ml/min 则停3天 | 未出血尽快重启 |

注：[1] international standard ratio，国际标准比率；[2]glomerular filtration rat，肾小球滤过率。

## （二）术前健康宣教

1. 根据 EARS 规范及肠镜准备标准，根据不同手术时间制订精细化的日间手术肠道准备，保障肠道准备充分率的同时，提升患者舒适感，具体方案详见表4-6-2。

表 4-6-2　精细化肠道准备方案

| 手术时间 | 肠道准备时间 | 肠道准备方式 |
|---|---|---|
| 上午 | 术前1日 18:00 | 将清肠剂复方聚乙二醇电解质散(137.15g/袋)用室温凉开水冲调至1 000ml(相当于2瓶500ml矿泉水量),搅拌均匀后服用 |
| | 手术当日 4:00 | 将清肠剂复方聚乙二醇电解质散(137.15g/袋)用室温凉开水冲调至2 000ml(相当于4瓶500ml矿泉水量),搅拌均匀后服用,喝完洗肠液建议再喝1 000ml温凉开水或矿泉水 |
| | 手术当日 8:00 | 禁食禁饮,高血压常规服药的患者可用一口水的量服用抗高血压药 |
| 下午 | 术前1日 18:00 | 将清肠剂和复方聚乙二醇电解质散(137.15g/袋)用室温凉开水冲调至1 000ml(相当于2瓶500ml矿泉水量),搅拌均匀后服用 |
| | 手术当日 8:00 | 再次用上述方法进行肠道准备 |
| | 手术当日 11:00 | 禁食禁饮,高血压常规服药的患者可用一口水的量服用抗高血压药 |

2. **个性化肠道准备**　特殊患者（如糖尿病、便秘、长期卧床、老年、行动不便或胃肠道功能障碍患者）术前3天无渣饮食或遵医嘱服用一些通便药（口服乳果糖、果导片等）、促胃肠动力药（莫沙必利、曲美布汀等）或者使用开塞露等排出粪便，确保每天至少排便一次，再按上述常规肠道准备。

**3. 肠道准备注意事项** ①洗肠液冲调水温不宜超过 40℃，因温度过高会破坏药物化学成分；②服用过程中来回走动，可提高清肠效果；③如在服用过程中出现不适，建议暂停缓慢服用或咀嚼口香糖后再服用；④服用清肠剂后，除遵医嘱口服药请勿进食任何形态的食物。

**4. 饮食准备** ①术前 2 天以低纤维、易消化饮食为宜（如面条、稀饭、藕粉、蛋羹等）；②禁食含粗纤维比较丰富的蔬菜（如海带、芹菜、韭菜等）及坚硬不易消化的坚果、豆类等；③禁食带籽或深颜色的水果（如西瓜、火龙果、猕猴桃等）。

## 三、住院期间的护理

**1. 体位护理** 患者可根据自身舒适需求，采取自主卧位。

**2. 饮食护理** 麻醉清醒返回病房后，在患者耐受的情况下，指导患者用少量温开水含漱，以缓解长时间禁食禁饮导致的口渴，若无不适，可少量试饮水。术后 2 小时可少量多次饮用温水，以不感到口渴为宜。进水无恶心呕吐感且患者有较强进食意愿可少量多次进行流质饮食如米汤，无不适则可由流质饮食逐渐过渡到普通饮食。术后 1 个月内以清淡易消化饮食为主，少食多餐，避免辛辣刺激性饮食。

**3. 活动指导** 术后 2 周内以休息为主，避免剧烈活动和锻炼，保持排便通畅，避免屏气动作和长时间下蹲、上下楼梯等。

**4. 病情观察** 观察患者生命体征、面色、粪便颜色及腹部体征、咳嗽咳痰不适等。

**5. 用药护理** 指导患者术后遵医嘱正确服用药物，如止血药、抗酸药和胃黏膜保护剂的使用。

**6. 常见并发症处理与护理**

（1）出血：是术后常见并发症，主要是术后创面出血，少量出血一般无须处理，指导患者家属注意观察粪便的颜色及出血量，发现异常及时内镜下止血。

（2）穿孔：术后严重并发症，患者出现剧烈腹痛，腹部 X 线片可见膈下游离气体，及时配合医师积极处理。

（3）灼伤、浆膜炎等手术操作机械性损伤，严重时类似穿孔，需注意鉴别，无须手术治疗，对症处理即可。

**7. 居家康复**

（1）教会患者及家属自我护理，当腹部疼痛不适、粪便颜色异常（黑便、鲜血便等）、咯血、呕血等情况发生时应及时就医。

（2）排便护理：养成良好的排便习惯，保持粪便通畅，防止便秘和腹压增高。如果大便干结则给予泻药，如乳果糖或开塞露，使大便稀软，防止因剧烈排便引起出血。

（3）内镜息肉术后须追踪病理检查结果再门诊复查，遵医嘱定期门诊复查胃肠镜。

（詹丽莉）

参考文献

[1] 中国医师协会内镜医师分会消化内镜专业委员会，中国抗癌协会肿瘤内镜学专业委员会．中国消化内镜诊疗相关肠道准备指南 (2019, 上海 )[J]. 中华消化内镜杂志 ,2019,36(7):457-469.

[2] 戴燕，马洪升，张雨晨．华西日间手术护理管理制度规范构建与实践 [J]. 华西医学 ,2017,32(4):497-499.

[3] 熊宇，胡灵芝，刘媛，等．消化内镜微创治疗围手术期护理质量评价指标体系构建 [J]. 护理管理杂志 ,2017,17(9):647-650.

[4] 雷甜甜，宋应寒，吕修和，等．集中管理模式下的消化道息肉日间手术管理实践 [J]. 中华医院管理杂志 ,2020,36(2):144-147.

[5] 戴燕，张雨晨．医院 - 社区一体化服务模式在日间手术出院患者延续护理中的应用 [J]. 中华现代护理杂志 ,2018,24(12):1369-1371.

[6] 翟亚奇，柴宁莉，郭艳飞，等．消化内镜日间手术适宜式探索 :1 年 850 例次患者的经验分享 [J]. 中华胃肠内镜电子杂志 ,2018,5(4):150-154.

[7] 马洪升．戴燕等．日间手术 [M]. 北京 : 人民卫生出版社 ,2016:292-297.

[8] 蒋丽莎，宋应寒，马洪升．中国日间手术未来发展愿景 [J]. 华西医学 ,2021,36(2):141-143.

[9] LIN D, SOETIKNO R M, MC Q K, et al. Risk factors for postpolypectomy bleeding in patients receiving anticoagulation or antiplatelet medications[J]. Gastrointest Endosc,2018,87(4):1106-1113.

[10] VEITCH A M, VANBIERVLIET G, GERSHLICK A H, et al. Endoscopy in patients on antiplatelet or anticoagulant therapy, including direct oral anticoagulants: British Society of Gastroenterology (BSG) and European Society of Gastrointestinal Endoscopy (ESGE) guidelines[J]. Endoscopy,2016,48(4): 385-402.

# 第七节　成人无张力疝修补术患者日间手术护理

## 一、概述

体内某个脏器或组织离开其正常解剖部位，通过先天或后天形成的薄弱点、缺损或孔隙进入另一部位，称为疝。疝多发生于腹部，以腹外疝多见。腹外疝是由腹腔内的脏器或组织连同壁腹膜，经腹壁薄弱点或孔隙，向体表突出所形成。常见的有腹股沟疝、股疝、脐疝、切口疝等。腹内疝是由脏器或组织进入腹腔内的间隙囊内而形成，如网膜孔疝。

发生在腹股沟区的腹外疝，统称为腹股沟疝，男性多见，男女发病率之比约为 15：1，右侧较左侧多见。通常将腹股沟疝分为斜疝和直疝 2 种。疝囊经腹壁下动脉外侧的腹股沟管深环（内环）突出，向内、向下、向前斜行经过腹股沟管，再穿出腹股沟管浅环（皮下环），并可进入阴囊，称为腹股沟斜疝。疝囊经腹壁下动脉内侧的直疝三角区直接由后向前突出，不经过内环，也不进入阴囊，称为腹股沟直疝。腹腔内器官或组织通过股环、经股管向卵圆窝突出形成的疝，称为股疝。股疝的发病率约占腹外疝的 3% ~ 5%，多见于 40 岁以上女性。腹腔内器官或组织通过脐环突出形成的疝称为脐疝。临床上脐疝有小儿脐疝和成人脐疝，前者多见。

## 二、入院前护理

1. 按照入院规范指导患者完成相关术前检查。

2. 普通疝修补术患者晨可进食，巨大疝修补术患者当日应按照全麻手术进行术前准备，详见第四章第一节。

## 三、住院期间的护理

**1. 术后护理常规**

（1）观察生命体征。

（2）观察伤口有无渗血、渗液，若渗出较多及时通知医师并更换敷料。

（3）男患者卧床休息时用毛巾托起阴囊以避免体位低垂导致的阴囊水肿。

**2. 疼痛管理** 针对成人疝制订疼痛管理方案，术后按照时间节点（术后 6 小时）预防性使用镇痛药，能有效降低患者术后疼痛率。根据笔者医院数据统计，此方案使成人疝术后疼痛发生率由 4.37% 降低至 0.4%，有利于帮助患者术后快速康复，提升患者术后舒适度。具体疼痛管理方案详见第二章第四节。

**3. 体位与活动**

（1）抬高床头 30°，减轻腹部张力。

（2）术后即可协助患者下床如厕。

（3）适当屋内活动，活动量根据患者耐受程度决定。

**4. 生活护理**

（1）局麻术后即可进食。

（2）预防感冒，避免剧烈咳嗽。

（3）鼓励多食富含纤维素食物，多饮水，保持排便通畅。

**5. 健康宣教**

（1）注意保暖，防止受凉引起咳嗽，如有咳嗽，应用手保护伤口。

（2）保持排便通畅，便秘时可适当使用泻药。

（3）避免重体力劳动，如提重物、抬重物等。

（4）出院后继续观察伤口渗血、渗液情况。

（5）如有不适，及时就医。

**6. 常见并发症处理及护理**

（1）尿潴留：①术后积极饮水，观察排尿情况，膀胱区是否充盈；②协助患者下床如厕；③发生尿潴留的给予留置导尿管。

（2）阴囊水肿：术后用小毛巾抬高阴囊。

（3）切口感染：①注意腹股沟区皮肤卫生；②观察术后体温波动情况；③观察伤口有无红肿、渗出等异常情况。

**7. 居家康复**

（1）饮食指导：正常饮食，避免油腻、辛辣刺激食物，多食富含纤维素食物，促进排便。

（2）活动指导：根据自身情况适量活动，如散步；避免剧烈运动，如跑步、打球、跳舞等；避免重体力劳动，如提重物、抬重物等。

（3）伤口护理指导：避免伤口敷料污染、脱落，若有污染、脱落，及时就近就医更换敷料；1周后自行拆除敷料，观察伤口情况，无渗血、渗液即可洗澡，若有异常及时返回伤口治疗中心进行处理。

（4）避免增加腹压：注意保暖，防止受凉引起咳嗽，如有咳嗽，应用手按压伤口；保持排便通畅，便秘时适当使用缓泻剂。

（张　黎）

### 参考文献

[1] 李卡,许瑞华,龚姝.普外科护理手册[M].2版.北京:科学出版社,2015:182-192.

[2] 李乐之,路潜.外科护理学[M].5版.北京:人民卫生出版社,2012:364-377.

[3] 马洪升.日间手术[M].北京:人民卫生出版社,2016:59-147.

# 第八节　泌尿系统疾病患者日间手术护理

## 一、膀胱肿瘤患者日间手术护理

### （一）概述

经尿道膀胱肿瘤切除术是经尿道置入膀胱镜至膀胱，持续膀胱冲洗，待膀胱适当充盈后，从肿瘤表面开始逐层切除或整块切除，直至肿瘤基底部，需要彻底冲洗和止血，防止肿瘤组织残留和出血，最后留置三腔导尿管。

## （二）入院前护理

指导患者完善专科相关术前检查，主要检查详见表 4-8-1。其余术前准备参照第四章第一节。

表 4-8-1　膀胱肿瘤术前专科检查

| 检查类型 | 检查项目 |
|---|---|
| 实验室检查 | 血常规、肝肾功血糖血脂肌酶＋电解质全套、凝血常规、输血前传染病检测、血型 |
| 专科检查 | 泌尿系彩色多普勒超声检查、心电图 |
| 影像学检查 | 胸部 X 线摄影 |
| 麻醉评估 | 术前麻醉访视 |

## （三）住院期间的护理

**1. 减轻负面情绪**　倾听患者主诉，观察言行、表情、睡眠等情况，进行心理疏导，取得患者的主动配合。仔细讲解膀胱肿瘤的相关知识及所要接受的手术方式、治疗措施，做好宣教，提高患者对治疗的信心，打消患者顾虑。

**2. 健康促进**　密切监测患者生命体征及病情变化，根据患者合理需求安排治疗与护理；根据患者疼痛的部位、程度、性质、持续时间、疼痛诱因及缓解相关因素，采用合理有效的措施缓解疼痛或镇痛。指导患者有效咳嗽、咳痰、活动、翻身，为患者提供舒适的诊疗环境，促进患者身心康复。

**3. 活动指导**　术后 2 小时鼓励患者床上活动，术后 6 小时鼓励患者床边活动，循序渐进，以不引起个体劳累为宜，逐渐恢复至正常活动。

**4. 饮食指导**　术后饮食按照全麻术后常规进行，具体饮食方案详见表 4-8-2。

表 4-8-2　膀胱肿瘤术后饮食方案

| 时间节点 | 饮食类型 | 详细方案 |
|---|---|---|
| 术后 2 小时 | 温水 | 少量多次饮用,总量控制在 100ml 以内,以不感到口渴为主 |
| 术后 6 小时 | 流质饮食、软食 | 如米汤、鸡汤、面条、面包等 |
| 术后第 1 天 | 普通饮食 | 糖尿病患者进食糖尿病饮食;高血压患者进食低盐低脂饮食;其他患者进食水果、蔬菜、面条、肉类等 |

**5. 持续膀胱冲洗的护理**　密切观察冲洗液颜色及腹部症状和体征，冲洗管路妥善固定并保持通畅，勿牵拉、折叠、扭曲。冲洗速度根据冲出液颜色、量进行调节，冲洗速度不宜过快，过快易导致破裂和诱发膀胱痉挛。冲洗液温度刺激也易引起膀胱痉挛。若出现

膀胱痉挛，积极查找原因，及时处理，根据患者需要给予解痉、镇痛等治疗措施，缓解患者的不适。指导患者多饮水，达到内冲洗的目的，预防尿路感染等。怀疑出血或膀胱破裂，及时通知医师，积极处理。

**6. 膀胱灌注的护理** 对低危非肌层浸润性膀胱肿瘤患者术后 24 小时内灌注表柔比星或丝裂霉素等化疗药物，肿瘤复发概率低；对中、高危术后 24 小时内即刻膀胱灌注，之后仍建议继续膀胱灌注化疗。向患者介绍膀胱灌注的相关知识和注意事项。灌注前夹闭冲洗管路，排空膀胱，避免药物稀释，保留药物在膀胱内停留 30 分钟至 1 小时，指导、协助患者每 15 分钟变换体位，使药物与膀胱黏膜充分接触。了解患者灌注后的反应，有异常情况及时通知医师。药物排出后可继续缓慢冲洗膀胱，鼓励患者多饮水，保护膀胱黏膜，以免造成化学性膀胱炎等。灌注后常见膀胱刺激征和轻微血尿，鼓励患者多饮水、勤排尿，对症处理，缓解不适。

**7. 复查和随访** 嘱患者出院后 1～2 周取病理活检报告，并定期行超声、CT、膀胱镜等检查，预防膀胱肿瘤复发。若有异常及时咨询医师，积极治疗。具体复查时间及频次详见表 4-8-3。

表 4-8-3　膀胱肿瘤术后复查

| 复诊类型 | 检查时间 | 检查频次 |
|---|---|---|
| 门诊随访 | 1 年内 | 1～3 个月 1 次 |
| | 1～2 年 | 每 3 个月 1 次 |
| | 2 年后 | 每 6 个月 1 次 |
| 膀胱镜检查 | 低危,术后 1～5 年 | 每 3 个月 1 次,结果阴性则 9 个月随访 1 次,之后每年随访至少 5 年 |
| | 高危,术后 1～2 年 | 每 3 个月 1 次,结果阴性则每 3 个月 1 次加细胞学至 2 年 |
| | 高危,3～5 年 | 第 3 年每 6 个月 1 次至第 5 年 |
| | 高危,5 年以后 | 每年月 1 次 |

**8. 并发症的预防和护理**

（1）出血的预防和处理：若术前尿路感染未控制、术后止血不彻底和术后膀胱痉挛等容易导致出血。①术后应密切观察冲洗液颜色及腹部症状和体征；②若冲洗液颜色呈血性液，怀疑出血时应及早寻找诱因与原因，积极控制感染，解除痉挛，应用止血药，调整冲洗速度等，保持引流通畅；③及时通知医师，积极处理；④静脉补充液体或输血治疗；⑤保守治疗无效者应及时行再次手术。

（2）膀胱痉挛的预防及处理：冲洗速度过快和冲洗液温度刺激、残留组织或血凝块堵塞导尿管、膀胱炎症等易诱发膀胱痉挛。患者有强烈尿意、便意感，耻骨上区和会阴部出现难以忍受的阵发性痉挛性疼痛，严重时出现疼痛难忍、躁动不安、大汗淋漓及膀胱冲洗液注入缓慢或不通畅等症状。若出现膀胱痉挛，①积极查找原因，查看导尿管是否引流通畅；②冲洗液温度适宜，不宜超过40℃；③根据患者需要给予解痉、镇痛等治疗措施，缓解患者的不适。

（3）膀胱破裂的预防及处理：膀胱破裂可以分为腹膜内型和腹膜外型，多因膀胱过度膨胀、膀胱壁变薄时切割过深导致，患者可有尿外渗及麻醉后腹痛的表现。①须密切观察患者腹部及膀胱区体征，准确记录膀胱冲洗液出入量；②重视患者主诉；③腹膜内破裂需要手术修补，腹膜外破裂较小须留置导尿管7~14天，破裂较大亦需手术修补。

（4）尿道狭窄的预防及处理：尿道狭窄为远期并发症，通常由于尿道黏膜损伤后感染所致，表现为尿线变细、排尿困难等。①操作轻柔，避免损伤尿道；②做好导尿管护理，保持会阴部清洁干燥；③多饮水，保持尿量在2 000ml以上，达到内冲洗的目的，预防感染；④遵医嘱合理使用抗生素；⑤若发生尿道狭窄，则定期行尿道扩张术或尿道瘢痕切除术。

（刘 玲 奉 琴）

## 二、输尿管结石患者日间手术围手术期护理

### （一）概述

经尿道输尿管镜钬激光碎石术是患者在截石位下，输尿管镜直视下沿尿道进入膀胱，经输尿管开口插入导丝，输尿管镜沿导丝逐步缓慢推进，找到结石后沿输尿管镜内通道插入钬激光光纤进行碎石，术后退镜，留置输尿管支架管（双J管）及导尿管（小于1cm的无嵌顿性结石碎石术后；输尿管开口未进行扩张；输尿管黏膜无明显的损伤或无狭窄；碎石彻底，且碎石颗粒小于3mm；无明显的上尿路感染者无须留置双J管）。

### （二）入院前护理

指导患者完成术前专科检查，具体见表4-8-4。须特别指导患者避免剧烈活动，防止结石移位或嵌顿，其余入院前准备详见第四章第一节。

表4-8-4　输尿管结石疾病术前专科检查

| 检查类型 | 检查项目 |
| --- | --- |
| 实验室检查 | 血常规、肝肾功血糖血脂肌酶＋电解质全套、凝血常规、输血前传染病检测、血型 |
| 专科检查 | 泌尿系彩色多普勒超声检查、心电图 |
| 影像学检查 | 腹部X线摄影、胸部X线摄影 |
| 麻醉评估 | 术前麻醉访视 |

## （三）住院期间的护理

**1. 减轻负性情绪** 倾听患者主诉，观察言行、表情、睡眠等情况，进行心理疏导，取得患者的主动配合。仔细讲解输尿管结石的相关知识及所要接受的手术方式、治疗措施，做好宣教，提高患者对治疗的信心，打消患者顾虑。

**2. 健康促进** 密切监测患者生命体征及病情变化，观察尿液颜色、性状和尿液量。根据患者合理需求安排治疗与护理；根据患者疼痛的部位、程度、性质、持续时间、疼痛诱因及缓解相关因素，采用合理有效的措施缓解疼痛或镇痛。指导患者有效咳嗽、咳痰、活动、翻身，为患者提供舒适的诊疗环境，促进患者身心康复。

**3. 活动指导** 术后 2 小时鼓励患者床上活动，术后 6 小时床边活动，循序渐进，以不引起疲劳感为宜，逐渐恢复至正常活动。

**4. 饮食指导** 术后饮食按照全麻术后常规进行，具体饮食方案详表4-8-5。

表 4-8-5　输尿管结石术后饮食方案

| 时间节点 | 饮食类型 | 详细方案 |
| --- | --- | --- |
| 术后 2 小时 | 温水 | 少量多次饮用,总量控制在 100ml 以内,以不感到口渴为主 |
| 术后 6 小时 | 流质饮食、软食 | 如米汤、鸡汤、面条、面包等 |
| 术后第 1 天 | 普通饮食 | 含钙结石患者合理摄入钙<br>草酸盐结石患者应限制浓茶、菠菜、巧克力、草莓、麦麸、芦笋和各种坚果(松子、核桃、板栗等)<br>尿酸结石患者限制嘌呤高的食物,如动物内脏,限制各种肉类和鱼虾等高蛋白质的食物<br>胱氨酸结石患者限制摄入富含蛋氨酸的食物,包括蛋、奶、花生等 |

**5. 双 J 管的护理** 经尿道输尿管镜钬激光碎石术后留置双 J 管起内引流、内支架的作用，还可扩张输尿管，有助于小结石的排出，防止输尿管内石街形成。指导患者尽早取半卧位，多饮水、勤排尿，勿使膀胱过度充盈而引起尿液反流。鼓励患者早期下床活动，但避免活动不当（如剧烈活动、过度弯腰、突然下蹲等）、防止咳嗽、便秘等使腹压增加的动作，以防引起双 J 管滑脱或上下移位。

**6. 高热的护理** 经尿道输尿管镜钬激光碎石术后有可能出现高热，高热患者使用物理及药物降温后应及时复测体温。出汗多时及时更换被服，注意保暖，防止受凉，增加身体舒适度。病情许可时鼓励多饮水，必要时静脉补液，保证每天尿量 2 000ml 以上。遵医嘱合理用药抗感染治疗；指导多进高蛋白质，高维生素饮食，增强机体抵抗力。

**7. 结石的预防** 根据结石成分，血、尿钙磷、尿酸、胱氨酸和尿 pH，可应用饮食及药物预防结石发生。草酸盐结石患者可口服维生素 B₆ 以减少草酸盐排出；口服氧化镁可增加尿中草酸盐的溶解度；尿酸结石患者可口服别嘌醇和碳酸氢钠，以抑制结石形成。伴甲状旁腺功能亢进者，需摘除腺瘤或增生组织；鼓励长期卧床者多活动，防止骨脱钙，减少尿钙排出；尽早解除尿路梗阻、感染、异物等因素。

**8. 复查和随访** 嘱患者出院后 4～6 周遵医嘱拔除双 J 管，并定期行超声检查等，预防结石复发。若有异常及时咨询医师，积极治疗。具体复查时间及频次详见表 4-8-6。

表 4-8-6 输尿管结石术后复查

| 复诊类型 | 检查时间 | 检查频次 |
| --- | --- | --- |
| 门诊随访 | 1 周 | 1 周 1 次 |
| | 1～6 个月 | 每 3 个月 1 次 |
| | 6 个月及以上 | 每 6 个月 1 次 |
| 腹部 X 线摄影 | 术后 1 周～6 个月 | 术后 1 周、1 个月、3 个月、6 个月各 1 次 |
| | 术后 6 个月以后 | 每年 1 次 |
| 超声检查 | 术后 1～5 年 | 每年 1 次 |
| 静脉尿路造影 | 术后 3～6 个月 | 术后 3～6 个月复查了解肾功能情况 |

**9. 并发症的预防和护理**

（1）血尿的预防及护理：术中输尿管损伤或留置支架管的患者输尿管黏膜受异物反复摩擦，可能会出现淡红色血尿或镜下血尿，可为一过性或一直到拔除。①术中操作应轻柔，切忌暴力；②术中切忌强力牵拉结石或者碎块；③术后留置支架管尽早拔除；④术后发现患者导尿管中鲜红色血尿，应行超声检查、CT 等；⑤应安慰患者，嘱其卧床休息，并及时报告医师处理；⑥予以止血药等保守治疗无缓解，必要时可行膀胱镜、输尿管镜检查明确出血原因，积极处理；⑦鼓励患者多饮水。

（2）感染的预防及护理：经尿道输尿管镜钬激光碎石术前未及时发现已经存在的感染，术前未积极控制已经存在的感染；手术器械消毒不严格和操作者未完全遵守手术无菌原则；术中灌洗液压力过高，灌注时间长，尿液或结石内包裹的病原菌经水流灌注反流，进入肾小管、淋巴管、小静脉等反流入血，导致菌血症等；术后尿液外渗；术后尿路梗阻，尿液引流不畅等都会引起感染的发生。具体预防和护理方案：①做好患者健康护理；②术前行尿常规、尿培养、药物敏感试验，对于尿路感染患者合理抗感染治疗；③严格无菌操作原则；④保持各类引流管引流通畅；⑤监测患者生命体征变化；⑥观察尿液量及性状。

（3）腰痛的预防及处理术后：残石经过输尿管可引起绞痛，支架管扭曲或堵塞，引流尿液不通畅，可引起腰部持续性胀痛。①术后尽早抬高床头半卧位休息，利于引流；②保持导尿管引流通畅，防止导尿管扭曲、折叠；③鼓励多饮水，促进结石排出；④必要时给予解痉镇痛治疗；⑤及早发现输尿管损伤等情况。

（4）下尿路刺激症状的预防及护理：患者术前尿路感染未控制或控制不理想，有其他泌尿系统疾病（前列腺增生等）、支架管刺激等因素均可引起患者出现尿频、尿急、尿痛等下尿路刺激症状。①鼓励患者多饮水，起到内冲洗作用，促进结石排出；②鼓励患者早期下床活动，利于尿液引流及碎石排出；③对支架管反应严重者可考虑提前拔除；④遵医嘱合理用药。

（刘　玲　奉　琴）

# 三、女性压力性尿失禁（尿道中段吊带术）患者日间手术护理

## （一）概述

经阴道无张力尿道吊带术（tension-free vaginal tape procedure，TVT）主要包括经耻骨后路径和经闭孔无张力尿道中段吊带术（transobturator inside-out tension-free urethral suspension，TVT-O）。TVT 是在全麻下摆放截石位，髋关节屈曲 80°～100°，下肢外展 30°～45°，膝盖弯曲使小腿平行于躯干；留置导尿，排空膀胱；距离尿道口 1.0～1.5cm，做阴道前壁纵向切口，长约 1.5cm；剪刀锐性剪开（宽度约 1cm）尿道旁耻骨尿道韧带直至尿道旁疏松间隙，形成隧道；于耻骨联合上缘中线旁开 2.0cm 处分别各预留 1 个 0.3cm 小切口；于耻骨上缘同侧预留小切口处穿出皮肤；全层缝合阴道壁切口，平皮下剪除多余吊带。经闭孔无张力尿道中段吊带术（TVT-O，由内向外）是全麻下取截石位（同TVT）；留置导尿，排空膀胱；平尿道外口画第 1 条水平线，距第 1 条水平线上方 2.0cm 处标记第 2 条水平线；第 2 条线在股部皱襞交点处外侧 2.0cm 处分别标记两侧 TVT-O 出口；在阴道前壁尿道外口下方 1.0cm 处做 1.0cm 纵向切口；当网带放置好之后，调整松紧后，缝合阴道前壁切口；平皮下剪除多余吊带。

## （二）入院前护理

1. 协助完善相关术前检查，详见表 4-8-7。

表 4-8-7　术前检查项目

| 检查类型 | 检查项目 |
| --- | --- |
| 实验室检查 | 血常规、肝肾功血糖血脂肌酶＋电解质全套凝血常规、输血前传染病检测、血型 |
| 专科检查 | 泌尿系彩色多普勒超声检查、心电图、排尿日记 |
| 影像学检查 | 胸部 X 线摄影 |
| 麻醉评估 | 术前麻醉访视 |

2. 戒烟、酒及避免刺激性食物，多饮水，多吃蔬菜及粗纤维食物。

3. 防止受凉和呼吸道感染。

4. 保持大小便通畅，进行卧床排便训练。

5. 做好个人清洁卫生，如沐浴或手术区域清洁、修剪指/趾甲、刮净胡须、理发等。

6. 肠道准备：术前禁食 8 小时，禁饮 4 小时。

7. 放松心情，保证术前晚有充足的睡眠，如果入睡困难，请医师开镇静催眠药帮助入睡。

8. 请取下所佩戴的饰物（如手表、耳环、戒指、项链等）、活动义齿、贵重物品交予家人保管，不能带入手术室。

9. 如既往有高血压史且规律服用抗高血压药者，请根据术前血压情况用少量温水继续服用抗高血压药。

### （三）住院期间的护理

1. **术后护理** 密切监测患者生命体征及病情变化，观察会阴部伤口情况。根据患者疼痛的部位、程度、性质、持续时间、疼痛诱因及缓解相关因素，采用合理有效的措施缓解疼痛或镇痛。根据患者合理需求安排治疗与护理；指导患者有效咳嗽、咳痰、活动、翻身，为患者提供舒适的诊疗环境，促进患者身心康复。

2. **会阴护理** 做好导尿管护理，及时更换卫生用品，减少局部刺激，保持会阴部皮肤清洁干燥。

3. **排尿护理** 尿道中段悬吊术拔除导尿管后鼓励患者尽早排尿，多饮水，起到内冲洗的作用，促进排尿功能康复，第 1 次排尿距拔除导尿管不超过 2 小时。若发生暂时性排尿困难，指导患者正确使用辅助手段协助排尿。

4. **健康护理** 合理膳食，均衡饮食，保持排便通畅；预防剧烈咳嗽，避免增加腹压，影响手术效果；指导患者进行必要的肛提肌训练，提高手术恢复效果；3 个月内禁止性生活；术后阴道少量出血和分泌物约 4 周后消失，保持会阴部清洁干燥，早期避免坐浴。术后饮食详见表 4-8-8。

表 4-8-8 压力性尿失禁术后饮食方案

| 时间节点 | 饮食类型 | 详细方案 |
| --- | --- | --- |
| 术后 2 小时 | 温水 | 少量多次饮用,总量控制在 100ml 以内,以不感到口渴为宜 |
| 术后 6 小时 | 流质饮食、软食 | 如米汤、鸡汤、面条、面包等 |
| 术后第 1 天 | 普通饮食 | 糖尿病患者进食糖尿病饮食;高血压患者进食低盐低脂饮食;其他患者进食水果、蔬菜、面条、肉类等 |

**5. 定期随访**　术后 6 周内至少进行 1 次随访，主要了解近期并发症。6 周以后主要了解远期并发症。随访内容包括记录连续 72 小时排尿日记和 1 小时尿垫试验；采用尿失禁问卷表简表了解尿失禁次数和漏尿量、生活质量评分等；选用尿流动力学检查尿流率和超声检查测定残余尿。

**6. 并发症的预防和护理**

（1）耻骨后血肿的预防及护理：在吊带植入过程中，穿刺针太靠外侧面或下肢过度弯曲，损伤邻近血管或神经后可出现耻骨后血肿。①术后应常规行超声或 CT 检查排除耻骨后血肿；②若静脉损伤，血肿小于 4~5cm，可保守治疗；③若血肿 >6cm，应考虑局麻下引流，若血肿进展性加重，可考虑手术探查。

（2）阴道切口出血的预防及护理：表现为阴道纱条渗出鲜红色液体，①术后阴道内常规填塞纱条，以起到压迫止血的作用；②若出血较多，可将纱条放置 24 小时后取出；③如果阴道出血持续存在，直接按压 5~10 分钟，如果持续大出血，应进一步检查处理。

（3）感染的预防及护理：尿潴留、尿道的缝线 / 吊带均可引起感染，①保持会阴部清洁卫生；②做好伤口的护理；③避免早期坐浴；④遵医嘱合理使用抗生素抗感染治疗。

（4）疼痛的预防及护理：尿道中段吊带术如果穿刺到骨头或骨膜后可引起耻骨疼痛，若有感染或糜烂可引起阴道疼痛和性交困难。①倾听患者主诉，评估疼痛程度、性质、持续时间；②持续性盆腔疼痛患者进行体格检查、尿培养、残余尿的测定、尿流动力学检查和膀胱镜检查；③遵医嘱合理使用镇痛药物等。

（5）盆腔或腹部脏器损伤：经耻骨后尿道吊带术可能在穿刺鞘、穿刺针进入耻骨后间隙时容易发生盆腔或腹部脏器损伤。①密切观察腹部盆腔症状及体征；②进行体格检查及相应的影像学检查；③及时发现，及时处理。

（刘　玲　奉　琴）

**参考文献**

[1]　马洪升 . 日间手术 [M]. 北京 : 人民卫生出版社 ,2016:227-228.

[2]　郭应禄 , 张心湜 . 吴阶平泌尿外科学 [M]. 北京 : 人民卫生出版社 ,2019:1134-1135;1358-1562;2475-2504.

[3]　刘玲 , 何其英 , 马莉 . 临床护理指南丛书——泌尿外科护理手册 [M].2 版 . 北京 : 科学出版社 ,2015:48-52;355-369.

[4]　罗婷 , 吴安石 . 日间手术麻醉的管理 [J]. 临床麻醉学杂志 ,2016,32(10):1027-1030.

[5]　李志超 , 庄磊雪 , 马洪升 , 等 . 日间手术患者出院管理 [J]. 重庆医学 ,2015,44(27):3858-3860.

[6]　陈奇 , 董樑 , 李佳怡 , 等 . 上海仁济医院泌尿外科日间手术实践探索 [J]. 中华医院管理杂志 ,2017,33(5):349-351.

[7]　马洪升 , 程南生 , 朱涛 , 等 . 华西医院日间手术快速康复 (ERAS) 规范 [J]. 中国胸心血管外科临床杂

志 ,2016,23(2):104-106.

[8] 李乐之 , 路潜 . 外科护理学 [M]. 北京 : 人民卫生出版社 ,2015:588-595;620-625.

[9] 夏术阶 . 微创泌尿外科手术并发症预防与处理 [M]. 北京 : 人民卫生出版社 ,2013:203-206;319-320.

[10] 奉琴 , 杨洋 . 医护合作 - 快速康复模式在经输尿管镜钬激光碎石术中的应用及效果评价 [J]. 华西医学 ,2017,32(12):1914-1916.

[11] 梁伟霞 , 苏丽凤 . 加速康复护理在泌尿外科日间手术管理应用中的效果评价 [J]. 中华泌尿外科杂志 ,2018(39):77-78.

[12] 刘辉 . 实用泌尿微创外科护理学 [M]. 天津 : 天津科学技术出版社 ,2013:116-117;227-228.

[13] 朱有华 . 泌尿外科诊疗手册 [M]. 北京 : 人民卫生出版社 ,2013:611.

[14] 陆晔峰 , 林靖怡 , 冯佳琪 , 等 . 日间手术护理管理的研究进展 [J]. 护理研究 ,2018,32(10):1499-1503.

[15] 郭宏骞 , 庄立岩 . 泌尿外科学手册 [M]. 北京 : 中国协和医科大学出版社 ,2014:237-239.

# 第九节　小儿外科患者日间手术护理

## 一、概述

目前日间手术中心开展的小儿外科疾病主要包含腹股沟斜疝、隐匿阴茎、隐睾、鞘膜积液。

**1. 腹股沟斜疝**　腹股沟斜疝是指疝囊从腹壁下动脉外侧的内环突出，向内、向下和向前斜行经过腹股沟管，再穿出腹股沟外环，进入阴囊。小儿腹股沟斜疝多因胚胎期睾丸下降过程中腹膜鞘状突未闭合所致。主要临床表现为腹股沟区出现可复性包块，右侧比左侧多见，男性占绝大多数。

**2. 隐匿阴茎**　隐匿阴茎是指阴茎体隐藏于皮下，阴茎外观呈短小的状态，是一种先天发育异常和畸形性疾病。隐匿阴茎分为完全型和部分型 2 种。主要表现为阴茎外观短小，包皮呈鸟嘴状。隐匿阴茎最好在学龄前后接受手术治疗。

**3. 隐睾**　隐睾是指睾丸未下降至阴囊，是小儿常见的先天性生殖系统疾病。包括睾丸下降不全或未降，无睾畸形和异位睾丸，其中睾丸下降不全最为常见。大多数隐睾为单侧，隐睾具有家族遗传倾向，有癌变的风险。手术治疗最好在 1 岁之前，最晚不超过 18 个月。

**4. 鞘膜积液**　鞘膜积液是指鞘膜分泌和吸收功能失去平衡，鞘膜腔内液体积聚过多，超过了正常量而形成的囊性病变。主要表现为阴囊或腹股沟区出现囊性肿块。鞘膜积液可发生于任何年龄阶段，以学龄前儿童常见，绝大多数是男孩，一般为单侧。

## 二、入院前护理

1. **健康宣教**　因小儿认知能力的限制，小儿外科手术更加强调家属参与的重要性，在入院前的健康宣教中，除常规的健康宣教外，应加强与家长的沟通交流，详细介绍患儿的病情及处置措施。

2. **心理护理**　因小儿更易于对医疗机构或医务人员产生恐惧害怕的情况，在初期应加强与患儿的沟通互动和安抚，尽可能地消除其心理恐惧感。

3. **用物准备**　针对婴幼儿患者，应指导家属准备好住院所需物品，如尿不湿、奶粉、奶瓶、水壶等，入院时穿着易于穿脱的衣物，避免穿连体服、佩戴饰品等。

4. **饮食指导及其他准备**　按照全麻手术进行，详见第四章第一节。

## 三、住院期间的护理

1. **全麻术后护理常规**　①密切观察患儿生命体征；②给予心电监护和低流量吸氧；③床档保护防坠床。

2. **体位与活动**　自主卧位，手术当天以卧床休息为主。

3. **伤口观察及护理**　①严密观察伤口有无渗血渗液，当出现活动性出血时应启动医疗综合处理；②保持伤口敷料清洁干燥、避免大小便污染；③隐匿阴茎术后阴茎予弹力绷带加压包扎，如无活动性出血，伤口一般无须换药，当出现活动性出血时，则须启动医疗综合处理。

4. **饮食护理**　术后饮食遵循全麻术后饮食方案（详见第四章第一节），无特殊禁忌，总体遵照清淡易消化的饮食原则。

5. **疼痛管理**　根据笔者医院的调查数据显示，小儿外科术后疼痛发生率在 0.58% 以内，其中以隐匿阴茎疼痛发生率最高。因此，加强小儿外科术后疼痛管理尤为重要。疼痛管理方案详见第二章第四节。

6. **专科护理**　针对不同的疾病类型，提供专科护理，小儿外科各疾病术后专科护理详见表 4-9-1。

表 4-9-1　小儿外科术后专科护理

| 疾病名称 | 专科护理 |
| --- | --- |
| 腹股沟疝 | 观察患儿腹部体征,有无腹痛、腹胀及皮下气肿 |
| 隐匿阴茎 | 严密观察患儿阴茎头血供情况,有无青紫或组织坏死<br>术后须站立排尿,减少尿液浸泡敷料<br>给予阴茎保护罩保护阴茎,避免衣物和被单摩擦伤口引起疼痛 |

| 疾病名称 | 专科护理 |
|---|---|
| 隐睾 | 观察阴囊有无肿胀,术后部分患儿可能出现阴囊肿胀,一般无须特殊处理 |
| 鞘膜积液 | 观察阴囊有无肿胀、青紫,肿胀明显可托高患儿阴囊<br>腹腔镜手术观察患儿腹部体征,有无腹痛、腹胀及皮下气肿 |

### 7. 出院指导

（1）伤口护理指导：根据不同疾病的不同伤口类型，提供精细化的伤口护理指导，各类疾病详见表 4-9-2。

表 4-9-2　小儿外科各类疾病伤口护理指导

| 疾病名称 | 伤口护理指导 |
|---|---|
| 腹股沟疝 / 鞘膜积液 | 1. 伤口无须换药拆线<br>2. 术后 7 ~ 10 天自行撕掉伤口敷料<br>3. 拆除敷料 2 天后可淋浴洗澡<br>4. 1 周内避免揉搓伤口 |
| 隐匿阴茎 | 1. 术后第 3 天起用 2.5% 温盐水坐浴,即 2kg 温水配制 50g 食盐,每次 20 ~ 30 分钟,每天 2 ~ 3 次,持续 3 周 ~ 1 个月<br>2. 伤口敷料湿透软化后,将敷料拆除,切勿强行撕扯<br>3. 每次坐浴及排尿后,用碘附消毒阴茎及阴茎头<br>4. 术后阴茎疼痛,局部肿胀,出现黄、灰、褐色分泌物或点状渗血为常见反应,坚持坐浴 |
| 隐睾 | 1. 保持伤口敷料清洁干燥,伤口一般无须换药<br>2. 术后 8 天可自行拆除腹股沟处敷料<br>3. 术后 10 天于医院拆除阴囊处敷料和缝线<br>4. 拆除所有敷料 2 天后可淋浴洗澡<br>5. 1 周之内避免揉搓伤口 |

（2）饮食指导：合理饮食，进食清淡易消化含粗纤维食物，保持排便通畅。

（3）活动指导：术后应注意休息，1 个月内避免剧烈活动。其中隐匿阴茎患儿术后 2 天卧床休息，排尿时可下床；术后 3 天可适当下床活动，活动时着装宽松柔软。

（4）用药指导：小儿外科患者术后常规无特殊用药，其中隐匿阴茎术后患儿需遵医嘱口服抗生素。

（5）复查指导：定期的复查可保障术后的质量与安全，小儿外科各疾病术后复查指导详见表 4-9-3。

表 4-9-3　小儿外科术后复查

| 疾病名称 | 复查指导 |
|---|---|
| 腹股沟疝 / 鞘膜积液 | 腹腔镜手术出院后 7 ～ 10 天门诊复查<br>开腹手术如无特殊可不复查 |
| 隐匿阴茎 | 术后 2 周门诊复查 |
| 隐睾 | 术后 8 ～ 10 天门诊复查 |

**8. 常见并发症及处理**　小儿外科各疾病常见并发症详见表 4-9-4。

表 4-9-4　常见并发症及处理

| 疾病名称 | 常见并发症 | 预防及处理 |
|---|---|---|
| 腹股沟疝 | 疝复发 | 避免腹压增高,预防患儿感冒咳嗽、便秘等,再次复发需手术治疗 |
| 隐睾 | 回缩睾丸 | 出现回缩睾丸需手术治疗 |
| | 睾丸萎缩 | 加强观察,门诊定期随访 |
| 鞘膜积液 | 阴囊水肿 | 一般可自行吸收,严重者可抬高患儿阴囊减轻症状 |
| | 阴囊血肿 | 卧床休息,遵医嘱使用止血药,保守治疗无效者应行手术治疗 |

（朱　敏）

**参考文献**

[1]　王世平, 辛文琼, 向波, 等. 小儿外科护理手册 [M]. 北京 : 科学出版社 ,2011:384-393.

[2]　马洪升. 日间手术 [M]. 北京 : 人民卫生出版社 ,2016:134-139.

[3]　窦红昆, 李本红. 儿童日间手术的发展现状及进展 [J]. 昆明理工大学学报 ( 自然科学版 ),
2018,43(6):103-108.

# 第十节　乳腺疾病患者日间手术护理

## 一、乳腺癌患者日间手术护理

### （一）概述

乳腺癌是常见的恶性肿瘤，主要发生于女性，我国女性乳腺癌发生率占全身恶性肿瘤的 7%~10%，且发病率仍在增高。外科手术治疗是目前治疗乳腺癌的重要方法，虽然手术有较显著临床疗效，但是术后如出现并发症，将会加重患者痛苦，影响心理健康，降低生活质量。日间手术纳入乳癌手术，主要是结合快速康复外科理念制订围手术期护理措施，减少乳癌患者并发症，加强围手术期的护理质量，以确保手术安全性，加快患者康复。

### （二）入院前护理

1. 院前护士指导并协助患者完成术前专科检查，具体检查类型详见表 4-10-1。

表 4-10-1 乳腺癌术前专科检查

| 检查类型 | 检查项目 |
| --- | --- |
| 实验室检查 | 血常规、肝肾功血糖血脂肌酶＋电解质全套、凝血常规、输血前传染病检测 |
| 专科检查 | 心电图、乳腺穿刺活检病理结果 |
| 影像学检查 | 胸部 CT、乳腺 X 线摄影 |
| 麻醉评估 | 术前麻醉访视 |

2. **心理护理** 患者因乳腺癌换术后须面临身体形象改变、焦虑、恐惧等一系列心理问题，因此在入院前就应与患者建立良好的护患关系，为患者提供足够的疾病知识、手术方式及住院整理流程，提升患者对手术疾病的知识的获得，减轻患者术前的恐惧焦虑状态。加强家属的参与，提升家庭支持系统。

3. 其余准备按照全麻常规术前准备，详见第四章第一节。

### （三）住院期间的护理

1. **体位护理** 手术后从复苏室返回病房，协助患者采取自主卧位。

2. 按照一级护理制度，每小时进行巡视，每 2 小时进行记录。

3. **术后生命体征监测** 遵医嘱予以 2L/min 氧气吸入 6 小时，低浓度、低流量吸氧可改善呼吸、促进麻醉药物代谢。安置心电监护仪 2 小时，密切监测生命体征及血氧饱和度的监测。

4. **伤口护理** ①术后返回病房立即进行伤口的观察，伤口敷料是否渗血渗液，管道伤口情况，并做好相关护理记录和交接。保持伤口敷料清洁干燥，如有渗液，及时更换；少量渗血、渗液加强观察；若中量和大量渗血，则须立即报告医师进行综合处理。无异常则每 3 天更换 1 次敷料，更换敷料时观察患侧乳房的皮肤温度、皮瓣颜色、乳头乳晕的血液循环情况。②加压包扎，术后常规使用绷带加压包扎胸部伤口 3 周，并穿弹力胸带，以达到压迫止血的目的。行皮下腺体切除术的患者在包扎伤口时外露乳头，包扎松紧适宜，以可伸入一指为宜。因包扎过松，易形成皮下死腔，使皮下积液、伤口愈合不良或者感染；包扎过紧则影响患者呼吸、皮瓣坏死等。③观察患者肢体远端血液供应情况，观察患侧桡动脉搏动、皮肤温度颜色，可与健侧对比，当主诉患肢疼痛、患侧皮肤温度低于健侧、脉搏较健侧弱，表示患侧血管受压，应解开患肢绷带，重新包扎，恢复患肢血供（乳腺癌术后绷带用于加压胸壁，不会影响肢体血供）。

**5. 引流管护理** ①告知患者及家属血浆引流管的目的及注意事项；②每 2 小时从上至下挤压引流管 3 ~ 5 次，防止小血块堵塞引流管，保持负压吸引器持续有效负压吸引：③如出现引流量大于 100ml/h 或者引流液颜色鲜红，提示活动性伤口出血，给予止血药，伤口加压包扎等对症处理，做好急诊交叉配血再次手术的准备。其余管道护理内容详见第二章第八节。

**6. 饮食指导** 术后 2 小时可饮水 20 ~ 50ml，如无呛咳和腹胀等不适，可以逐渐增加至 200ml/h；4 小时后可进食清淡易消化的流质饮食；回家后饮食以清淡易消化的食物为主，饮食的原则以高热量、高蛋白质、高维生素饮食，食物多样化，补充优质蛋白，促进伤口愈合；禁食辛辣、刺激、高脂食物。

**7. 小便观察** 尿量是反映肾血流量情况的指标，同时可推断生命器官血液灌流情况。护士应向患者讲解自主小便的重要性，告知患者入手术室前排空膀胱，术后 4 ~ 6 小时须排小便，如术后自解小便困难，可采取听流水声、热敷下腹部和冲洗会阴等诱导排尿措施。对于诱导排尿失败者可遵医嘱留置导尿管。护士应加强观察患者的小便次数和尿量，每次自解尿量应大于 150ml，保障小时尿量大于 30ml。如小便颜色深、量少，及时遵医嘱补液和对症治疗。

**8. 疼痛管理** 指导患者掌握正确的疼痛评分方法，准确表达自己的疼痛。重视患者主诉，观察患者胸部绷带固定情况，防止胸带压迫腋窝和患侧上肢而引起疼痛。妥善固定监护仪的监测线和氧气管道，避免仪器声音和线路的缠绕降低患者的舒适感。若有疼痛评分 ≥ 4 分的患者，则启动日间手术疼痛管理方案，详见第二章第四节。

**9. 深静脉血栓的预防** 早期下床活动和肢体功能锻炼是预防深静脉血栓的重要措施。指导患者主动活动患侧上肢及双下肢股四头肌伸缩运动；被动按摩双下肢，由远心端向近心端按摩双下肢；低脂清淡饮食。观察患者肢体肿胀、疼痛和呼吸情况，如突然出现下肢肿胀、疼痛、呼吸困难，应警惕深静脉血栓形成和肺栓塞的发生，应立即配合医师处理和抢救。

**10. 生活护理** 可将患者常用物品置于床旁柜上，指导床旁呼叫器的使用，协助生活护理。患者回家后于当地社区医疗机构进行家庭和远期康复适应锻炼。

**11. 功能锻炼** 乳腺癌术后患侧上肢功能锻炼对预防静脉血栓乃至术后的康复都至关重要，应鼓励患者早期活动，但遵照循序渐进和个体化差异原则（注意：术后早期须严格禁止进行肩关节外展运动，因早期行肩关节外展功能锻炼会导致伤口愈合不良）。日间手术乳腺癌患者术后功能锻炼详细方案详见表 4-10-2。

表 4-10-2　日间手术乳腺癌患者术后功能锻炼详细方案

| 时间节点 | 功能锻炼方法(10 ~ 20 次 /h) | 频次 |
|---|---|---|
| 全麻清醒后至术后 7 天 | 握拳→伸指→屈腕→前臂伸屈运动 | 5 组 /d |
| 术后第 8 天 | 肩关节外展 30°<br>握拳→伸指→屈腕→前臂伸屈运动 | 5 组 /d |
| 术后第 14 天 | 肩关节外展 60°<br>握拳→伸指→屈腕→前臂伸屈运动 | 5 组 /d |
| 术后第 21 天 | 肩关节外展 90°<br>握拳→伸指→屈腕→前臂伸屈运动<br>肩关节爬墙运动<br>个体力所能及的上肢器械锻炼 | 5 组 /d |

**12. 心理护理**　以温和、倾听、鼓励的态度护理患者，协助患者更换清洁病员服，轻柔实施术前输液等护理操作技术，讲解术后注意事项，取得患者和家属的配合，缓解患者及家属紧张、焦虑的情绪。

**13. 远期并发症预防及护理**

（1）患肢肿胀：患者发生淋巴水肿主要与手术方式的选择和术后放射治疗（简称"放疗"）因素有关，其中进行腋窝淋巴结清扫术的患后，术后大约有 20% 会发生淋巴水肿，淋巴水肿是最常见的术后并发症之一。主要采取的护理措施有，①保护患侧上肢，避免在患侧上肢输液、抽血、肌内注射、测血压等操作技术；②平卧或半卧位时患肢下方垫枕抬高上肢 10° ~ 15°，置患肢前臂于腹部上，肘关节弯曲 90° 左右，保持患肢功能位；③下床活动时上肢用三角巾悬吊，屈肘 90° 固定于胸前；他人搀扶时只能扶健侧，以防牵拉腋窝皮瓣而影响伤口预后。物理预防有早期主动行功能锻炼，全麻患者清醒后，患侧手掌即可进行握拳，手腕手肘行屈伸运动；手术当日即可从远心端向近心端按摩患侧肢体；间隙戴弹力袖，采用戴 16 小时休息 8 小时的方式，促进淋巴回流。

（2）假体移位：术后敷料加压包 2 ~ 3 周，胸带松紧适宜，假体有效固定，须告知患者回家后不能自行松解绷带，保持术后患侧上肢屈肘制动固定，肩关节不能外展，避免胸大肌活动造成假体移位。坐位、站立位时保持上半身直立，以防姿势不正确导致假体移位。拆线后可穿戴质软、无钢圈的内衣，防止假体下移。

（3）包膜挛缩：包膜挛缩是假体植入术后常见的并发症之一，尤其是术后放疗患者，包膜挛缩的发生率可高 30%，引起假体周围纤维囊收缩可以导致重建乳房的变形。包膜挛缩可以引起乳房变硬、形状不规则、移动性差，术后早期有效的乳房按摩是减少和防止包膜挛缩的最重要措施。手术当日即行乳房按摩，重建乳房用手掌向外下按摩，每天 2 次，每次 2 分钟，以后每天逐渐增加按摩时间，到术后 2 周增加至每次按摩 30 分钟，每天 2 次。

（赵晓燕）

## 二、乳腺良性肿瘤患者日间手术护理

### （一）概述

乳腺良性肿瘤是比较常见的乳腺疾病，主要以纤维腺瘤最多，发病年龄主要为15～30岁，临床表现主要为乳房出现肿块，表面光滑，易于推动。手术治疗是唯一有效的方法，与传统手术相比，彩色多普勒超声检查引导下乳腺包块微创旋切术为一种安全可靠且具有美观效果的治疗方式。在日间手术的日益成熟下，笔者医院已逐步开展乳腺微创切除日归手术，在这种快节奏模式下，围手术期的护理尤为重要。结合快速康复理念，加强入院前、住院期间及出院后的护理，可降低术后并发症发生率，提高患者满意度。

### （二）入院前护理

1. 院前护士指导并协助患者完成术前专科检查，具体检查类型详见表 4-10-3。

**表 4-10-3　乳腺良性肿瘤术前专科检查**

| 检查类型 | 检查项目 |
| --- | --- |
| 实验室检查 | 血常规、凝血常规、输血前传染病检测 |
| 专科检查 | 乳腺彩色多普勒超声检查 |

2. 其余按照局麻手术进行术前准备，详见本章第一节。

### （三）住院期间的护理

1. **术后观察**　术后按照局麻术后常规，监测生命体征。

2. **伤口护理**　术后伤口常使用绷带加压包扎，以防止出血。保持伤口敷料清洁干燥，密切观察伤口敷料有无渗血、渗液。

3. **疼痛管理**　术后常规行疼痛评估，评分≥4分，遵医嘱予镇痛；<4分则行相关指导，转移注意力，缓解疼痛，可详见第二章第四节。绷带加压包扎所致疼痛可指导患者深呼吸，保持上身直立，必要时遵医嘱使用镇痛药。

4. **活动指导**　协助患者早期下床活动，更换体位，缓解绷带包扎带来的不适感。

5. **饮食指导**　普通饮食，禁食辛辣刺激的食物。

6. **常见并发症处理与护理**　出血为最常见的并发症，也可表现为血肿和皮肤瘀斑，术后伤口会用绷带加压包扎，告知患者切勿因不适而提前拆除，密切观察伤口敷料，术前及术后勿服用活血化瘀的药物以及抗凝血药，2 周内避免剧烈运动。少量出血可自行吸收，大量出血指导患者及时就医。

（龙小清）

参考文献

[1] 沙晓妍,李月,林细吟.乳腺癌 I 期假体植入术患者的围手术期护理 [J].护士进修杂志,2018,33(14):1311-1312.

[2] 仇玮,吴彦岚,田焕,等.乳腺癌术后 I 期假体植入乳房重建术 42 例临床分析 [J].广东医学,2016,37(4):546-548.

[3] 张雅静,刘红红,陈丽华.围手术期护理干预在超声引导下麦默通乳腺肿瘤微创旋切患者中的应用 [J].当代护士 ( 中旬刊 ),2019,26(10):72-74.

[4] 董华英,汤鹏,钟晓捷,等.彩色多普勒超声检查引导下麦默通乳腺微创手术并发症的临床分析 [J].中国超声医学杂志,2015,31(9):780-782.

# 第十一节　甲状腺疾病患者日间手术护理

## 一、甲状腺癌患者日间手术护理

### （一）概述

甲状腺癌是最常见的甲状腺恶性肿瘤，包括乳头状癌、滤泡状癌、未分化癌和髓样癌 4 种病理类型。以恶性度较低、预后较好的乳头状癌最常见，除髓样癌外，绝大部分甲状腺癌起源于滤泡上皮细胞。发病率与地区、种族、性别有一定关系。女性发病较多，男女发病比例为 1 ：（2～4）。任何年龄均可发病，但以青壮年多见。绝大多数甲状腺癌发生于一侧甲状腺腺叶，常为单个肿瘤。

### （二）入院前护理

1. 院前护士指导患者完成专科术前检查，具体项目详见表 4-11-1。

表 4-11-1　甲状腺癌术前专科检查

| 检查类型 | 检查项目 |
| --- | --- |
| 实验室检查 | 血常规、肝肾功血糖血脂肌酶、凝血常规、输血前传染病检测、甲状腺功能、甲状旁腺激素（PTH）、25- 羟维生素 D、降钙素、癌胚抗原（CEA） |
| 专科检查 | 甲状腺彩色多普勒超声检查、心电图、喉镜 |
| 影像学检查 | 胸部正侧 X 线摄影 |
| 麻醉评估 | 术前麻醉访视 |

**2. 特殊心理护理**　经研究显示，外科手术尤其是癌症患者存在心理负担或不良情绪在一定程度上会对护理工作质量和临床治疗成效带来阻力。心理护理干预可以有效降低患者不良情绪的产生，同时提高其生存质量，通过对围手术期甲状腺癌患者施以个体化、针对性的心理干预，通过医护人员和患者家属的共同努力，让患者能够对病情有正确的认知和治疗前后的心理准备，积极地配合手术治疗，主动参与心理辅导，以良好的心态应对手术及康复治疗，从而顺利渡过围手术期，提高治疗成效。

3. 术前准备按照全麻患者护理常规进行准备，具体内容详见第四章第一节。

## （三）住院期间的护理

**1. 术后监测**　术后安置心电监护仪进行生命体征和血氧饱和度的监测，及时进行记录，若各项指标出现异常则须立即启动医疗综合处理。

**2. 氧气疗法**　遵医嘱予以 2L/min 氧气吸入，以改善患者呼吸及促进麻醉药物代谢。

**3. 专科观察**　观察呼吸、声音嘶哑、颈部肿胀、手足抽搐等情况，当患者出现上述情况则须紧急启动医疗综合处理。

**4. 伤口护理及指导**　观察伤口敷料有无渗血渗液，指导患者如发现伤口有渗血渗液时请及时告知医护人员更换。避免剧烈咳嗽、呕吐及转动颈部，咳嗽时用手掌呈 V 字形手势保护颈部预防伤口出血。术后 3 天换药，5 ~ 6 天拆线。

**5. 血浆引流管护理**　密切关注血浆引流管中引流液的颜色、性状及引流量，若连续 1 小时内引流出红色引流液量均 >100ml，则提示有活动性出血，应立即进行处理。告知患者及家属血浆引流管的目的及注意事项；妥善固定引流管，防止发生折叠、扭曲、受压、牵拉引流管，防止小血块堵塞引流管，每 2 小时从上至下挤压引流管 3 ~ 5 次。保持管道完整性，按照无菌操作原则及时倾倒引流液或更换引流袋；如不慎拔除血浆引流管，用无菌敷料保护引流口，并到医院及时处理。常规于出院当天由医师评估拔除。

**6. 饮食指导**　因患者颈部手术，所以在进食时特别是进水时观察有无误咽、呛咳发生，如发生误咽或呛咳时指导患者坐起进食，可采用抬头进食，低头吞咽的姿势缓解。术后当天进食量不宜过多，以防呕吐，第 2 天起，可根据患者自己需求进食，宜进食营养丰富、清淡易消化的平衡膳食，多吃蔬菜，水果，瘦肉等，多饮水，保持大小便通畅。具体饮食方案详见表 4-11-2。

表 4-11-2　甲状腺疾病患者术后饮食方案

| 时间节点 | 饮食类型 | 具体方案 |
| --- | --- | --- |
| 术后 2 小时 | 温水 | 少量多次饮用 |
| 术后 4 小时 | 温凉流质饮食 | 米汤、鸡汤、排骨汤等,少食多餐 |
| 术后 6 小时 | 普通饮食 | 水果、蔬菜、面条、瘦肉、鱼肉等 |

**7. 体位与活动护理**　术后颈部制动，可用手按摩松弛颈部肌肉，缓解颈部不适，在变化体位时保护颈部的方法为：将手放于颈后支撑头部重量后变化体位（保持头颈躯干在同一直线）。术后第 2 天下床活动应循序渐进，防跌倒。术后 2 周可开始进行颈部功能锻炼，即颈部米字活动，具体活动为点头（幅度 < 30°）→前后仰头（幅度 < 60°）→左右 90° 旋转颈部活动，每个活动持续 5 ~ 10 分钟，1 天 4 次，动作幅度由小至大，锻炼时间根据个体情况逐步延长。

**8. 疼痛管理**　有效的疼痛管理可提升患者就医体验，降低手术对患者的负面影响，避免患者因术后不适导致的延迟出院、满意度降低等。根据笔者医院疼痛调查数据显示，通过有效的疼痛管理方案，甲状腺癌术后疼痛的发生率由 0.54% 降低至 0，有效提高患者术后舒适度。具体疼痛管理方案详见第二章第四节。

**9. VTE 护理**　VTE 发生率已经成为国内外评价护理质量重要敏感指标之一，因甲状腺癌手术时长高于非癌性疾病，发生 VTE 的风险较高，因此指导甲状腺癌患者预防 VTE 的发生尤为重要，具体预防措施详见第二章第六节。

**10. 常见并发症处理与护理**

（1）出血：麻醉患者术后清醒后取半卧位，安置心电监护仪严密观察生命体征变化，有无发生呼吸困难和窒息。告知患者减少颈部活动，咳嗽时用手掌呈 V 字形手势保护颈部以防止渗血，根据不同原因引起的呕吐进行相应处理。观察颈部切口是否迅速增大，切口敷料有无渗血及引流量，术后伤口引流量不超过 100ml，若引流出血液多而快，应立即通知医师，积极术前准备。

（2）窒息：遵医嘱予以吸氧，床旁备气管切开包，患者取半卧位休息，利于伤口引流，减少颈部张力，避免剧烈咳嗽、说话过多等，消除出血诱因，从而减少窒息的危险。

（3）手足抽搐：术后 1 ~ 3 天应注意观察患者有无面部、口唇周围或手、足针刺感、麻木感，甚至强直感。症状轻者，口服钙片和维生素 $D_2$，每周测 1 次血钙或尿钙，随时调整用药剂量。抽搐发作时，应立即静脉缓慢注射 10% 葡萄糖酸钙，以解除痉挛。

（4）声音嘶哑：患者清醒后护理人员应正确评估患者的声音，及时发现喉返神经、喉上神经损伤。若出现神经损伤应及时处理，同时减少说话的频次，术后 3 个月后声音会逐渐恢复。

**11. 复诊指导**　术后定期复查甲状腺功能（TSH、$FT_3$、$FT_4$），并与甲状腺专科门诊看结果。

（李诗涵）

# 二、甲状腺结节患者日间手术护理

## （一）概述

甲状腺结节是指在甲状腺内的肿块，可随吞咽动作随甲状腺而上下移动，是临床常见的病症，可由多种病因引起。临床上有多种甲状腺疾病，如甲状腺退行性变、炎症、自身免疫以及新生物等都可以表现为结节。甲状腺结节可以单发也可以多发，多发结节比单发结节的发病率高，但单发结节甲状腺癌的发生率较高。

甲状腺消融术是在颈部甲状腺结节部位局部麻醉后，在超声引导下将微波细针穿刺入病灶内，通过高温加热作用（微波为电磁波产热，射频为交流电流产热）引起病灶组织发生局部凝固性坏死，最后坏死组织被机体吸收，从而达到微创局部灭活病灶的目的。由于穿刺针具非常细，穿刺路径创伤非常小，超声图像实时监控治疗范围可避免治疗过度或不足，因此属于微创治疗。消融术治疗甲状腺结节是一种安全有效的方法，为甲状腺结节的患者提供了新的治疗手段。

### （二）入院前护理

1. 院前护士指导并协助患者完善相关专科术前检查，具体项目见表 4-11-3。

表 4-11-3 甲状腺结节患者专科检查

| 检查类型 | 检查项目 |
| --- | --- |
| 实验室检查 | 血常规、术前凝血常规、输血前传染病检测、甲状腺功能、甲状旁腺激素、25- 羟维生素 D、肝肾功血糖血脂肌酶 + 电解质全套 |
| 专科检查 | 甲状腺超声检查、心电图、喉镜 |
| 影像学检查 | 胸部 CT 平扫 |
| 麻醉评估 | 术前麻醉访视 |

2. 其余入院护理按照全麻手术进行术前准备，详见第四章第一节。

### （三）住院期间的护理

1. **饮食** 术后 2 小时无恶心、呕吐等不适，可饮温凉水，如无呛咳即可进食清淡易消化膳食（如清粥、清汤面条、软面包等）。

2. **活动** 术后一般卧床休息 6 小时，协助患者采取舒适体位，有利于呼吸。保持颈部制动，避免拉扯颈部伤口。指导患者下床活动，具体活动方案详见第二章第六节。

3. **疼痛管理** 教会患者疼痛评估方法，帮助患者正确描述疼痛级别，可有效降低术后疼痛体验。具体疼痛管理方案详见第二章第四节。

4. **伤口护理** 穿刺点无缝线，一般 2 ~ 3 天后皮肤愈合即可洗浴，或者洗浴时可使用防水敷贴。

5. **常见并发症处理及护理**

（1）出血：会压迫气管，导致呼吸困难。术后严密观察患者呼吸与伤口渗血情况，如发生呼吸困难、出血严重及发生任何突发性的颈部肿胀，必须紧急开放伤口，及时有效处理出血情况。

（2）咽喉水肿：易导致呼吸困难，首要排除术后出血。如果确是咽喉水肿，可遵医嘱进行雾化治疗。

（3）声带麻痹：大部分是因为手术时伤及喉返神经所致，但亦有部分原因不详。有很多声带麻痹者，会在 3～6 个月内逐渐适应或恢复，从而使症状改善消失。因此，通常麻痹发生后先观察 3～6 个月，仍然有明显症状再考虑治疗。

（4）颈部灼热感及疼痛：是较常见的并发症，疼痛多限于颈部，部分会放射至头、牙、双肩和胸，一般术后可逐渐缓解。少数疼痛较严重者，可遵医嘱使用镇痛药物。

**6. 居家康复**

（1）术后保持伤口敷料清洁干燥，防止伤口感染，2 天后自行揭开敷料。

（2）术后观察有无呼吸困难、声嘶、颈部肿胀、饮水呛咳、手足麻木、皮肤烧伤等情况，必要时及时就医。

（3）避免剧烈咳嗽及转动颈部，以防伤口出血。伤口愈合后可做点头、仰头及左右旋转颈部活动，每天练习 4 次，每次 5～10 分钟。

（4）回家后根据患者的意愿，逐步恢复到普通饮食。

（5）患者一般在术后 1 个月、3 个月、6 个月、1 年这 4 个时间节点进行复查，评估手术及治疗效果，个别患者医师根据情况增加复查频次。

（辜玉飞）

**参考文献**

[1] 彭楚楚, 王喜梅, 程智刚, 等. 甲状腺日间手术围术期管理 [J]. 中国医师杂志, 2018,20(4):487-489.

[2] 陈玲, 李悦, 余雅卿, 等. 快速康复外科应用于甲状腺癌围术期护理的研究进展 [J]. 护理研究, 2019,3(16):2810-2813.

[3] 王文龙, 李成, 李新营, 等. 加速康复在甲状腺日间手术中的应用: 附 1023 例报告 [J]. 中国普通外科杂志, 2018,27(11):1439-1445.

[4] 汪岚岚, 苟菊香. 甲状腺患者围术期睡眠质量现状及其影响因素分析 [J]. 现代预防医学, 2018,45(15):2853-2857.

[5] 蔡雨廷, 宋应寒, 龙小清, 等. 甲状腺疾病日间手术应用效果临床初探 [J]. 肿瘤预防与治疗, 2019,32(3):248-252.

[6] 吴姗姗. 围手术期心理护理对甲状腺癌患者生存质量及不良情绪的影响 [J]. 中外医学研究, 2020,18(35):104-106.

[7] 王倩琳. 超声引导下射频消融治疗结节性甲状腺肿围手术期强化护理干预的效果 [J]. 护理实践与研

究,2018,15(17):51-52.

[8] 张媛媛.对接受超声引导下经皮射频消融术的结节性甲状腺肿患者进行围手术期护理的方法 [J]. 当代
医药论丛,2017,15(18):229-230.

[9] 章志琼,梁彩红,张小玲.超声引导下微波消融术治疗甲状腺结节围手术期的护理及并发症观察 [J].
中国医药科学,2019,9(14):138-140.

# 第十二节 原发性手汗症患者日间手术护理

## 一、概述

原发性手汗症（primary palmar hyperhidrosis，PPH）由精神紧张、温度升高、情绪激动等引发的人体交感神经系统功能紊乱所致，主要表现为双侧手掌多汗，常合并足底及腋下多汗，好发于儿童或青少年时期，有一定的家族遗传性。目前手术是治疗手汗症的主要方法，良好的围手术期管理可有效保障患者的手术质量安全，改善预后，提升患者满意度。

## 二、入院前护理

1. 院前护士指导并协助患者完善相关专科术前检查，具体项目见表 4-12-1。

表 4-12-1　术前检查项目

| 检查类型 | 检查项目 |
| --- | --- |
| 实验室检查 | 血常规、术前凝血常规、输血前传染病检测、肝肾功血糖血脂肌酶 + 电解质全套 |
| 专科检查 | 心电图 |
| 影像学检查 | 胸部 X 线摄影 |
| 麻醉评估 | 术前麻醉访视 |

2. 按照全麻手术患者进行术前准备。

## 三、住院期间的护理

1. **生命体征监测**　手术当天给予低流量氧气吸入，遵医嘱予以床旁心电监护仪以监测生命体征和血氧饱和度。

**2. 呼吸道管理** 鼓励患者有效咳嗽、咳痰，观察患者呼吸节律及频率的变化，有无胸痛和肺不张等情况。

**3. 体位管理** 术后平卧位，生命体征平稳后可半卧位，鼓励床上活动。

**4. 专科观察** 观察手掌干燥情况，季节因素可能会让患者觉得手部干燥，因此可提醒患者使用护手霜。

**5. 饮食护理** 避免进食牛奶、豆浆等产气食物，以免引起腹胀等不适。进食时间详见本章第一节全麻术后饮食。

**6. 疼痛管理** 部分患者术后出现胸痛，以胸口痛最常见，主要是由于术中胸腔镜戳卡对肋间神经的刺激或轻微损伤引起的放射痛，术后遵医嘱及时给予镇痛药，避免因疼痛给患者造成生理及心理负担，从而延迟出院，影响术后康复。

**7. 伤口护理** 保持伤口敷料的清洁干燥，遵医嘱拆线换药，出院后发现伤口出现红肿、疼痛、渗血等请及时到医院就诊。

**8. 常见并发症及处理措施**

（1）转移性多汗：手汗症状有所改善，但身体的其他部位出汗较原来更多，这也是目前胸交感神经链切断术治疗手汗症最为常见的并发症。如术后出现转移性出汗等症状，应及时门诊就诊。

（2）霍纳综合征：术后较常见。患者主要表现为瞳孔缩小、眼睑下垂和面部无汗等症状。这种病症是胸交感神经链切断应用于治疗手汗症所发生的最为严重的并发症。术后及时巡视病房，观察患者神志及瞳孔变化，如有异常及时通知医师进一步处理。

（3）气胸：研究指出，术后气胸发生率高达 30% ~ 75%，术后 4 小时常规给予 X 线检查，及时发现胸腔有无积液、积气。

（4）血胸：血胸术后较少见，由于手术操作导致小血管破裂，少量胸腔积血无须处理，可自行吸收。

（5）心脏并发症：此手术最大的危险在于解除交感神经对心脏的兴奋作用后引起心动过缓，甚至心搏骤停。术前应常规心电图检查，一般术前心率低于 50 次 /min，左束支传导阻滞为手术禁忌证。

（6）手足皲裂：发生率较低，冬天较为常见，指导患者适当使用护手霜。

（刘　芳）

### 参考文献

[1] 蒋柳雅.胸腔镜下胸交感神经链切断术治疗手汗症的围手术期护理 [J].临床医药文献电子杂志 ,2016,3(44):8805-8806.

[2] 温国欢.胸腔镜下交感神经链切断术治疗手汗症的围手术期护理分析[J].中国保健营养,2019,29(11):246.

# 第十三节　脑血管疾病患者日间手术护理

## 一、概述

目前脑血管疾病已经成为我国成年人死亡、残疾的首位疾病。数字减影血管造影（digital substraction angiography，DSA）可以准确诊断头颈部动脉狭窄、动脉瘤、动静脉畸形等疾病。数字减影血管造影最早由葡萄牙医学家安东尼奥·埃加斯·莫尼斯于 1927年发明，至今已有近一百年的历史。DSA 目前已成为脑血管病诊断的"金标准"。DSA 是一种介入手术，属于有创检查，结合日间手术特点，将 DSA 纳入日间手术病房护理，缩短了住院时间，充分发挥快速康复外科的理念在 DSA 围手术期的应用。

## 二、入院前护理

1. 指导患者手术前 1 天洗澡，重点清洁腹股沟及会阴区域，以预防术后穿刺点感染。
2. 因术后为了防止术后出血，需要制动卧床 24 小时而导致患者排便习惯的改变，可能会出现造成尿潴留、便秘等情况，因此指导患者提前进行卧位解便的准备。
3. 该手术为局麻手术，术前可少量进食，饮食以清淡为主。

## 三、住院期间的护理

1. **备皮**　手术消毒范围为肚脐以下至双侧大腿 1/3 处以上，针对此区域范围内皮肤毛发旺盛的患者，特别是腹股沟区及会阴区，须用备皮刀进行备皮以防术后感染。
2. **饮食指导**　为保障患者术后的营养需求，指导其进食高蛋白质、高热量、高维生素饮食，如牛肉、牛奶、蛋类、鱼肉、虾类、坚果、豆类、蔬菜、水果等。大量饮水以促进造影剂的排出，其中术后 3 小时内饮水 400～500ml/h，24 小时不少于 2 000ml。
3. **伤口护理**　观察穿刺点有无渗血、血肿。术后每 2 小时根据情况松股动脉压迫器 1～2 圈，8 小时后取下压迫器。观察穿刺局部有无渗血、瘀斑及血肿，查看包扎处松紧情况，发现异常及时处理。
4. **活动指导**
（1）卧床休息 24 小时，取平卧位、半卧位。
（2）避免增加腹压动作，如剧烈咳嗽、用力排便等。
（3）穿刺侧肢体可适当进行踝关节的跖屈、背伸活动或适当按摩下肢。及时询问患者术侧肢体的感觉，密切观察患者术侧肢体远端血运情况，注意皮肤的颜色、温度、运动功能及足背动脉搏动情况。如出现术侧肢体皮肤温度下降、颜色苍白、足背动脉搏动减弱甚至消失、肢体感觉异常等情况，应警惕有股动脉栓塞发生的可能，须启动医疗综合处理。

**5. 疼痛指导**

（1）教会患者认识疼痛评估方式，正确评估疼痛等级。

（2）做好疼痛健康宣教，指导分散注意力（听音乐、看电视等）。

（3）必要时遵医嘱使用镇痛药，详见第二章第四节。

**6. 常见并发症处理与护理**

（1）穿刺部位渗血和皮下血肿：是最常见的并发症，占全部并发症的 65% ~ 70%。常因反复穿刺、手术操作不当、压迫止血方法不当、患者躁动、下肢制动不良、凝血功能障碍所致。临床表现为局部扪及硬块，血肿处皮肤呈紫色。密切观察穿刺点有无渗血、小血肿，患肢皮肤温度、色泽及足背动脉搏动情况。常采用左手三指压迫法，示指压迫内穿刺点，中指和无名指压迫股动脉，右手持无菌敷料压迫穿刺点处，前 5 分钟重压，使血流中断，后 10 分钟适度轻压，使部分血流通过，利于在穿刺点形成血凝，然后用弹力绷带加压包扎穿刺点 24 小时。穿刺侧下肢制动 12 小时，卧床休息 24 小时。

（2）下肢动静脉血栓形成：术后应密切观察术侧肢体末梢血运情况，有无水肿等。观察穿刺肢体的皮肤温度、肤色，足背动脉搏动情况及肢体感觉的变化。弹力加压包扎的松紧度要适宜（DSA 术后弹力绷带包扎，一般以能放入 1 ~ 2 根手指为宜），既要达到止血的目的，又要避免血栓的形成。如出现搏动减弱或消失、皮肤发绀、皮肤温度降低、肢体发麻等，可能是包扎过紧或栓塞所致，应及时处理，放松绷带并通知医师，以防造成肢体坏死。叮嘱患者常进行足部跖屈、背伸，加强抗凝治疗。若患者神经功能丧失，立即为其行抗凝、溶栓治疗，或行外科手术干预。

（3）假性动脉瘤：临床表现为穿刺部位扪及搏动性肿块或闻及血管杂音伴周围皮肤瘀斑，超声检查提示红蓝相间涡流或旋转血流信号，呈明显搏动性，瘤颈部位可观察到收缩期血液自动脉进入瘤体内，舒张期血液自瘤体内返回动脉，压迫瘤体来源则动脉瘤体缩小、搏动减弱。股动脉假性动脉瘤多不能自愈，一旦确诊宜早期治疗，可经超声引导下压迫治疗，通常可以压闭动脉瘤。

（4）尿潴留：多由于 DSA 后患者卧床，生理和心理上无法适应，精神紧张而造成，表现为腹胀、烦躁不安、血压增高、不愿多饮水等。术前教患者在家锻炼在床上解小便。术后发生尿潴留的患者可用温水热敷腹部，并让患者听流水声音，以刺激患者排尿。必要时遵医嘱留置导尿管排尿。

（5）脑血管痉挛：经过解除痉挛，神经营养药物对症治疗，密切监测生命体征变化。为避免脑血管痉挛引起的缺血缺氧对机体造成损害，应做到早发现、早处理。术中手法娴熟轻柔，导管在血管内停留时间尽可能短，减少造影剂量，对于较严重的血管痉挛，术中可给予血管扩张剂，术后常规预防性给予解除血管痉挛的药物。

（6）脑出血：术前应加强心理护理，有针对性地向患者和家属讲解造影的必要性和注意事项，使患者和家属正确认识并发症的发生，教会患者运用分散注意力的方法及松弛疗法，以消除患者因怕手术导致的不良心理反应，认识到平和心态与充足睡眠对手术成功的重要性。术后密切观察意识、瞳孔、生命体征、肌力的变化，发现异常及时处理。

**7. 居家康复**

（1）指导患者注意休息，避免情绪激动和剧烈运动。

（2）合理饮食，多食蔬菜、水果，保持排便通畅。

（3）根据病情，遵医嘱服用相关药物，如服用阿司匹林肠溶片及阿托伐他汀钙片等，进行抗血小板治疗，防止脑卒中类疾病再发。

（4）出院后观察伤口敷料有无渗血，如有少量渗血，可按压迫半小时止血观察，根据伤口情况 2 ～ 3 天换药，伤口处保持清洁干燥，避免感染，1 周左右可完全拆除敷料；如有大量渗血，就近医院急诊科进行处理，并启动日间手术院外应急预案。

（5）定期门诊随访复查。

（温苏婷）

## 参考文献

[1] 汪剑晖,李丹,丘森林.DSA 与 CTA 对 SAH 患者的诊断结果对比[J].现代医用影像学,2020,29(6):1031-1034.

[2] 左慧英.DSA 手术患者常见并发症的护理[J].中外医学研究,2013(21):105.

[3] 倪琳.全脑血管造影手术的护理体会[J].当代护士(下旬刊),2016(2):57-58.

[4] 陈茂君,吴孟航,李莉.全脑血管造影术并发症的护理[J].护士进修杂志,2009(6):532-533.

[5] 张志娟.经皮股动脉穿刺介入术后股动脉穿刺并发症原因分析及监护[J].齐鲁护理杂志,2009,15(10):110-111.

[6] 王云.经皮股动脉穿刺脑血管 DSA 术后的护理及并发症护理对策[J].世界最新医学信息文摘,2015,15(65):240.

[7] 邹静密,张丽艳,张萍,等.结构-过程-结果三维质量评价模式在数字减影血管造影术患者日间手术管理中的应用[J].中华现代护理杂志,2021,27(21):2858-2862.

# 第十四节　下肢静脉曲张患者日间手术护理

## 一、概述

下肢静脉曲张是临床常见的疾病，在我国其发病率为 8.6% ～ 16%，发生于从事持久站立工作、久坐或体力劳动强度高者，主要因静脉壁薄弱、静脉瓣缺损及静脉内压增高所致，患者临床症状为下肢皮下蚯蚓状曲张静脉团块，伴患肢酸胀、皮肤瘙痒、色素沉着等症状。静脉管径增大、管壁增厚是曲张静脉组织病理形态学改变的主要特征。风险因素包括长期咳嗽、便秘、肥胖症、女性和老年。微创治疗大隐静脉曲张手术在近年来迅速发展。大隐静脉高位结扎术＋曲张静脉剥脱术是大隐静脉曲张手术的常用术式，由于创伤小、恢复快、远离病变皮肤，是血管外科中最常开展的日间全麻手术之一。日间手术模式与传统治疗模式相比，微创治疗静脉曲张手术过程大大简化，提高了治疗效率，能够在既保证医疗质量的同时又减少患者治疗的费用，是医疗模式创新的一个重要探索。

## 二、入院前护理

**1. 皮肤准备**　保持患肢皮肤清洁，入院后予以碘附擦拭消毒手术区域。患侧腹股沟处备皮。

2. 常规术前准备按照全麻手术准备，详见第四章第一节。

## 三、住院期间的护理

### （一）护理措施

**1. 全麻术后护理常规**

（1）了解术中情况、切口和出血情况。

（2）术后 6 小时安置床旁心电监护仪，严密监测患者生命体征。术后 2 小时持续予以鼻导管 2L/min 给氧，以缓解术后呼吸情况及促进麻醉药物的代谢。

（3）予以床档保护防坠床。

**2. 伤口观察及护理**

（1）保持伤口敷料清洁干燥，观察患者下肢伤口敷料有无渗血渗液，当出现渗血范围持续扩大，则须立即通知医师更换进行医疗综合处理。

（2）观察伤口周围有无瘀斑、张力性水疱等形成。

**3. 专科观察要点**　观察患侧指端末梢血液循环情况，每次巡视应注意扪及患肢足背动脉搏动情况及肢端温度，若出现足背动脉搏动异常、肢端温度异常，则应立即启动医疗综合处理。

**4. 协助生活护理**　将生活用品放在患者容易拿取处，鼓励并协助患者早期活动。

**5. 预防跌倒、坠床措施**

（1）全麻患者术后行跌倒、坠床风险评估，若评分＞4 分，则为高风险患者，于腕带和床旁进行标识。

（2）询问患者 1 年内有无跌倒史及其他易造成跌倒的疾病。

（3）指导患者正确使用床头灯及呼叫器。

（4）教会患者正确使用床档，走廊、卫生间扶手等设施。

（5）将生活用品放置于患者易拿取的地方，勿放于地上阻挡道路。

（6）穿防滑鞋：若发现地面有水渍，请告知工作人员及时清理，以预防跌倒的发生。

（7）患者进食特殊药物后应暂时卧床休息，以防晕倒。

（8）跌倒、坠床高风险患者应24小时有陪护人员。

（9）若不慎跌倒、坠床，请尽快通知医务人员，以便及时处理。

**6. 疼痛管理**　目前笔者医院调查数据显示，下肢静脉曲张患者术后疼痛发生率为0，但进行精准有效的疼痛管理仍不可少。术后采用数字疼痛评分法进行疼痛评估，如疼痛评分≥4分，则启动日间手术疼痛管理方案。

## （二）常见并发症处理与护理

**1. 出血**　及时观察患者生命体征及伤口情况，如果发现出血及时报告医师查看，找到出血点，遵医嘱予加压包扎，同时给予止血药，必要时输注新鲜血液。

**2. 水肿**　观察患肢肿胀情况，术后予抬高双下肢。

**3. 循环功能受限**　密切观察患肢疼痛的实际部位，程度，动脉搏动，皮肤温度、色泽和感觉；每日测量、比较并记录患肢不同平面的周径，注意固定测量部位，以便进行对比。指导患者术后行足背伸屈运动，逐渐恢复下肢静脉血管的通畅。

**4. 预防深静脉血栓形成**

（1）术后抬高床尾30°，以促进静脉回流并降低静脉压，减轻疼痛与水肿。

（2）指导患者进行下肢活动锻炼（详见第二章第六节）。

（3）术后14天内应避免进行热敷、针灸、泡热水等，避免形成的静脉血栓脱落导致严重的并发症。

（4）正确穿戴分阶段弹力袜是有效预防深静脉血栓形成的重要措施，应指导患者及家属，出院时应掌握正确的穿戴方式及时机。

（5）对于经医疗评估后须使用抗血栓药处理的，进行药物使用指导。

## （三）康复指导

**1. 饮食指导**

（1）术后常规饮食详见第四章第一节。

（2）患者出院后宜进食低脂饮食，忌辛辣刺激食物，戒烟酒，应保证每日饮水量不低于1 500ml，以增加血容量，避免血栓的形成。

**2. 用药指导**

（1）于出院当天开始遵医嘱按时服用血管活性药，如地奥司明片。

（2）术后3天拆除绷带后开始外用多磺酸粘多糖乳膏，涂抹部位为伤口周围瘀斑处，早、晚各 1 次，以消除皮肤瘀斑，抑制瘢痕的形成和软化瘢痕。

**3. 伤口护理**　告知患者术后第 3 天拆除绷带并更换伤口敷料，以后每隔 3 天换 1 次药，术后 2 周拆线。

**4. 活动指导**

（1）术后 3 天卧床休息，予抬高患肢 30°，同时指导患者做足背伸屈运动，以促进血液回流。

（2）术后第 3 天，白天下床活动时须正确穿着弹力袜，晚上睡觉脱下弹力袜，弹力袜穿着时间为 3～6 个月。

（3）睡觉时须抬高患肢 30°，持续 1～2 个月，直至患肢肿胀完全消退为止。

（4）避免长久站立或久坐，女性患者应避免穿高跟鞋。

（5）活动量宜循序渐进增加，如有坠胀等不适及时抬高患肢休息。

（覃　朗）

### 参考文献

[1] 卢艳梅 . 护理标识在泌尿外科护理安全管理的应用体会 [J]. 中国现代药物应用 ,2015,9(4):251-252.

[2] 周亚东 , 刘晓晨 , 豆发福 , 等 . 腔内激光 + 膝下经皮点状贯穿缝扎治疗大隐静脉曲张 [J]. 中国普外基础与临床杂志 ,2011,18(9):1003-1004.

[3] 黄忠凤 . 大隐静脉曲张剥脱术的围手术期护理 [J]. 中国现代药物应用 ,2010,4(23):215-216.

[4] 于文生 , 费建平 . 小切口点状抽剥加高位结扎术治疗下肢浅静脉曲张 146 例疗效观察 [J]. 中国普外基础与临床杂志 ,2012,19(8):874-875.

[5] 王涛 , 王国华 , 徐永波 , 等 . 曲张大隐静脉管壁病理形态学特征研究 [J]. 中国普外基础与临床杂志 ,2011,18(6):663-665.

[6] JONES R H,CAREK P J.Management of varicose veins [J]. Am Fam Physician,2008,78(11):1289-1294.

[7] 马洪升 , 日间手术 [M]. 北京 : 人民卫生出版社 ,2016:221.

[8] 李乐之 , 路潜 . 外科护理学 [M]. 北京 : 人民卫生出版社 ,2012:565.

# 第十五节　肢体血管瘤患者日间手术护理

## 一、概述

血管瘤（hemangioma）为一种常见的良性肿瘤，是血管外科的常见病之一。一般发病部位大多在皮肤及皮下组织，部分患婴成年后血管瘤会自行消退，而有些则会继续扩大，更有甚者还会破裂出血和感染等。血管瘤是由胚胎期间成血管细胞增生而形成的，常见于皮肤和软组织内的先天性良性肿瘤或血管畸形，多见于婴儿出生时或出生后不久。血管瘤可发生于全身各处，发生于口腔颌面部的血管瘤占全身血管瘤的 60%，发生于躯干部的占25%，发生于四肢的占 15%。血管瘤可分为毛细血管性血管瘤、海绵状血管瘤、蔓状血管瘤。目前，对血管瘤常用的治疗方法有随访观察、手术切除、放射治疗、冷冻外科、硬化剂注射及激光照射等。四川大学华西医院血管外科采用的治疗方法包括硬化剂注射和 / 或手术切除。硬化剂注射治疗目前在国内外临床应用广泛，主要用于静脉曲张、畸形、血管瘤、囊性肿物的治疗。该疗法将硬化剂作为血管内皮刺激物而起作用，诱导血栓及无菌性炎症形成并随后在被注入的血管空间周围纤维化，引起组织坏死或机化，形成瘢痕而达到治疗血管瘤的目的，具有损伤小、恢复快、反复治疗容易等特点。

## 二、入院前护理

1. 按照入院规范指导患者完成相关术前检查。

2. **皮肤**　做好血管瘤及周围皮肤手术区的清洁和干燥工作，清洗皮肤褶皱处和剃除患处及四周毛发时不要损坏血管瘤。

3. 需要注射硬化剂者，手术医师应按医院规定向患者说明，准备硬化剂及预约术中超声检查。按照全麻手术进行术前教育及准备，详见第四章第一节。

## 三、住院期间的护理

1. **保持呼吸道通畅**　①监测患者生命体征及呼吸状况，观察嘴唇及面部颜色；②遵医嘱鼻塞吸氧 2L/min 至术后 6 小时；③半卧位休息，保持呼吸道通畅。

2. **疼痛管理**　①患者疼痛时可采用听音乐、看电视等方式转移注意力，鼓励家属安抚患者；②准确评估患者疼痛级别，疼痛评估方法及镇痛方案详见第二章第四节。

3. **伤口护理**　①保持伤口敷料清洁干燥，皮肤瘙痒时，避免用手抓挠，以免造成开放性伤口或继发感染，如有皮肤溃疡或坏死，保持受损部位清洁、避免受压及刺激；②加强创面换药，遵医嘱应用抗生素。

4. **生活护理**　①将生活用品放置于患者易拿取的位置；②鼓励患者积极参与社会工作，必要时佩戴口罩、纱巾等出门。

5. **饮食指导**　指导患者进食低脂、富含纤维素的食物，保持排便畅通。术后进食时间参照全麻术后饮食。

6. **活动指导**　告知患者术后 3 天卧床为主，术后 1 个月避免剧烈运动，活动循序渐进。

**7. 常见并发症处理与护理**

（1）发热：监测患者体温，如果体温超过 38.5℃，予退热、抗炎治疗。

（2）出血：监测患者生命体征及伤口情况，如果发现出血及时报告医师查看找到出血点，遵医嘱予更换伤口敷料并加压包扎，同时给予止血药。

（3）伤口红肿、破溃：观察患者注射部位肿胀情况，保护伤口不受外力的碰撞，必要时予抗炎、抗感染治疗，以免创面色素沉着或破溃，影响下次激光治疗。

（4）伤口疼痛：禁止热敷、按摩患处，术后进行疼痛评估，如疼痛评分 ≥ 4 分，及时通知医师查看，分析疼痛原因，必要时遵医嘱给予镇痛药。

（5）神经肌肉损伤：必要时遵医嘱予以甲钴胺片等营养神经的药物治疗。

（6）肺动脉栓塞：若患者出现胸痛、呼吸困难、血压下降等异常情况，提示可能发生肺动脉栓塞，立即嘱患者平卧，避免深呼吸、咳嗽及剧烈翻动，同时给予高浓度氧气吸入，并报告医师抢救。

**8. 康复指导**

（1）饮食指导：进食低脂清淡饮食，忌辛辣刺激饮食。饮食量要遵从循序渐进的原则，以舒适为标准，切忌大补。

（2）药物指导：于出院当天开始遵医嘱按时按量口服血管活性药，以预防静脉血栓的形成。同时，在伤口周围瘀斑处可遵医嘱使用多磺酸粘多糖乳膏涂抹，以消除皮肤瘀斑，抑制瘢痕的形成和软化瘢痕。

（3）伤口护理：术后 48 小时可以洗淋浴，忌热水浴，冲洗时不可直接接触伤口处；手术切除的患者，术后 2 周左右拆除切口缝线。

（4）活动指导：活动应循序渐进，术后 2 周避免剧烈活动。

（5）如出现以下情况，请立即与科室随访人员联系或到医院急诊科就诊：①乏力、心跳加快、心悸、出冷汗；②严重的恶心、呕吐；③切口局部疼痛、红肿加剧；④切口出现带异味的分泌物；⑤寒战或发热，体温 > 38.5℃。

（6）告知患者术后定期领取活检报告，术后定期血管外科门诊复查。

（覃　朗）

**参考文献**

[1]　FILIPPO, MARIA, TUCCI, et al. Head and neck vascular anomalies in children[J]. International Journal of Pediatric Otorhinolaryngology,2009,73(1):S71-S76.

[2]　雍熙, 杨勤, 王贤芝, 等. 平阳霉素治疗血管瘤临床研究：单中心 21 年回顾性分析 [J]. 中国血管外科杂志 ( 电子版 ),2017,9(4):279-292.

[3]　康美华. 针对护理干预对血管瘤硬化剂注射患者的应用效果 [J]. 临床医药文献电子杂

志 ,2020,7(16):131-132.

[4] 李乐之 , 路潜 . 外科护理学 [M]. 北京 : 人民卫生出版社 ,2012:566.

[5] 张雪莉 . 目标策略针对护理干预在婴儿血管瘤增生期聚多卡醇注射液治疗过程中的应用 [J]. 药物与临床 ,2019,16(5):47-49.

# 第十六节　鲜红斑痣患者日间手术护理

## 一、概述

鲜红斑痣又称葡萄酒色斑，是一种先天性的、低血流量的真皮内血管畸形，好发于面颈部，皮损期初为淡红、暗红或紫红不规则斑片，表面光滑，不高出皮面，压之部分或完全褪色，并可见毛细血管扩张。随着年龄增长，皮损颜色逐渐加深，部分患者甚至出现皮损面积扩大、皮损增厚和出现结节。鲜红斑痣的皮损终生不消退，主要是对患者容貌的破坏，累及口唇及鼻部者还会影响进食、通气及语音功能，受累的皮肤黏膜在创伤后很容易大量出血。

对于绝大多数患者来说，手术是唯一有效的治疗方法。对于面积较大、激光治疗不佳的患者，可选用光动力治疗。光动力治疗是通过静脉滴注或静脉泵入的方式，将光敏剂运输至全身血管，使光敏剂富集于靶组织，再经特定波长照射后产生单线态氧，达到靶向破坏血管的作用。光动力治疗鲜红斑痣一个标准疗程一般是 3 次，患者需要接受 1~2 个疗程的治疗。因此，整个光动力治疗鲜红斑痣的时间较长，可持续数月。在日间手术的模式下，鲜红斑痣患者一般术后 1 天后即可出院。

## 二、入院前护理

**1. 术前饮食**　术前 3 天应减少光敏食物的食入，术前饮食按照全麻手术准备。

**2. 皮肤准备**　评估患者皮肤，做好鲜红斑痣及周围皮肤手术区的清洁和干燥工作，清洗皮肤褶皱处和剃除患处及四周毛发。

**3. 活动指导**　治疗前注意避免剧烈运动，因剧烈运动后身体产生的代谢物将影响检查结果，术前须多饮水，加强身体代谢物的排出。

**4. 用药指导**　术前避免服用影响光敏剂的药物。

**5. 准备遮光物品**　嘱患者准备墨镜、遮阳帽、口罩、长袖衣裤。

# 三、住院期间的护理

**1. 术后护理常规**

（1）保持呼吸道通畅，严密监测患者生命体征，术后遵医嘱予鼻塞吸氧。

（2）患者麻醉清醒后应适当抬高床头，及时清理呼吸道内分泌物，协助患者术后早期活动，并予以床档保护防坠床。

**2. 伤口护理**　保持患处清洁干燥，观察患处皮肤有无破溃、渗出，触之是否存在压痛，必要时及时通知医师处理。

**3. 皮肤护理**

（1）观察患处皮肤颜色、皮肤温度、血液循环情况。

（2）患处皮肤瘙痒时，避免用手抓痒，以免造成开放性伤口或继发感染。如有皮肤破溃或坏死，保持受损部位清洁，避免受压及刺激，加强创面换药，必要时遵医嘱应用抗生素。

**4. 疼痛管理**

（1）创造安静、舒适的住院环境，选择合适的体位。

（2）术后行疼痛评估，评分≥4分，及时通知医师查看，必要时遵医嘱给予镇痛药。

（3）患者疼痛时可采用听音乐、看电视等方式转移注意力，鼓励家属安抚患者。

（4）予以冰敷，控制局部炎症扩散。疼痛评估方法及处理详见第二章第四节。

**5. 心理护理**　鼓励患者积极生活及参与社会工作，必要时佩戴口罩、纱巾等出门。

**6. 饮食护理**　指导患者术后大量饮水，尽早排出体内光敏剂，进食低脂，富含纤维素的食物。术后进食时间同全麻术后饮食。

**7. 常见并发症处理与护理**

（1）肿胀：是常见的并发症之一，常在治疗后的前3天较明显，可进行冷喷或冷敷。

（2）疼痛：常见，一般术后1~2天可缓解，若疼痛明显可口服镇痛药。

（3）水疱：少见，若水疱较大可于附近医院抽取疱液，勿自行撕破疱壁，以免感染。

（4）结痂：若出现结痂，须待痂壳自行脱落，不可强行撕脱，以免感染。

（5）色素异常：部分患者可出现色素沉着或脱失，多数可在3~6个月自行缓解。

（6）瘢痕：很少见，早期可使用抗瘢痕药物，后期可行光电治疗。

**8. 康复指导**

（1）皮肤护理：①冷敷，冷开水放入冰箱冷藏（2~8℃）后冷敷皮损部位，或使用毛巾包裹冰袋。冷敷时间每次15~20分钟，每天3~4次。避免搔抓，以免引发感染；②严格避光2周，患者应在治疗后2周内严格避免阳光等直射，防护部位包括皮肤、眼或其他器官。需要避免光源包括阳光（日光浴等）、室内强光源（如浴霸灯、大功率卤素灯光、手术室和牙科诊所的强光）和某些医学仪器发射的持续光，如脉搏饱和度仪。

（2）饮食指导：避免食用光敏性食物，包括苋菜、芹菜、小白菜、茴香、萝卜叶、菠菜、香菜、油菜、莴苣、木耳等蔬菜；无花果、柑橘、柠檬、芒果、菠萝等水果；螺、虾、蟹、蚌等水产品。

（3）活动指导：以力所能及为原则，术后 2 周避免剧烈活动，一般 1 周内可恢复正常工作。

（4）如出现以下情况，请立即与随访人员联系或到急诊科就诊：①荨麻疹，皮肤出现瘙痒性的风团样皮损；②出现皮肤烧伤、头晕、畏光等光敏反应；③出现皮损渗液、流脓、溃烂，甚至发热等感染迹象；④切口出现带异味的分泌物；⑤如有其他不适，及时就诊。

（5）门诊随访：患者应定期皮肤科门诊随访，视情况安排下一次治疗。

（覃　朗）

**参考文献**

[1] MULLIKEN J B,ZETTER B R,FOLKMAN J.In vitro characteristics of endothelium from hemangiomas and vascular mal formations[J].Plast Reconstr Surg,1982,92(2):348.

[2] 林晓曦，王炜 . 葡萄酒色斑的诊治进展 [J]. 实用美容整形外科杂志 ,1995,6(3):159.

[3] 李朝阳，郭智龙，余萍，等 . 头面部血管瘤和血管畸形的手术治疗 [J]. 中国美容医学 ,2012,21(10):1679-1681.

[4] 杨琼，刘志荣 . 罕见巨大鲜红斑痣一例的围手术期护理 [J]. 中国美容医学 ,2013,22(7):785-786.

[5] 全国卫生专业技术资格考试用书编写专家委员会 . 护理学 ( 中级 )[M]. 北京 : 人民卫生出版社 ,2017:400.

# 第十七节　耳、喉部疾病患者日间手术护理

## 一、耳部手术患者日间手术护理

### （一）概述

作为国家卫生健康委员会首批推荐的 56 种术式中，耳部手术因为安全、微创等优点，成为日间手术最早开展的病种之一，目前已经得到了较好的运行，主要开展的基本包括以下 3 种。

**1. 耳前瘘管**　先天性耳前瘘管是一种常见的先天性外耳畸形，为胚胎时期形成耳郭的第一、二腮弓的 6 个小丘样结节融合不良或第一腮沟封闭不全所致。先天性耳前瘘管可分为 3 种，分别为单纯型、分泌型、感染型。日常生活中多无症状，偶可感受到局部刺

痒，挤压时出现白色、有臭味的分泌物。有感染、有明显症状的患者需根治时，应进行手术治疗。

**2. 分泌性中耳炎** 分泌性中耳炎是一种中耳炎性疾病，其临床特点主要表现为中耳积液、听力出现明显下降。目前分泌性中耳炎临床治疗方式主要以手术为主。

**3. 外耳道胆脂瘤** 各种原因引起的外耳道皮肤脱屑、胆固醇结晶堆积、上皮包裹所形成的慢性炎性疾病。

## （二）入院前护理

**1. 皮肤准备** 术前耳周备皮 6 ~ 8cm，耳郭周围三横指。

**2.** 其余术前准备按照常规进行术前准备，详见本章第一节。

## （三）住院期间的护理

**1. 体位及活动指导**

（1）患者术后采取健侧卧位、平卧位或半卧位，避免压迫伤口引起出血。

（2）指导患者进行床上活动（踝泵运动）及早期下床活动，详细细节可参见第二章第六节。

**2. 呼吸道护理**

（1）术前 6 小时安置心电监护仪监测生命体征及氧饱和度，予以鼻塞吸氧 2L/min，以改善患者呼吸状况及促进麻醉代谢。

（2）如有恶心、呕吐等不适，及时清理口腔及呼吸道分泌物，恶心呕吐用药原则见第二章第五节。

**3. 饮食指导**

（1）指导患者进食清淡、易消化、富含维生素及蛋白质的食物，多饮水，忌辛辣、刺激性和油腻食物，戒烟。

（2）可指导患者进食时将食物放入健侧口腔，以免咀嚼时牵拉伤口，引起疼痛不适，不利于伤口愈合。术后详细进食时间可见第四章第一节。

**4. 用药指导** 术前遵医嘱用晶体溶液建立静脉通路，术后指导患者遵医嘱口服抗生素以抗感染。

**5. 疼痛指导** 准确评估患者疼痛级别，根据疼痛的程度，采取非药物（转移注意力）或药物方法进行镇痛。疼痛评估方法及镇痛方案详见第二章第四节。

**6. 伤口指导**

（1）密切观察患者的伤口敷料，妥善固定，若出现渗血较多时可及时更换敷料，严格坚持无菌换药原则。

（2）密切监测患者的生命体征，尤其是体温，预防感染的发生。

**7. 健康宣教**

（1）伤口护理：①术后隔天换药，术后 7 ～ 10 天拆线，可于当地就近正规医院或笔者医院伤口治疗中心进行；②洗澡或洗脸时保持伤口敷料清洁干燥，若出现伤口敷料脱落或污染时应及时更换；③严密观察伤口有无出现红肿、疼痛等情况。保护好患侧耳，避免挖耳及碰撞。

（2）生活指导：①保持术耳外耳道清洁，避免进水；②禁忌游泳；③洗头时患侧耳使用干棉签填塞或戴防水耳塞；④注意观察听力及耳内不适是否有所改善；⑤指导患者取健侧卧位或半坐卧位的体位，避免手术修复的鼓膜以及重建的听骨链出现移位，并告知患者禁止做捏鼻和打喷嚏等会使鼓膜压力增加的动作。

**8. 常见并发症处理与护理**

（1）寒战或发热，体温 > 38.5℃：①进行物理降温（冰袋、温水擦浴等），无效时遵医嘱采取药物降温；②密切监测体温变化；③及时更换湿的衣物及床单；④主动与患者解释可能出现发热的原因，缓解患者的焦虑及恐惧。

（2）伤口感染：①住院期间出现感染时，及时通知医师，对伤口进行清创处理，增加术后换药的频次；②加强体温监测；③密切关注伤口情况，保持伤口敷料清洁干燥，污染时及时更换，若出现红肿热痛，及时就诊。

（3）伤口出血：①查看伤口出血点，若出现少量渗血渗液，应及时更换伤口敷料；②若伤口大量出血，应立即加压止血，必要时可输注止血药物；③告知患者不要碰撞或挤压伤口，以免引起大量出血。

（4）术后听力情况：①指导患者术后 1 周左右进行听力方面的训练，可以通过播放视频及音乐等，让患者将听到的叙述出来，确保患者听力恢复；②出院后出现听力明显下降及时就医。

# 二、扁桃体炎患者日间手术护理

## （一）概述

扁桃体位于口咽两侧由腭舌弓和腭咽弓围成的扁桃体窝内，为咽淋巴结组织中最大者。扁桃体炎可分为急性扁桃体炎、慢性扁桃体炎。慢性扁桃体炎多由急性扁桃体炎反复发作或因隐窝引流不畅，窝内细菌、病毒滋生感染而演变为慢性炎症。主要临床表现为：①反复的扁桃体炎急性发作；②咽痛伴发热；③异物感；④刺激性干咳；⑤咽部不适感；⑥有些扁桃体肥大可影响呼吸吞咽或语言。慢性扁桃体炎在进行保守治疗同时可采取手术治疗——扁桃体切除术。一般采用低温等离子射频刀扁桃体切除术治疗，术后第 2 天（约24 小时）可观察到患者口腔伤口处假膜的形成，术后 1 周左右创面白膜脱落。

## （二）入院前护理

按照常规进行术前准备，术前饮食按照全麻手术进行准备，详见本章第一节。

## （三）住院期间的护理

### 1. 饮食指导

（1）术后4小时饮冷开水，6小时酌情给予冷流质饮食（牛奶、果汁等），3~5天进食温凉流质饮食（米粉等），6~10天可进食半流质饮食（稀饭、面条），10~15天进食软食，15天后逐步恢复至普食。

（2）术后15天内避免进食生硬、辛辣刺激的食物（坚果、火锅、辣椒等），防止划伤切口创面再次出血，食物温度不超过40℃，避免进食黏性高的食物（糍粑、糯米等）。

### 2. 用药指导

（1）建立静脉通路，补充水分及电解质，予以镇痛药提前镇痛，抗生素消炎抗感染。

（2）术后予以冰盐水雾化吸入，镇痛药进行镇痛治疗，抗生素进行消炎抗感染。

（3）出院后常规按医嘱服用镇痛药。

### 3. 疼痛指导

（1）向患者讲解引起疼痛的原因，避免因情绪紧张引起的不适。

（2）使用下颌部冰敷、口含冰水，减轻疼痛。

（3）指导患者术后第1天起做张口、闭口及吞咽动作。

（4）根据疼痛的程度，采取非药物（分散注意力）或药物方法镇痛。疼痛评估方法及镇痛方案详见第二章第四节。

### 4. 伤口指导

（1）密切观察患者口腔有无血性分泌物，伤口创面情况，呼吸是否通畅，口唇有无发绀等，预防出血或窒息的发生。

（2）密切监测患者的生命体征，尤其是体温，预防感染的发生。

（3）嘱咐患者不要用力咳嗽清理口腔及咽部分泌物，避免创面活动过于剧烈而出血，应该用舌尖轻轻将分泌物送至牙齿之间，用备好的纸巾轻轻擦拭掉，更不要吞咽，特别是术后6小时内，及时发现出血并报告医师。

（4）告知患者口腔黏膜恢复进展情况，防止患者出现焦虑。术后6小时伤口处白膜开始从中央形成，术后5~7天白膜从边缘开始脱落，10~15天创面完全愈合，无须特殊处理。

### 5. 口腔护理

（1）为避免伤及手术创面，手术当天不宜漱口，当口腔有分泌物及时吐出，进食后多喝水。

（2）术后第1天起勤漱口（清水或漱口液），保持口腔清洁及湿润。

**6. 健康宣教**

（1）进行饮食及活动指导，指导患者术后 6 小时床旁活动，术后 2～3 天以卧床休息为主，术后第 1 天多做张口、闭口吞咽动作，少量多次进食。

（2）2 周内避免剧烈活动和大声吼叫等。

（3）指导患者追踪病理检查报告，1 个月后门诊复查。

**7. 常见并发症处理与护理**

（1）寒战或发热，体温＞38.5℃：①进行物理降温（冰袋、温水擦浴等）；②无效时可遵医嘱采取药物降温；③密切监测体温变化；④及时更换湿的衣物及床单。

（2）呼吸困难：①通知医师，症状较轻时可采取鼻塞吸氧、面罩吸氧；②若症状严重，发生面部发绀时，可采取插管或气管切开处理，外接呼吸机辅助呼吸；③安置心电监护仪，密切监测患者氧饱和度，进行血气分析检查，实时调整给氧方式；④观察患者唇面部及肢端皮肤颜色。

（3）疼痛：主要是由于黏膜撕裂、舌咽神经和迷走神经受刺激引起的。表现为进食、讲话时疼痛，呈烧灼样或撕裂感，吞咽时加重，主要源于手术创面，后期还有咽壁肌肉痉挛的影响。可以通过以下方式缓解：①教患者使用下颌部冰敷或口含冰水缓解疼痛；②转移患者注意力（听音乐、看电视）；③冰沙混合冷敷能够显著减轻扁桃体摘除术患者的术后疼痛，减少出血，促进创面愈合；④采用多模式镇痛方案，详情可参见第二章第四节。

（4）鼻咽反流：①告知患者进食时，进食速度不宜过快，应小口进食；②及时处理反流物，以免发生呛咳、窒息。

（5）术后出血：原发性出血是指术中及术后因手术原因引起的出血，较少发生。常见的术后出血为继发性出血，发生高峰期为假膜脱落期，常发生于术后 24 小时，饮食不当、口腔护理不当、创面感染等是引起出血的主要原因。可以通过以下方式预防及处理术后出血：①及时清理口腔及呼吸道血性分泌物；②通知医师查看出血处，进行止血；③必要时输注止血药物；④指导患者正确饮食，不宜食用过硬、过烫的食物；指导正确的口腔护理方法，教会其自我观察假膜情况；⑤密切观察患者口腔情况，告知患者不宜大声、过度说话，不宜剧烈咳嗽；⑥及时进行心理护理，减少患者的焦虑及恐慌；⑦做好居家护理的健康宣教，告知患者不能人为去除假膜。

# 三、咽喉部疾病患者日间手术护理

## （一）概述

目前日间手术中心开展的咽喉部手术主要包括声带息肉手术、会厌囊肿手术、乳头状瘤手术和声带白斑手术 4 类。

**1. 声带息肉** 好发于一侧或双侧声带的前中 1/3 交界处边缘，为半透明、白色或粉色、表面光滑的肿物，治疗方法主要为手术切除。主要临床表现为间歇性或持续性的声音嘶哑、发声吃力，甚至出现失声。

**2. 会厌囊肿**　多因喉部机械性刺激、慢性炎症或创伤等原因造成会厌黏液腺管阻塞、黏液潴留，囊肿内有黏稠的黄色液体或者灰白色的干酪样物。

**3. 乳头状瘤**　是咽部较常见的良性肿瘤，多数患者无自觉症状，少数可有咽干、痒、异物感等，较大者可有吞咽及呼吸不适或障碍。

**4. 声带白斑**　是指声带黏膜表面白色斑块状隆起，或突起的白色角化样物，主要症状为声音嘶哑。

## （二）入院前护理

咽喉部手术指导患者按照常规进行术前准备，术前饮食按照全麻手术进行准备，详见第四章第一节。

## （三）住院期间的护理

**1. 特殊心理护理**　提前告知患者术后需要禁声，可指导患者术后用手机或准备纸笔进行沟通，减少患者的恐惧心理。

**2. 饮食指导**　指导患者进食清淡易消化饮食，忌辛辣刺激、油腻饮食。术后详细进食时间可见第四章第一节。

**3. 体位及活动指导**

（1）术后采取平卧位或半卧位。

（2）指导患者进行床上活动（踝泵运动）及早期下床活动，详细细节可参见第二章第六节。

**4. 疼痛指导**

（1）向患者讲解引起疼痛的原因，避免因情绪紧张引起的不适。

（2）根据疼痛的程度，采取非药物（分散注意力）或药物方法镇痛。疼痛评估方法及镇痛方案详见第二章第四节。

**5. 伤口指导**

（1）密切观察患者口腔有无血性分泌物，防范出血的发生。

（2）告知患者咳嗽时不要用力，以免引起出血。

（3）密切监测患者生命体征，尤其是体温，预防感染的发生。

（4）观察患者颈部有无肿胀，呼吸是否通畅，口唇有无发绀等。

**6. 健康宣教**

（1）进行饮食及活动指导，告知患者2周内需禁声。保持口腔清洁，养成良好的发声习惯，尽量少发声。

（2）指导患者追踪病理检查报告，定期门诊复查。

**7. 常见并发症处理与护理**

（1）呼吸困难：①症状较轻时可采取鼻塞吸氧、面罩吸氧；②若症状严重，发生面部发绀时，可采取气管插管，外接呼吸机辅助呼吸；③安置心电监护仪，密切监测患者氧饱和度，进行血气分析检查，实时调整给氧方式；④观察患者唇面部及肢端皮肤颜色；⑤及时检查患者的声带及喉头有无水肿或痉挛，及时有效的消除水肿。

（2）声音嘶哑加重：①查找患者声嘶加重原因，观察患者有无出现颈部肿胀、咽喉部水肿，进行对症处理；②教会患者正确发声方式，2周内尽量少发声；③遵医嘱进行对症治疗。

（3）口腔血性分泌物：①及时清理口腔及呼吸道血性分泌物；②及时通知医师查看出血处，进行止血；③必要时可输注止血药物。

# 四、腺样体肥大患者日间手术护理

## （一）概述

腺样体肥大多发于 2～6 岁的儿童，是耳鼻咽喉科的儿童常见疾病，也是儿童睡眠呼吸暂停低通气综合征的主要病因之一。腺样体由淋巴组织组成，位于两侧咽隐窝之间。当腺样体增生超过 50%，会引起儿童睡眠时鼻鼾、憋气和张口呼吸等症状，还可导致患儿白天嗜睡、注意力不集中，严重时甚至影响颌面部、牙齿和智力的发育，形成腺样体面容。目前该病的首选治疗为手术切除。

## （二）入院前护理

该疾病按照日间手术全麻常规进行术前准备，术前饮食按照全麻手术进行准备，详见第四章第一节。

## （三）住院期间的护理

**1. 呼吸道护理**

（1）予以鼻塞吸氧，动态监测患者呼吸状况、生命体征及氧饱和度，密切观察呼吸是否通畅，口唇有无发绀等。

（2）如有恶心、呕吐等不适，及时清理口腔及呼吸道分泌物，恶心呕吐用药原则详见第二章第五节。

（3）可采取平卧位或半卧位，以缓解呼吸不畅的情况。

**2. 饮食指导**　指导患儿进食清淡易消化、温凉软食，温度不宜超过 40℃，如面条、稀饭等，忌辛辣刺激、油腻饮食，如火锅等。术后详细进食时间可见第四章第一节。

**3. 疼痛指导**

（1）护理人员对患儿使用面部表情评分法，正确、及时、准确评估疼痛等级。

（2）向患儿家属讲解引起疼痛的原因，避免家属情绪紧张。

（3）分散患儿注意力，如在家长的带领下观看动画片、同龄患儿交流等。

（4）提供安静舒适的环境，避免过于嘈杂。

（5）对于轻度疼痛（疼痛评分＜4分）的患者，可在医务人员的指导下对颈部进行冰敷，以缓解疼痛。也可指导患儿少量进食冰冷流食，如冰淇淋等，缓解局部疼痛。

（6）若非药物治疗无法控制时，则按照疼痛评估方法及镇痛方案（详见第二章第四节）进行药物镇痛。

**4. 伤口护理指导**　密切观察患儿的口腔及鼻腔，准确评估出血量。口腔及鼻腔有少量淡血性分泌物，则加强严密观察，并做好家属及患儿的指导及心理安抚。如出现渗血，立即引导患儿将其吐出，及时准确记录吐出液的颜色及性状，必要时通知医师进行处理。

**5. 跌倒预防**

（1）提前向患儿及家属介绍周围环境，熟悉病房摆设。

（2）将常用物品放在靠近患儿的位置，教会家属使用呼叫器等。

（3）必要时可协助生活护理。

（4）指导患儿循序渐进活动，下床时在床边坐 5～10 分钟，避免活动时晕倒。

（5）患儿卧床休息时予以双侧床档保护。

**6. 健康宣教**

（1）进行饮食及活动指导，术后嘱患儿多饮水，避免感染的发生。

（2）指导家属追踪病理检查报告，出院后定期门诊复查。

**7. 常见并发症处理与护理**

（1）寒战或发热，体温 ＞38.5℃：①进行物理降温（冰袋、温水擦浴等），嘱多饮水，避免发生脱水现象；②物理降温无效时可采取药物降温（柴胡注射液、复方氨林巴比妥等）；③密切监测体温变化；④及时更换湿的衣物及床单。

（2）口腔可见大量血性分泌物：①及时清理口腔及呼吸道血性分泌物；②及时通知医师查看出血处，进行止血；③必要时可输注止血药物。

（罗　婷）

### 参考文献

[1] 汪燕，陈玉赞 . 感染期先天性耳前瘘管一期治疗与二期治疗的疗效比较 [J]. 中国中西医结合耳鼻咽喉科杂志 ,2020,28(2):113-115.

[2] 张文娟，刘霞 . 全面护理模式在先天性耳前瘘管反复感染患者护理中的应用效果研究 [J]. 中外医学研究 ,2017,15(15)82-83.

[3] 朱丽娜 . 现代护理方法应用于分泌性中耳炎围手术期听力护理的效果探讨 [J]. 中国医药指

南 ,2020,18(10):266-267.

[4] 杨自爱 . 成人全身麻醉患者缩短术前禁饮时间的效果观察 [J]. 临床护理杂志 ,2020,19(1):67-69.

[5] 陈建 . 循证护理对先天性耳前瘘管反复感染患者痊愈时间、护理满意度的影响 [J]. 实用临床护理学电子杂志 ,2020,5(6):37-38.

[6] 王洪娟 . 整体护理在分泌性中耳炎围术期听力护理中的效果 [J]. 国际医药卫生导报 ,2019,25(23):3934-3936.

[7] 陈伟章 , 陈凯 , 张志雄 . 超声刀辅助下扁桃体切除术对扁桃体炎患者术后康复情况及疼痛程度的影响 [J]. 中国医学工程 ,2020,28(5):84-86.

[8] 沈烈农 . 品质链护理在扁桃体切除术患者干预中的应用效果观察 [J]. 实用医院临床杂志 ,2019,16(5):264-266.

[9] 刘桂凤 , 张芹 , 左艳蕾 . 儿童与成人单极电凝术切除扁桃体术后护理比较 [J]. 中国现代医师 ,2019,57(6):157-159.

[10] 曹芳敏 , 王春梅 , 李珊 . 不同冷敷方法对扁桃体摘除术患者术后疼痛及创面愈合的影响 [J]. 实用临床医药杂志 ,2019,23(9):81-84.

[11] 方昭 , 应民政 . 扁桃体切除术术后镇痛的研究进展 [J]. 东南大学学报 ( 医学版 )2020,39(1):101-106.

[12] 梁亚辉 , 曾继红 . 扁桃体切除术后患者出血再入院的原因分析与护理对策 [J]. 护理学杂志 ,2018,33(13):30-32.

[13] 吴映丽 , 甘建玲 , 汪文晓 , 等 . 日间手术模式在声带息肉患者中的应用 [J]. 中国中西医结合耳鼻咽喉科杂志 ,2020,28(2):131-133.

[14] 高春丽 , 程磊 , 吴海涛 , 等 . 显微喉镜下 $CO_2$ 激光治疗会厌囊肿的临床研究 [J]. 中国眼耳鼻喉科杂志 ,2017,17(2):116-118.

[15] 郑重 , 万光伦 , 陈浩 , 等 . 声带白斑的喉镜特征与病理相关性分析 [J]. 听力学及言语疾病杂志 ,2020,28(3):239-242.

# 第十八节  鼻部疾病患者日间手术护理

## 一、概述

目前日间手术中心开展的鼻部疾病主要包含鼻息肉、慢性鼻窦炎、鼻中隔偏曲、鼻骨骨折。

**1. 鼻息肉**  是一种常见的疾病，常与过敏体质及鼻腔慢性炎症有关。它是由于鼻腔和鼻腔黏膜极度水肿受重力作用而逐渐下垂所形成的非真性肿瘤，多为双侧发病。常发生于鼻腔的中鼻甲的游离缘及鼻旁窦开口等处。临床表现视息肉大小而定，息肉较小时，主要以持续性鼻塞为主，可伴有嗅觉减退或消失；息肉较大时，除上述症状外，还可因息肉压迫上颌窦，使鼻根部增宽、鼻侧向两旁扩展，形成鼻息肉，同时伴有闭塞性鼻音、鼻鼾等症状，另外还出现鼻窦炎、分泌性中耳炎等因鼻息肉阻塞引起的症状。

**2. 慢性鼻窦炎**　是一类常见的鼻腔黏膜的慢性炎症，在人群中发病率为 1%~2%，通常累及多个鼻窦，以筛窦和上颌窦受累最多见。主要临床表现为黏脓涕或脓涕、鼻塞、头痛、嗅觉减退或消失、视觉功能障碍等症状。

**3. 鼻中隔偏曲**　是指鼻中隔偏向一侧或两侧，或局部有突起，并引起鼻腔通气功能障碍产生症状的一种鼻内畸形。鼻中隔偏曲的轻重与鼻中隔偏曲的类型和程度有关。鼻中隔偏曲依据偏曲方向，有偏向一侧的"C"形，也有偏向两侧的"S"形。中隔高位偏曲时的偏曲部常与鼻甲紧密接触，可致中鼻道狭窄。鼻中隔偏曲明显者，两侧鼻腔大小相差明显。一侧鼻腔明显狭窄者，对侧鼻甲常有代偿性肥大，伴有黏脓涕或脓涕、鼻塞、头痛、嗅觉减退或消失、视觉功能障碍等症状。

**4. 鼻骨骨折**　是指鼻部因遭受外伤或暴力等而发生的骨折，也是人体中最为常见的骨折。因鼻部结构，左右鼻骨骨折同时发生，骨折也常累及鼻骨下部。主要临床表现有鼻出血、鼻畸形、鼻塞等。鼻骨骨折多单独发生，亦可是颌面骨折一部分。

## 二、入院前护理

1. 按照入院规范指导患者完成专科相关术前检查，检查项目详见表 4-18-1。

表 4-18-1　鼻部手术患者术前专科检查

| 检查类型 | 检查项目 |
| --- | --- |
| 实验室检查 | 血常规、术前凝血常规、输血前传染病检测、肝肾功血糖血脂肌酶 + 电解质全套 |
| 常规检查 | 心电图、胸部 X 线摄影 |
| 影像学检查 | 鼻部 CT 或鼻内镜检查 |
| 麻醉评估 | 术前麻醉访视 |

2. 教会患者正确的擤鼻涕方法，宜按住一侧鼻孔擤，轻轻往外呼气，擤完一侧再擤另外一侧。

3. 因鼻部手术会使用油纱布或可吸收棉进行填塞，因此在术前指导练习克制打喷嚏方法，如欲打喷嚏时舌头顶住上腭。

4. 鼻部手术术后患者常会出现鼻部肿胀、呼吸受影响及自我形象的改变等负面影响，因此术前进行心理建设，可缓解患者术后的紧张、焦虑等负面情绪。

5. 鼻部手术常根据医师及患者情况进行麻醉选择，根据不同麻醉要求进行术前准备。具体内容详见第四章第一节。

## 三、住院期间的护理

**1. 全麻术后护理常规**

（1）了解术中情况，并做好交接及相关护理。

（2）术后 6 小时持续予以 2L/min 低流量氧气吸入，以缓解术后呼吸状况。

（3）术后 6 小时遵医嘱安置心电监护仪，严密监测生命体征。

（4）准确进行跌倒、坠床风险评估。

**2. 伤口观察及护理**

（1）严密监测生命体征的变化，观察鼻腔伤口渗血的情况，告诉患者少量渗血是正常现象，勿紧张，用纸巾轻轻擦拭，可采取半卧位休息。

（2）嘱患者勿自行拔出鼻腔填塞物，勿剧烈咳嗽、用力擤鼻涕及用手指抠挖鼻腔血痂，遵医嘱使用止血药。

**3. 疼痛管理**　对患者行疼痛健康指导，教会患者正确认识疼痛，用数字评分法进行疼痛评估。告知患者若疼痛评分 ≥ 4 分，即为中度疼痛，需要进行镇痛药物干预。具体镇痛方案详见第二章第四节。

**4. 药物指导**　术前及术后遵医嘱使用抗生素，预防感染，注意保暖，防止感冒。

**5. 饮食指导**　鼻部手术全麻患者按照术后全麻饮食方案，局麻患者术后即可进食，具体方案详见第四章第一节。

**6. 体位与活动**

（1）患者采取半卧位，床头抬高 30°，以利于鼻腔分泌物流出，减轻鼻腔充血肿胀等不适。

（2）回病房后患者即可进行床上活动，如每半小时进行上肢屈伸运动及踝泵运动、变化体位等，详见第二章第六节。

（3）全麻患者清醒后 6 小时可适当下床活动，下床时遵循起床三部曲，即坐起 1 分钟 →双足下垂床沿坐 1 分钟→床边站 1 分钟。

**7. 出院指导**

（1）出院后休息 2 周，1 个月内勿用力擤鼻及喷嚏，勿进硬烫食物，勿使鼻腔进水，勿剧烈活动，勿用过热的水洗澡、洗脸或洗头，保持合理充足睡眠。

（2）术后应注意多饮水，出院后 2 周内戒烟酒，进食清淡、容易消化的食物，避免滋补类（如当归、人参等补品）食物，忌辛辣、刺激性和油腻食物。

（3）保持室内通风，室内湿度维持在 40% ~ 50%，避免过于干燥导致鼻部干燥不适。

（4）2 周内鼻涕或痰中出现血水或血块是正常现象，勿用手指挖鼻孔内的血块。若出现持续出血、发热、剧烈疼痛则需及时就诊。

（5）药物指导：鼻窦炎患者术后会院外口服抗生素预防感染，滴鼻液湿润鼻腔。

（6）定期进行术后门诊复查。

**8. 常见并发症处理与护理**

（1）颅内出血：观察患者有无剧烈头痛、恶心、呕吐等表现，发现异常及时通知医师给予处理。

（2）球后视神经炎：观察患者有无视力障碍或眼球运动障碍，给予对症处理。

（3）眶内血肿：观察患者是否出现"熊猫眼"，若出现此症状采取 24 小时内用冰敷眼周围，24 小时后热敷眼周，5～7 天症状消失。

（4）脑脊液鼻漏：观察患者鼻腔内有无清水样分泌物流出。

（5）外鼻畸形：部分严重鼻骨骨折患者未及时治疗或无法复位会出现外鼻畸形。

（6）视力障碍：鼻骨骨折累及眶上神经或视神经会出现视力下降、复视等视力障碍。

（7）颅内感染：鼻骨骨折累及颅内损伤易合并颅内感染。

（张素清）

**参考文献**

[1]　王兴鹏，朱新伟. 日间手术的实践 [M]. 上海：上海交通大学出版社,2009:155-159.

[2]　马洪升. 日间手术 [M]. 北京：人民卫生出版社,2016:198-200.

# 第十九节　眼科疾病患者日间手术护理

## 一、眼科疾病局麻患者日间手术护理

日间手术作为一种快捷、有效、安全的治疗模式，在提高医疗资源的利用率、缩短平均住院日、提高床位周转率和使用率等方面发挥着积极的作用。眼科日间手术患者大多为成年人，且手术时间较短，术中、术后出血风险小，手术多采用局部麻醉，即表面麻醉方式进行。

### （一）入院前护理

**1. 手术时间预约**　门诊医师开具入院证后，患者凭入院证到日间手术预约中心完成预约登记，日间手术预约中心的工作人员根据病种及手术医师的候床情况进行合理的安排，确定患者入院及手术时间。

**2. 日间手术流程指导**　门诊医师开具入院证→完成预约登记→术前 1 周完成各项检查→审核报告并确定入院时间→术前 3 天滴抗生素滴眼液→办理入院手续→再次完善术前准备→手术→术后病房观察→办理出院手续→电话回访及指导门诊随访。

**3. 入院前患者准备及宣教**

（1）术前检查时间确定：门诊医师开出入院证和术前检查后，患者完成预约登记，日间手术预约中心工作人员根据患者入院的时间指导患者在术前 1 周完成所有的检查。

（2）术前检查报告结果审核：术前检查报告结果的审核主要由负责预约登记的护士和日间组医师共同完成。主要审核的内容包括：血常规、血生化、凝血常规、输血前传染病检测、尿常规、心电图及眼科各项专科检查报告结果是否齐全，有无漏项及检查结果是否符合手术要求。报告结果异常的患者，医师结合患者实际情况及手术方式决定是否入院。

（3）术前疾病相关注意事项：①预防感冒，女性患者应避免月经期手术；②合并有高血压及糖尿病病史的患者，血压及血糖控制标准，血压 <160/100mmHg，空腹血糖 <8.3mmol/L、餐后血糖 <11.5mmol/L；③既往合并其他疾病或者术前长期使用抗凝血药，如华法林、阿司匹林等药物的患者，应提前告知手术医师，以便进行评估及指导工作；④既往病情不稳定、有严重的合并症或者全身情况不佳的高龄患者，主治医师根据患者情况，指导患者完成麻醉门诊的评估。

（4）术前用药准备：①术前 3 天滴抗生素滴眼液，1 天 4 次，1 滴 / 次；②有高血压及糖尿病病史的患者，术前常规使用抗高血压药及降糖药。

（5）术前胃肠道准备：局麻手术患者术前无须特殊准备，正常饮食。

## （二）入院护理评估

**1. 术前检查评估**

（1）术前检查结果复核：患者办理入院手续后，手术当日，手术医师、麻醉医师和责任护士再次对患者进行全面的评估，并共同完成术前检查结果的复审。

（2）术眼评估：①手术当日，手术医师在裂隙灯下再次检查术眼情况，评估有无泪囊炎、角膜炎、结膜炎等眼部炎症；②手术医师和责任护士再次核查手术眼别，核对无误后，手术医师及责任护士分别在手术眼对应的眉尾上方做好手术部位的标识，实行术眼医护双标识护理，确保医疗安全。

**2. 患者健康评估**

（1）生命体征评估：责任护士测量患者体温、脉搏、呼吸、血压及完成患者的疼痛评估。

（2）病史评估：①患者一般情况，包括药物过敏史、活动状况、睡眠及二便等情况；

②既往疾病史、手术史及现病史等，包括治疗方法及治疗效果等；③用药史，包括药物种类、名称、用法及剂量等情；④眼部专科评估，患者视力、眼压及有无泪囊炎、角膜炎、结膜炎等眼部炎症。

（3）护理安全专项评估：①跌倒/坠床风险评估，运用跌倒/坠床风险因素评估表对患者进行评估，内容包括年龄、认知能力、走动能力、自理程度、住院前一年有无跌倒/坠床史、使用特殊药物情况、双眼视力情况、依从性或沟通情况等。评估为跌倒/坠床高风险的患者，嘱患者家属24小时留院陪护，在床头牌及腕带上建立防跌倒标识，强化防跌倒/坠床相关安全知识宣教、告知患者及家属呼叫器的使用方法、规范病室环境，活动空间不留障碍物，睡觉时双侧床档保护，加强病房巡视，严格交接班；②心理状态评估，运用华西心晴指数问卷，根据患者年龄、性别、婚姻状况、学历及问卷中各条目的作答情况，评估患者近1个月的心理状态。根据评估结果给予不同的处理措施，评估结果0~8分，且无明显异常的患者，给予观察处理；9~16分为轻中度焦虑抑郁的患者，通知主管医师，给予心理疏导；17~36分为重度焦虑抑郁患者或第九项评分≥2分者（有自杀风险）通知主管医师，并立即请精神科医师会诊，给予专业的心理干预，严密观察患者的情绪变化，做好重点交接班。

## （三）术前护理

### 1. 用药护理

（1）术前常规滴抗生素滴眼液，讲解滴眼液的目的、方法及注意事项。

（2）有高血压及糖尿病病史的患者，指导患者术前正确使用抗高血压药及降糖药，保证手术的顺利进行。

### 2. 术眼护理

（1）术前遵医嘱滴抗生素滴眼液，预防术后感染。

（2）保持眼部清洁卫生，勿用手揉搓术眼，脏水勿入眼内。

### 3. 饮食护理

（1）无特殊饮食要求的患者饮食宜多样化，保证营养摄入均衡，以优质蛋白及高维生素食物为主。

（2）有特殊饮食要求的患者进行符合相应要求的饮食指导。

### 4. 体位护理

（1）无体位要求的患者，可采取自主体位。

（2）有体位要求的疾病，进行特殊体位指导，如裂孔性视网膜脱离患者，术前应选择使裂孔处于低位的体位休息，有利于引流出视网膜下积液，避免脱离范围扩大，帮助视网膜的复贴。

### 5. 术中配合指导

（1）局麻患者术前训练：卧位、头位、眼位及呼吸训练，以保证术中患者能够更好地配合医师完成手术操作。

（2）手术中勿晃头、避免突然打喷嚏及咳嗽，如有不适，应主动告知手术医师。

### （四）术后护理

**1. 术眼护理**

（1）观察伤口有无渗血、渗液，保持敷料清洁干燥，如有污染应及时更换。

（2）观察术眼有无分泌物、有无红肿及视力下降等情况。

（3）评估患者疼痛情况，了解疼痛的部位、性质、持续时间及程度，并及时告知医师给予正确的处置。

（4）术后避免揉眼及碰触术眼，勿将脏水溅入眼内。

**2. 饮食护理**　与术前饮食护理措施相同。

**3. 体位护理**

（1）白内障术后嘱患者半卧位休息4~6小时，之后可取平卧位或侧卧位，侧卧位时取健侧卧位休息。

（2）视网膜脱离患者依据视网膜裂孔的部位及手术方式，术后体位有不同的要求，如眼内注入了惰性气体或填充了硅油，则需要患者长时间保持头面部朝下的特殊体位，硅油填充眼早期要求每日低头位的时间≥10小时，睡眠时可根据情况采取侧卧位休息。

（3）其余手术患者体位没有特殊要求，可采取自主体位，如平卧位、半卧位及侧卧位，侧卧位时取健侧卧位休息。

**4. 用药护理**

（1）讲解术后眼药的名称、作用、使用及保证方法。

（2）讲解滴眼液使用过程中的注意事项。

（3）告知使用滴眼液过程中可能出现的不良反应，教会患者如何识别眼部异常情况及相应处置方法。

（4）有高血压及糖尿病病史的患者，指导患者正确使用抗高血压药及降糖药，必要时定期专科门诊随访。

### （五）出院护理

**1. 出院宣教**

（1）复诊指导：①告知患者术后复查的重视性和必要性，告知门诊随访的时间及要求；②术后第1周门诊随访，提供第一次复查的预约号，指导患者及时复诊；③指导患者预约挂号的方法，方便患者能及时复诊。

（2）用药指导：①讲解术后眼药名称、作用、使用及保证方法；②讲解滴眼液使用过程中的注意事项；③告知使用滴眼液过程中可能出现的不良反应，教会患者如何识别眼部异常情况及相应处置方法；④有高血压及糖尿病病史的患者，指导患者正确使用抗高血压药及降糖药，必要时定期专科门诊随访。

（3）术眼护理：①保持术眼清洁卫生，避免揉眼及碰触患侧眼，勿将脏水溅入眼内；②指导患者及家属知晓患侧眼异常情况的监测，观察患侧眼有无分泌物、红肿、眼痛及视力下降等情况；③如有异常情况，应及时就诊。

（4）饮食护理：①无特殊饮食要求患者应清淡饮食，以优质蛋白及高维生素食物为主；②有特殊饮食要求的患者进行符合相应要求的饮食指导。

（5）体位及活动指导：①术后避免剧烈的活动，避免揉搓及撞击患侧眼；②视网膜脱离患者如眼内注入了惰性气体或填充了硅油，则需要患者长时间保持头面部朝下的特殊体位，硅油填充眼早期要求低头位的时间每天应保持在 10 小时以上，睡眠时可根据情况采取侧卧位休息；③术后采取特殊体位的患者，应告知患者及家属保持正确体位的重要性，获得患者的积极配合，同时应关注观察患者因特殊体位而带来的不适，及时给予指导和护理；④玻璃体腔注入膨胀气体的患者术后 3 个月内不能乘坐飞机或到高海拔地区。

**2. 出院随访**

（1）门诊复诊：①告知患者术后复查的重要性和必要性；②详细告知门诊随访的时间要求，术后 1 周、1 个月、3 个月、6 个月及 1 年应常规门诊随访 1 次；③指导患者预约挂号的方法，方便患者能及时复诊。

（2）电话回访：①为确保日间手术患者的安全，针对每一位日间手术出院患者行电话回访服务；②电话回访时间为术后 1 周内完成；③了解患者出院后服药依从性及患侧眼恢复情况，再次强化术后用药及门诊随访的重要性；④了解患者日间手术期间对医务人员服务态度、医疗及护理质量等多方面的满意程度，并征求患者意见和建议；⑤回访结果详细记录在随访登记表上，最后根据轻重缓急进行处理。

（张　鑫）

# 二、眼科全麻患者日间手术护理

## （一）概述

随着诊疗及麻醉技术的不断提高，日间手术逐渐发展为国外外科手术的主流模式，而日间手术有效提高床位周转率和医疗资源利用率的优势也符合我国医疗体制改革的要求，近年来在我国也得到了大力发展。眼科手术由于时间短、节奏快的特点非常适合日间手术模式，开展较早。眼科日间手术现涉及白内障、眼底疾病、青光眼、斜视、翼状胬肉、睑内翻倒睫、眼眶整形、泪道疾病等多个病种，其中对于未成年人等术中配合度不佳的患者多采用全身麻醉的手术方式。眼科日间手术全麻患者由于在院时间短，为保证手术顺利完成及围手术期医疗安全，需要做好围手术期护理工作。

## （二）院前护理

**1. 手术时间预约** 患者凭门诊医师开具的入院证到日间手术预约处进行预约登记，预约处护士根据患者病情及手术医师候床情况等进行床位预约，确定患者入院及手术时间。

**2. 住院流程指导** 日间预约护士除进行患者入院时间登记外，还承担入院前患者健康宣教的工作。据日间手术定义，患者将在 24 小时内完成入院、手术、术后观察及出院。大多数患者及家属对于这种手术模式并不了解，住院流程的指导及院前健康宣教尤为重要，院前护理工作质量将直接影响患者是否能顺利入院完成日间手术计划。因为我国眼科日间手术尚处于迅猛发展期，未形成全国标准化的眼科日间手术住院流程，不同医院在细节处根据自身特点可能有所不同，但日间全麻手术主要流程都包括了手术时间预约登记、术前相关检查及麻醉门诊会诊的完成、相关检查报告的审核、入院、手术及出院、门诊复诊等。

**3. 入院前患者准备宣教**

（1）术前检查时间确定：患者相关术前检查由门诊医师开具入院证时一同开出。患者预约手术时，预约处护士据预约时间指导患者术前 1 周内完成术前相关检查及麻醉门诊评估。

（2）术前检查报告结果审核：术前检查报告结果的审核主要由手术医疗组医师和预约护士共同完成。如果术前检查结果不符合日间手术准入标准，则取消日间手术预约，根据情况改为眼科传统住院手术模式或指导患者寻求相关专科诊治（详见第四章第一节）。

（3）术前疾病相关注意事项：未合并其他全身性疾病的日间全麻患者，应做好保暖，预防因感冒而导致日间手术的取消或延期；合并有全身疾病的日间患者如高血压、糖尿病、慢性肺部疾病等需要病情稳定且坚持服药，入院前做好自我病情监测。其中高血压患者应控制血压 <160/100mmHg；糖尿病患者血糖控制为空腹血糖浓度 <8.3mmol/L，随机血糖浓度 <10.0mmol/L，糖化血红蛋白 <8.5%。

（4）术前用药准备：术前 3 天需预防性使用抗生素滴眼液（4 次 /d）；糖尿病、高血压患者须用药至手术当日；对长期服用抗凝血药的手术患者，应该对患者实施多学科评估，并根据评估结果决定围手术期是否应该暂停抗凝血药。

（5）术前胃肠道准备：接受全身麻醉或深度镇静时，患者的保护性呛咳及吞咽反射会减弱或消失。对于择期手术患者，术前恰当的禁食和禁水，可以预防误吸综合征，充分保障患者围手术期的安全性，详见表 4-19-1。

表 4-19-1　全麻术前建议禁食时间

| 食物种类 | 最短禁食时间 /h |
| --- | --- |
| 清饮料 | 2 |

| 食物种类 | 最短禁食时间 /h |
|---|---|
| 母乳 | 4 |
| 婴儿配方奶粉 | 6 |
| 牛奶等液体乳制品 | 6 |
| 淀粉类固体食物 | 6 |
| 油炸、脂肪及肉类食物 | ≥ 8 |

### （三）入院护理评估

**1. 术前检查评估** 手术医疗组医师及责任护士共同再次复核患者相关检查报告以明确患者术前检查是否漏项或是否有异常检查结果，若检查遗漏或检查结果异常，据综合评估后决定是否取消本次手术。

**2. 术眼评估** 入院当日完成双眼视力、眼压、裂隙灯下眼部情况及术前专科检查报告的评估。

**3. 患者健康评估** 包括生命体征、病史及护理安全专项评估等，其中全麻患者尤其要评估术日是否存在感冒、咳嗽等呼吸道疾病情况，入院评估具体内容详见第四章第一节。

### （四）术前护理

**1. 用药护理** 遵医嘱术前滴抗生素滴眼液，讲解滴眼液使用注意事项；高血压等须长期用药患者指导术前 2 小时饮用少量水服药，糖尿病患者因手术当日术前禁饮禁食，在医师的指导下暂停使用降糖药；据手术要求进行静脉输液治疗，如钠钾镁钙葡萄糖注射液、20% 甘露醇的输注，并做好用药指导。

**2. 患眼护理** 指导患者及家属保护好患眼，避免揉搓及撞击；间歇性外斜视患者须遵医嘱用敷料遮盖单眼（视力差侧）2 小时，以打破融合得到准确斜视度数。

**3. 饮食指导** 根据全麻术前建议禁食时间进行术前饮食指导，向患者及家属强调全麻术前禁食禁饮重要性，保障患者安全及全麻手术的顺利进行。

**4. 体位护理** 除视网膜脱离患者外其他日间眼科全麻手术术前没有特殊体位要求，视网膜脱离患者根据视网膜裂孔部位而取不同侧卧位，裂孔在视网膜下方者取半卧位，裂孔在上方取低枕卧位，裂孔在鼻侧或颞侧应使头部偏向裂孔侧，目的是使视网膜裂孔位于最低处，防止视网膜下液向黄斑扩散。

### （五）术后护理

**1. 术眼护理** 观察伤口有无渗血、渗液，若有及时通知医师并更换敷料，保持敷料的清洁与干燥；遵医嘱使用滴眼液，预防术眼感染。

**2. 疼痛管理** 评估患者疼痛情况，了解疼痛的部位、性质及程度，及时告知医师给予相应处理，提高患者舒适度。

**3. 饮食指导** 全麻术后对患者术后状态、呼吸功能以及吞咽功能进行综合评估后决定恢复饮食时间。第 1 次可饮适量温水，观察患者是否有恶心、呕吐、呛咳等反应，若无不良反应则可进食流质饮食，术日少量多餐，逐步过渡到普通饮食。

**4. 体位护理** 全身麻醉清醒前采用去枕平卧位，头偏向一侧，避免呕吐引起窒息，清醒后根据手术方式选择正确体位；若无特殊体位要求，可自主选择体位；白内障患者术后 4~6 小时取半坐卧位，使术中脱落的色素细胞沉积在下方以获得更佳视觉质量；玻璃体腔气体或硅油注入患者须每日保持头面部低位 ≥ 10 小时，利用气泡 / 硅油向上顶的作用辅助脱落视网膜复位，特殊体位维持时间根据门诊随访结果进行指导。

**5. 用药护理** 遵医嘱使用滴眼液，并进行用药指导，向患者及家属讲解术后眼药的作用、使用及保存方法，并教会患者及家属眼药相关不良反应的识别与处理；糖尿病、高血压等慢性疾病患者，做好相关药物的管理及指导，保证患者日常用药安全及全身状况的稳定。

### （六）出院护理

**1. 复诊指导** 告知患者复诊的时间、地点及须携带的资料等相关注意事项，并强调遵医嘱术后复诊的重要性和必要性。

**2. 用药指导** 讲解术后眼药的种类、用法及用药注意事项，有口服药的患者说明服药方法和药物可能的不良反应，特殊情况遵医嘱。

**3. 术眼护理** 手术次晨去除敷料，遵医嘱正确滴眼药；嘱勿揉搓、撞击患侧眼；术后 2 周内避免脏水入眼；注意观察术眼情况，告知若有眼痛、眼胀、视力突然下降、分泌物多等情况及时就医。

**4. 饮食指导** 饮食宜清淡，多食蔬菜、水果及富含蛋白质和维生素、易消化的食物；有特殊饮食要求的患者进行正确的饮食指导，如糖尿病患者进食糖尿病饮食，高血压患者进食低盐低脂饮食等。

**5. 体位及活动指导** 勿用力摇晃头部，适量运动，避免剧烈运动及重体力劳动，其中视网膜脱离术后患者须遵医嘱坚持特殊体位要求，原则上需保持使视网膜裂孔处于最高位的体位每天 10 小时以上，持续时间根据填充物性质及视网膜复位情况决定，玻璃体腔注气患者气体吸收前应避免到高原地区或乘坐飞机。

**6. 出院随访** 包括门诊复诊及电话回访，详见第四章第一节。

（王彦霁）

# 三、眼科日间手术的护理质量与风险管理

由于眼科手术对象中婴幼儿患者、老年患者、视功能障碍患者、合并症患者比重较大，眼科开展日间手术后，患者围住院期间存在诸多影响护理质量与安全的因素，如当日手术取消、擅自离院、跌倒/坠床、烫伤、血压和血糖等指标控制不达标、手术部位标识错误及术中配合不良等。所以，眼科日间护理质量与安全管理贯穿眼科日间手术全过程。

## （一）眼科日间患者当日手术取消率的管控

当日手术取消率是指患者手术当天因各种原因取消手术的人数占日间手术患者总数的百分率。通过对患者和医院两方面因素的干预，可以有效管控当日手术取消率。

### 1. 患者疾病因素所致手术取消的管控

（1）疾病因素：①高血压，血压值 ≥ 160/100mmHg，中老年患者既往无高血压病史，高血压患者未规律用药或擅自停药、改药，有些患者因白大衣高血压等因素导致入院评估时测得血压值过高。②高血糖，空腹血糖 ≥ 8.3mmol/L，餐后血糖 ≥ 11.5mmol/L，随机血糖浓度 ≥ 10.0mmol/L，术前空腹血糖超标的患者报告漏审核，糖尿病患者血糖控制不稳定入院评估时血糖超标。③各类感染，有上呼吸道感染、尿路感染、眼部感染。上呼吸道感染常突发于婴幼儿患者，尿路感染有时是由于标本采集时方法不当，如未取中段尿，导致检验结果假阳性；眼部感染常见于结膜及泪囊的炎症。

（2）管控措施：①高血压，手术预约时，测量患者血压，异常者嘱患者就医并预留足够血压调整时间；已确诊高血压患者，嘱患者遵医嘱使用抗高血压药；反复白大衣高血压患者须通过术前麻醉评估后方可预约手术；②高血糖，术前生化检查完全核实无参数超标方可预约手术；手术预约时，嘱糖尿病患者遵医嘱使用降糖药或胰岛素，做好血糖监测；③各类感染，手术预约时，嘱咐婴幼儿患者家长注意术前避免患儿感冒，入院前患儿出现眼红、眼痛情况提前就医，并电话改期。术前血常规、尿常规、泪道冲洗检查完全核实无参数超标方可预约手术。

### 2. 患者个人因素所致手术取消的管控

（1）个人因素：①女性患者月经期，女患者入院当天突来月经或已经在月经期；②术前准备不充分，入院当天无直系家属陪伴，患者因担心或害怕放弃手术；③家庭原因，直至手术当日患者未筹够住院费；④术前检查不全，术前检查漏项或未完成。

（2）管控措施：①床位预约时，全面术前宣教，包括术前检查结果、特殊情况下联系方式、留陪原则、住院费用等；②床位预约时，对成年女性患者，需重点强调手术预约时间避开月经期，如手术与月经期重叠，入院前联系改期；③入院登记时，向患者宣教住院留陪原则，并做好手术心理建设；④查验术前检查结果齐全、无手术禁忌证后，方可手术排程。

**3. 医院方原因所致手术取消的管控**

（1）医院方原因：①患者联系方式未确认或更新；②患者修改入院时间信息记录未更新；③手术医师因突发事件（疾病、指令性任务、会议等），变更手术时间；④其他突发因素，如突发公共卫生事件、突发地震征用日间病房收治地震伤员等，限制择期手术开展。

（2）管控措施：①手术预约时，再次核实患者电话号码并尽量保证有备用的联系方式；②各种原因导致患者手术时间修改时，手术预约人员及时更新信息；③尽早知晓手术时间变更信息，尽快联系手术医师和患者，协调手术时间，并将手术间资源通知其他有需要的手术医师；④日间手术病床灵活性强，如遇其他突发因素，如突发公共卫生事件，听命医院、科室统一调配，合理安排床位资源收治病患。

## （二）眼科日间手术患者住院安全管理

**1. 患者跌倒 / 坠床安全管理**

（1）患者跌倒 / 坠床发生原因：①年龄及全身疾病因素，眼科日间手术患者中儿童患者、老年患者、合并高血压和糖尿病患者的比例较高，此类患者因好动、直立性低血压等因素致跌倒 / 坠床风险的风险较高；②低视力、视野缺损及复视等视功能障碍因素，玻璃体视网膜疾病、青光眼、斜视、独眼患者常存在不同程度的视功能障碍，尤其独眼和斜视患者手术后，患者跌倒 / 坠床风险增加。

（2）患者跌倒 / 坠床护理处置：①避免立即搬动患者，立即通知医师就地评估伤情，病情较轻者自主转移到病床休息，有骨折、颅脑损伤等患者，按医嘱完善相关检查，行后续治疗；②完成护理相关记录和不良事件上报，护理管理者组织全体人员进行根本原因分析，做持续质量改进。

（3）患者跌倒 / 坠床预防措施：①环境安全措施，保持病区地面清洁，开水房或卫生间使用防滑垫，台阶区域无障碍设施，床旁周围环境无障碍物，暗室内通道宽敞，地面线路规范收纳；②设施安全措施，病床设置床档，避免气压式床档，过道和卫生间安置扶手，行动不便患者使用手杖和轮椅，患者穿防滑鞋，使用有靠背的座椅，避免使用独凳；③患者评估与宣教，患者入院时行跌倒 / 坠床风险评估，对高风险患者加强安全健康宣教。

**2. 患者离院安全管理**

（1）患者离院原因：①生活物品或药品未带齐；②病房环境影响睡眠；③外出就餐、购物或娱乐。

（2）患者离院护理处置：①立即电话通知患者立刻返院，并告知离院风险和医院《患者离院责任制度》；②完成护理相关记录，记录患者离院和到院时间、电话沟通时间和内容。

（3）患者离院预防措施：①手术预约时，提醒患者及家属携带住院 1 日常用生活物品和必需药品；②保持夜间病房环境安静，必要时按医嘱予镇静药、催眠药；③入院时，告知离院风险和医院《患者离院责任制度》，患者不能外出就餐、购物或娱乐等，餐食和物品可由家属或陪同人员代购。

**3. 患者烫伤**

（1）患者烫伤原因：①患者高龄或年幼以及视力不佳；②病房提供饮水设备（温水瓶）有烫伤风险。

（2）患者烫伤护理处置：①立即冷水降温，保护烫伤部位皮肤，通知医师评估伤情，按医嘱用药及处置；②完成护理相关记录和不良事件上报，护理管理者组织全体人员进行根本原因分析，做持续质量改进。

（3）患者烫伤预防措施：①病房提供送水服务，避免高龄或年幼以及视力不佳者自行打水或倒水；②病房使用水壶，避免温水瓶倾倒瓶盖自行松脱引起烫伤。

## （三）眼科日间手术合并症患者风险管理

**1. 眼科日间手术合并高血压患者风险管理**

（1）眼科日间手术合并高血压患者风险因素：①血压控制不良导致不能顺利入院；②住院期间特别是术后，患者血压持续升高；③持续高血压可引发心脑血管意外。

（2）眼科日间手术合并高血压患者风险防范措施：①床位预约时，告知手术要求血压控制范围，提醒患者按医嘱用药，必要时就医调整用药；②入院时，评估患者血压值，血压值超标者手术改期；③术后血压高的患者，通知医师，密切观察血压值变化，必要时按医嘱用药及处置。

**2. 眼科日间手术合并糖尿病患者风险管理**

（1）眼科日间手术合并糖尿病患者风险因素：①血糖控制不良导致不能顺利入院；②血糖过高，增加术后眼部血管出血的风险；③血糖过低，可发生低血糖休克的风险。

（2）眼科日间手术合并糖尿病患者风险防范措施：①床位预约时，告知手术要求血糖控制范围，提醒患者按医嘱用药，必要时就医调整用药；②入院时，评估患者血糖值，血糖值超标者手术改期；③术后血糖高的患者，通知医师，密切观察血糖值变化，必要时按医嘱用药及处置；④术后血糖低的患者，通知医师，按医嘱予以进食并观察血糖值变化。

**3. 眼科日间手术合并血液透析患者风险管理**

（1）眼科日间手术合并血液透析患者风险因素：①实验室指标控制不良导致不能顺利入院；②围住院期透析时间安排不合理，如患者透析时间安排在手术时间段或深夜时段，妨碍手术正常进行或影响患者术后正常休息；③跌倒 / 坠床的风险。

（2）眼科日间手术合并血液透析患者风险防范措施：①床位预约时，告知术前检查项目及要求，提醒患者按时透析，动态监测生化指标；②入院前，提前预约住院期间透析时间；③做好患者跌倒 / 坠床的风险评估和安全宣教。

**4. 眼科日间手术合并心身障碍患者风险管理**

（1）眼科日间手术合并心身障碍患者风险因素：①患者不能配合手术；②住院期间，患者有受伤、走失、影响医疗秩序的风险。

（2）眼科日间手术合并心身障碍患者风险防范措施：①就诊医师开入院证时，对患者心理疾病病史和状态进行评估，如患者有焦虑症、抑郁症等心身障碍，对不能配合手术患者选择全麻方式手术，指导患者按医嘱持续用药，并向日间病房提前预警；②入院时，对患者进行心理状态评估，对病情较重患者请心理卫生专科会诊指导用药和处置；③住院期间，必须有家属看护患者，进行住院安全宣教及心理疏导，密切观察患者心理状态，严防意外事件发生。

## （四）眼科日间手术患者手术相关风险管理

**1. 眼科日间手术患者手术部位风险管理**

（1）眼科日间手术患者手术部位标识管理：①手术部位实施医护双标识：医护双标识可以使用不同颜色或形状进行区分；②医护标识时机：医师完成术前检查后进行手术部位标识，患者接入手术室前病房护士再次确认手术部位后做二次标识。

（2）眼科日间手术患者手术部位核查管理：①病房主管医务人员在患者入手术室前，核查手术部位标识，发现漏标识、错标识应及时做补标识、更正处置；②术眼无标识患者禁止接入手术室，术中首次核查时医护再次检查手术部位标识；③患者、医师、护士对手术部位标识有疑问时，及时核查确认。

**2. 眼科日间手术患者术中配合风险管理**

（1）眼科日间手术患者术中配合评估：①婴幼儿患者、听力下降老年患者，评估患者年龄，一般 ≤ 12 岁患儿无法配合手术；评估老年患者听力状况，如听力下降明显，术中医患交流困难，导致患者配合度差。②语言沟通能力，评估患者医患沟通能力，因患者民族及受教育程度等方面的差异，导致医患交流时语言不通、无法理解。③评估患者心理状态，使用心理评估工具评价患者状态，询问患者有无心身障碍疾病史，了解患者有无焦虑症、多动症、抑郁症等。④其他疾病，评估患者有无合并症，评估阿尔茨海默病患者的病程及理解沟通能力能否手术并配合手术，评估帕金森病患者头部及肢体摆动程度能否手术并配合手术。

（2）提高眼科日间手术患者术中配合管理：①就诊医师开入院证前，评估患者年龄、听力、既往病史和心理状态，对不能配合手术患者选择全麻方式进行日间手术，对不能行日间手术患者选择传统手术方式，指导长期服药患者按医嘱持续用药，并向日间病房提前预警；②入院时，对患者手术配合能力再次进行评估，对配合差的患者选择全麻手术方式；③住院期间，必须有家属看护患者，行住院安全宣教及全麻手术健康宣教，密切观察患者病情变化，严防意外事件发生。

（骆洪梅）

## 参考文献

[1] 任洁,林红,曾继红.我国眼科日间手术管理简述 [J].中国护理管理,2014,(4):440-441.

[2] 解放军医学科学技术委员会眼科学分会.我国眼科日间手术流程专家共识(2018 年)[J].中华眼科杂志,2018,54(12):883-886.

[3] 中华医学会麻醉学分会.围术期血糖管理专家共识(快捷版)[J].临床麻醉学杂志,2016,32(1):93-95.

[4] 罗婷,吴安石.日间手术麻醉的管理 [J].临床麻醉学杂志,2016,32(32):1030.

[5] 解放军医学科学技术委员会眼科学分会.我国眼科日间手术流程专家共识(2018 年)[J].中华眼科杂志,2018,54(12):883-886.

[6] 任洁,林红,曾继红.我国眼科日间手术管理简述 [J].中国护理管理,2014,14(4):440-441.

[7] 中华医学会麻醉学分会.围术期血糖管理专家共识(快捷版)[J].临床麻醉学杂志,2016,32(1):93-95.

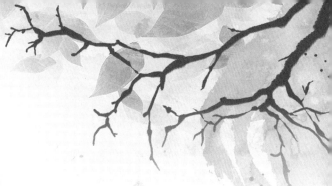

# 第五章

# 突发公共事件下日间
# 手术病房的应急管理

突发公共事件是指突然发生，造成或可能造成严重社会危害，需要采取应急处置措施予以应对的自然灾害、事故灾难、公共卫生事件和社会安全事件。由于应急事件发生的突然性、急剧性，往往需要管理者及时进行判断，及时响应。本文将以新冠病毒感染期间日间手术病房的应急管理为例，介绍突发公共事件下日间手术病房的应急管理。

## 一、完善应急组织及规划

成立由科主任、科护士长为组长，病房护士长、住院总医师、医院感染护士为组员的应急管理小组。组长负责制订应急事件相关防控措施政策，进行整体工作的部署与工作总体的把控。组员做好日常工作的落实，每日对新入院患者及陪护人员等相关防控工作落实情况进行督导，对科室内医务人员防护情况及医院感染防控危险因素进行监督与巡查，加强医院感染防控体系建设与质量控制。在此管理架构上形成网格化管理结构，高效应对重大应急事件的管控。

## 二、组建病房应急人员库

病房成立疫情应急人员库，包括核酸采集人员、疫苗接种人员、重大疫情应急人员，平时加强该类人员的培训与考核，战时能及时响应应急调动，做到平战结合。

## 三、强化人员管理，畅通信息渠道

应急事件发生时，每日上报所有人员的动向（含实习生、进修生、规培生）、体温、有无异常（自身及其家属咳嗽、发热）等情况，有异常人员及时将信息上报科室应急管理小组，经科室应急管理小组评估后指导其进行相应处理，并及时上报医院感染管理部。应急事件常态时期则由员工主动上报异常情况，不再进行常规的信息收集。

## 四、应急防护物品的管控

所有防护物品由专人负责，保障应急防护物资在日间手术病房正常运行。将每项防护物资进行盘点、登记并由专人进行管理登记。工作人员每日所需口罩由专人发放和记录。高风险操作由医院感染专职护士和医院感染控制部门工作人员评估风险级别发放防护物资。保障防护物资的合理、合规使用，既不暴露又不过度防护。

## 五、建立常态化的应急演练和培训机制

完善的知识储备是能够积极响应的基本条件，因此将应急培训和演练计划纳入"三基三严"培训中，做到人人参与、人人考核、全员合格，进而提升队伍的整体应急实力，做到突发情况不慌乱，高效快速地应对。

## 六、构建 5M 监控体系，应急措施逐层落实

1. **一级监控（primary monitoring）** 即日间手术院前手术预约时，对患者进行流行病学史调查，确认无异常后再进行手术预约。

2. **二级监控（secondary monitoring）** 入院前 1 天电话通知患者，沟通来院手术医院时间，并再次询问患者及家属相关流行病学史，若有异常则指导到相关科室就诊，确认检查结果无异后方可按计划完成手术，若有问题及时指导患者及家属到相应科室就诊。

3. **三级监控（tertiary monitoring）** 入院当日，第 3 次进行询问流行病学史、核对检查报告、进行体温监测。

4. **四级监控（quaternary monitoring）** 责任护士床旁评估，第 4 次进行询问、体温监测，并进行健康宣教。

5. **五级监控（quinary monitoring）** 加强出院后的随访与追踪，随访内容增加新冠病毒感染相关症状，若有异常立即报告医师协助有效解决，并做好记录。

5M 监控体系环环紧扣，细化每一个环节的工作内容，任何环节发现患者或家属有任何一项不合格，均须在医疗指导下完成处理后方可手术。

## 七、强化病区通道管理

按照医院感染要求，对病房区域进行重新划定，划定患者通道、医务人员通道，针对特殊患者使用屏风、警示线等进行分区，并配合清晰的标识进行指引。加强门禁、通道的管理，工作人员须凭工作证，住院患者凭入院证、腕带，家属凭陪伴证进入病房，复核人证一致方可进入病区。

## 八、强化专项督导

由医院应急专员护士进行病房全体工作人员、患者、家属防护物品穿戴的督导，指导正确佩戴各种防护物品，加强手卫生，责任护士巡视时发现患者及家属未佩戴口罩及时进行指导。

## 九、制订患者的应急预案

1. **患者应急预案**　患者等待、住院、出院后过程中出现的问题，接诊人员须第一时间汇报相关医师及科室应急事件管理小组，开启绿色应急通道，并通知相关部门进行筛查排除，按要求启动上报机制。

2. **患者物品处理应急预案**　确诊患者使用过的床单、被套、枕套用双层黄色垃圾袋盛装，并在垃圾袋外进行明显标识密闭运送至消毒供应中心处理。枕芯、被褥、垫絮用床单位消毒机进行消毒，如有可见的血液、体液污染按照感染性废物处理，其生活垃圾按照医疗废物进行处理。

（张雨晨　王　瑾　谢　瑶）

**参考文献**

[1] LI Q,GUAN X,WU P,et al. Early transmission dynamics in Wuhan, China, of novel coronavirus: infected pneumonia[J]. N Engl J Med,2020,382(13):5-7.

[2] WHO. Infection prevention and control during health care when novel oronavirus (nCoV) infection is uspected[EB/OL]. (2020-01-25)[2020-02-20]. https://www.who.int/publications/i/item/10665-331495.